国家卫生和计划生育委员会"十二五"规划教材

全国中医药高职高专院校教材

全国高等医药教材建设研究会规划教材

供护理类专业用

精神科护理

第 2 版

主　编　井霖源

副主编　刘磊峰　郭彦丰　刘　虹

编　委　（按姓氏笔画为序）

于丽丽（山东中医药高等专科学校）

井霖源（山东中医药高等专科学校）

付文霞（湖北省荆州市精神病医院）

刘　虹（长春中医药大学护理学院）

刘磊峰（湖北省荆州市精神卫生中心）

李正姐（安徽中医药高等专科学校）

杨　娟（湖南中医药高等专科学校）

张淑萍（北京中医药大学护理学院）

罗俊娥（四川中医药高等专科学校）

徐国莲（江西中医药高等专科学校）

郭彦丰（南阳医学高等专科学校）

U0200151

人民卫生出版社

图书在版编目（CIP）数据

精神科护理/井霖源主编．—2 版．—北京：人
民卫生出版社，2014

ISBN 978 - 7 - 117 - 19079 - 4

Ⅰ．①精…　Ⅱ．①井…　Ⅲ．①精神病学-护理学-高
等职业教育-教材　Ⅳ．①R473.74

中国版本图书馆 CIP 数据核字（2014）第 104637 号

人卫社官网　**www.pmph.com**	出版物查询，在线购书	
人卫医学网　**www.ipmph.com**	医学考试辅导，医学数据库服务，医学教育资源，大众健康资讯	

版权所有，侵权必究！

精神科护理
第 2 版

主　　编：井霖源
出版发行：人民卫生出版社（中继线 010-59780011）
地　　址：北京市朝阳区潘家园南里 19 号
邮　　编：100021
E - mail：pmph @ pmph. com
购书热线：010-59787592　010-59787584　010-65264830
印　　刷：河北新华第一印刷有限责任公司
经　　销：新华书店
开　　本：787 × 1092　1/16　印张：12
字　　数：275 千字
版　　次：2010 年 5 月第 1 版　　2014 年 7 月第 2 版
　　　　　2015 年 1 月第 2 版第 2 次印刷（总第 6 次印刷）
标准书号：ISBN 978 - 7 - 117 - 19079 - 4/R · 19080
定　　价：25.00 元

打击盗版举报电话：010-59787491　E-mail：WQ@pmph.com
（凡属印装质量问题请与本社市场营销中心联系退换）

《精神科护理》网络增值服务编委会名单

主　编　井霖源

副主编　付文霞　李正姐　于丽丽

编　者（以姓氏笔画为序）

于丽丽（山东中医药高等专科学校）

井霖源（山东中医药高等专科学校）

付文霞（湖北省荆州市精神病医院）

刘　虹（长春中医药大学护理学院）

刘磊峰（湖北省荆州市精神卫生中心）

李正姐（安徽中医药高等专科学校）

杨　娟（湖南中医药高等专科学校）

张淑萍（北京中医药大学护理学院）

罗俊娥（四川中医药高等专科学校）

徐国莲（江西中医药高等专科学校）

郭彦丰（南阳医学高等专科学校）

曹志宏（解放军 72433 部队医院）

隋忠庆（山东省烟台市心理康复医院）

全国中医药高职高专国家卫生和计划生育委员会规划教材第三轮修订说明

全国中医药高职高专卫生部规划教材第 1 版（6 个专业 63 种教材）2005 年 6 月正式出版发行，是以安徽、湖北、山东、湖南、江西、重庆、黑龙江等 7 个省市的中医药高等专科学校为主体，全国 20 余所中医药院校专家教授共同编写。该套教材首版以来及时缓解了中医药高职高专教材缺乏的状况，适应了中医药高职高专教学需求，对中医药高职高专教育的发展起到了重要的促进作用。

为了进一步适应中医药高等职业教育的快速发展，第 2 版教材于 2010 年 7 月正式出版发行，新版教材整合了中医学、中药、针灸推拿、中医骨伤、护理等 5 个专业，其中将中医护理学专业名称改为护理；新增了医疗美容技术、康复治疗技术 2 个新专业的教材。全套教材共 86 种，其中 38 种教材被教育部确定为普通高等教育"十一五"国家级规划教材。第 2 版教材由全国 30 余所中医药院校专家教授共同参与编写，整个教材编写工作彰显了中医药特色，突出了职业教育的特点，为我国中医药高等职业教育的人才培养作出了重要贡献。

在国家大力推进医药卫生体制改革，发展中医药事业和高等中医药职业教育教学改革的新形势下，为了更好地贯彻落实《国家中长期教育改革和发展规划纲要（2010－2020）》和《医药卫生中长期人才发展规划（2011－2020）》，推动中医药高职高专教育的发展，2013 年 6 月，全国高等医药教材建设研究会、人民卫生出版社在教育部、国家卫生和计划生育委员会、国家中医药管理局的领导下，全面组织和规划了全国中医药高职高专第三轮规划教材（国家卫生和计划生育委员会"十二五"规划教材）的编写和修订工作。

为做好本轮教材的出版工作，成立了第三届中医药高职高专教育教材建设指导委员会和各专业教材评审委员会，以指导和组织教材的编写和评审工作，确保教材编写质量；在充分调研的基础上，广泛听取了一线教师对前两版教材的使用意见，汲取前两版教材建设的成功经验，分析教材中存在的问题，力求在新版教材中有所创新，有所突破。新版教材仍设置中医学、中药、针灸推拿、中医骨伤、护理、医疗美容技术、康复治疗技术 7 个专业，并将中医药领域成熟的新理论、新知识、新技术、新成果根据需要吸收到教材中来，新增 5 种新教材，共 91 种教材。

新版教材具有以下特色：

1. **定位准确，特色鲜明** 本套教材遵循各专业培养目标的要求，力求体现"专科特色、技能特点、时代特征"，既体现职业性，又体现其高等教育性，注意与本科教材、中专教材的区别，同时体现了明显的中医药特色。

2. **谨守大纲，重点突出** 坚持"教材编写以教学计划为基本依据"的原则，本次教材修订的编写大纲，符合高职高专相关专业的培养目标与要求，以培养目标为导向、职业岗位能力需求为前提、综合职业能力培养为根本，注重基本理论、基本知识和基本技能的培养和全面素质的提高。体现职业教育对人才的要求,突出教学重点、知识点明确,有与之匹配的教学大纲。

3. **整体优化,有机衔接** 本套教材编写从人才培养目标着眼,各门教材是为整个专业培养目标所设定的课程服务,淡化了各自学科的独立完整性和系统性意识。基础课教材内容服务于专业课教材,以"必需、够用"为度,强调基本技能的培养;专业课教材紧密围绕专业培养目标的需要进行选材。全套教材有机衔接,使之成为完成专业培养目标服务的有机整体。

4. **淡化理论,强化实用** 本套教材的编写结合职业岗位的任职要求,编写内容对接岗位要求,以适应职业教育快速发展。严格把握教材内容的深度、广度和侧重点,突出应用型、技能型教育内容。避免理论与实际脱节,教育与实践脱节,人才培养与社会需求脱节的倾向。

5. **内容形式,服务学生** 本套教材的编写体现以学生为中心的编写理念。教材内容的增减、结构的设置、编写风格等都有助于实现和满足学生的发展需求。为了解决调研过程中教材编写形式存在的问题,本套教材设有"学习要点"、"知识链接"、"知识拓展"、"病案分析(案例分析)"、"课堂讨论"、"操作要点"、"复习思考题"等模块,以增强学生学习的目的性和主动性及教材的可读性,强化知识的应用和实践技能的培养,提高学生分析问题、解决问题的能力。

6. **针对岗位,学考结合** 本套教材编写要按照职业教育培养目标,将国家职业技能的相关标准和要求融入教材中。充分考虑学生考取相关职业资格证书、岗位证书的需要,与职业岗位证书相关的教材,其内容和实训项目的选取涵盖相关的考试内容,做到学考结合,体现了职业教育的特点。

7. **增值服务,丰富资源** 新版教材最大的亮点之一就是建设集纸质教材和网络增值服务的立体化教材服务体系。以本套教材编写指导思想和整体规划为核心,并结合网络增值服务特点进行本套教材网络增值服务内容规划。本套教材的网络增值服务内容以精品化、多媒体化、立体化为特点,实现与教学要求匹配、与岗位需求对接、与执业考试接轨,打造优质、生动、立体的网络学习内容,为向读者和作者提供优质的教育服务、紧跟教育信息化发展趋势并提升教材的核心竞争力。

新版教材的编写,得到全国40余家中医药高职高专院校、本科院校及部分西医院校的专家和教师的积极支持和参与,他们从事高职高专教育工作多年,具有丰富的教学经验,并对编写本学科教材提出很多独到的见解。新版教材的编写,在中医药高职高专教育教材建设指导委员会和各专业教材评审委员会指导下,经过调研会议、论证会议、主编人会议、各专业编写会议、审定稿会议,确保了教材的科学性、先进性和实用性。在此,谨向有关单位和个人表示衷心的感谢!

希望本套教材能够对全国中医药高职高专人才的培养和教育教学改革产生积极的推动作用,同时希望各位专家、学者及读者朋友提出宝贵意见或建议,以便不断完善和提高。

全国高等医药教材建设研究会
第三届全国中医药高职高专教育教材建设指导委员会
人民卫生出版社
2014年4月

全国中医药高职高专第三轮规划教材书目

中医学专业

1	大学语文（第3版）	孙　洁	12	中医妇科学（第3版）	盛　红
2	中医诊断学（第3版）	马维平	13	中医儿科学（第3版）★	聂绍通
3	中医基础理论（第3版）★	吕文亮	14	中医伤科学（第3版）	方家选
		徐宜兵	15	中药学（第3版）	杨德全
4	生理学（第3版）★	郭争鸣	16	方剂学（第3版）★	王义祁
5	病理学（第3版）	赵国胜	17	针灸学（第3版）	汪安宁
		苑光军	18	推拿学（第3版）	郭　翔
6	人体解剖学（第3版）	盖一峰	19	医学心理学（第3版）	侯再金
		高晓勤	20	西医内科学（第3版）★	许幼晖
7	免疫学与病原生物学（第3版）	刘文辉	21	西医外科学（第3版）	贾　奎
		刘维庆	22	西医妇产科学（第3版）	周梅玲
8	诊断学基础（第3版）	李广元	23	西医儿科学（第3版）	金荣华
9	药理学（第3版）	侯　晞	24	传染病学（第2版）	陈艳成
10	中医内科学（第3版）★	陈建章	25	预防医学	吴　娟
11	中医外科学（第3版）★	陈卫平			

中医骨伤专业

26	中医正骨（第3版）	莫善华	30	骨科手术（第3版）	黄振元
27	中医筋伤（第3版）	涂国卿	31	创伤急救（第3版）	魏宪纯
28	中医骨伤科基础（第3版）★	冼　华	32	骨伤科影像诊断技术	申小年
		陈中定	33	骨科手术入路解剖学	王春成
29	中医骨病（第3版）	谢　强			

中药专业

34	中医学基础概要（第3版）	宋传荣	40	中药方剂学（第3版）	吴俊荣
		何正显			马　波
35	中药药理与应用（第3版）	徐晓玉	41	有机化学（第3版）★	王志江
36	中药药剂学（第3版）	胡志方			陈东林
		李建民	42	药用植物栽培技术（第2版）★	宋丽艳
37	中药炮制技术（第3版）	刘　波	43	药用植物学（第3版）★	郑小吉
		李　铭			金　虹
38	中药鉴定技术（第3版）	张钦德	44	药事管理与法规（第3版）	周铁文
39	中药化学技术（第3版）	李　端			潘年松
		陈　斌	45	无机化学（第3版）	冯务群

46	人体解剖生理学(第3版)	刘春波	48	**中药储存与养护技术**	沈 力
47	分析化学(第3版)	潘国石			
		陈哲洪			

针灸推拿专业

49	**针灸治疗**(第3版)	刘宝林	52	**推拿治疗**(第3版)	梅利民
50	**针法灸法**(第3版)★	刘 茜	53	**推拿手法**(第3版)	那继文
51	**小儿推拿**(第3版)	佘建华	54	**经络与腧穴**(第3版)★	王德敬

医疗美容技术专业

55	**医学美学**(第2版)	沙 涛	61	**美容实用技术**(第2版)	张丽宏
56	**美容辨证调护技术**(第2版)	陈美仁	62	**美容皮肤科学**(第2版)	陈丽娟
57	**美容中药方剂学**(第2版)★	黄丽萍	63	**美容礼仪**(第2版)	位汶军
58	**美容业经营管理学**(第2版)	梁 娟	64	**美容解剖学与组织学**(第2版)	杨海旺
59	**美容心理学**(第2版)★	陈 敏	65	**美容保健技术**(第2版)	陈景华
		汪启荣	66	**化妆品与调配技术**(第2版)	谷建梅
60	**美容手术概论**(第2版)	李全兴			

康复治疗技术专业

67	**康复评定**(第2版)	孙 权	72	**临床康复学**(第2版)	邓 倩
68	**物理治疗技术**(第2版)	林成杰	73	**临床医学概要**(第2版)	周建军
69	**作业治疗技术**(第2版)	吴淑娥			符逢春
70	**言语治疗技术**(第2版)	田 莉	74	**康复医学导论**(第2版)	谭 工
71	**中医养生康复技术**(第2版)	王德瑜			
		邓 沂			

护理专业

75	**中医护理**(第2版)★	杨 洪	83	**精神科护理**(第2版)	井霖源
76	**内科护理**(第2版)	刘 杰	84	**健康评估**(第2版)	刘惠莲
		吕云玲	85	**眼耳鼻咽喉口腔科护理**(第2版)	肖跃群
77	**外科护理**(第2版)	江跃华	86	**基础护理技术**(第2版)	张少羽
		刘伟道	87	**护士人文修养**(第2版)	胡爱明
78	**妇产科护理**(第2版)	林 萍	88	**护理药理学**(第2版)★	姜国贤
79	**儿科护理**(第2版)	艾学云	89	**护理学导论**(第2版)	陈香娟
80	**社区护理**(第2版)	张先庚			曾晓英
81	**急救护理**(第2版)	李延玲	90	**传染病护理**(第2版)	王美芝
82	**老年护理**(第2版)	唐凤平	91	**康复护理**	黄学英

★为"十二五"职业教育国家规划教材。

8

第三届全国中医药高职高专教育教材建设指导委员会名单

顾　问

刘德培　于文明　王　晨　洪　净　文历阳　沈　彬　周　杰
王永炎　石学敏　张伯礼　邓铁涛　吴恒亚

主任委员

赵国胜　方家选

副主任委员（按姓氏笔画为序）

王义祁　王之虹　吕文亮　李　丽　李　铭　李建民　何文彬
何正显　张立祥　张同君　金鲁明　周建军　胡志方　侯再金
郭争鸣

委　员（按姓氏笔画为序）

王文政　王书林　王秀兰　王洪全　刘福昌　李灿东　李治田
李榆梅　杨思进　宋立华　张宏伟　张俊龙　张美林　张登山
陈文松　金玉忠　金安娜　周英信　周忠民　屈玉明　徐家正
董维春　董辉光　潘年松

秘　书

汪荣斌　王春成　马光宇

第三届全国中医药高职高专院校护理专业教材评审委员会名单

主任委员

赵国胜

副主任委员

刘　杰　张先庚

委　员（按姓氏笔画为序）

刘伟道　范　真　段艮芳　黄学英　程家娥　滕艺萍

前　言

为了更好地贯彻落实《国家中长期教育改革和发展规划纲要》和《医药卫生中长期人才发展规划（2011—2020年）》，推动中医药高职高专教育的发展，培养中医药类高级技能型人才，在全国高等医药教材建设研究会、全国中医药高职高专教材建设指导委员会的组织规划下，按照全国中医药高职高专院校各专业的培养目标，确立本课程的教学内容并编写了本教材。

本教材以护理专科生为培养目标，以与国家执业护士资格考试相结合为落脚点，以培养学生的精神科护理基本技能为宗旨，按照精神医学和护理学的特点来选择和组织教材内容，本教材突出教材的科学性、先进性、实用性原则。编写者参阅了大量相关资料，书中设置了学习要点、案例分析、知识链接和复习思考题等模块，为学生加深理解、记忆和应用重点内容提供了参考资料。为适应精神科护理模式向生物—心理—社会医学模式发展，本书注意教学与实践结合，强调以人为本，实施整体护理、给予及时的护理干预。本书主要用做中医药高职高专护理专业教科书，亦可供临床医护人员学习参考。

本版教材继承第1版主要框架和经典内容，严格按教科书特点编写，由上版的十五章整合为本版的十一章，对部分内容进行了更新。整体上增添了英文的专业术语、插入框，以扩充知识面、增加学生兴趣、培养学生的创新意识。比如：第一章绪论中增加与伦理学有关的内容；第二章精神症状学按照认知障碍、情感障碍、意志障碍叙述；第三章增加了精神科康复训练内容；第四章按器质性精神病学的观点，将器质性精神病分为脑器质性精神障碍、躯体疾病所致精神障碍和精神活性物质所致精神障碍来叙述；第十章儿童及少年期精神障碍患者的护理增加了精神发育迟滞患者的护理、儿童孤独症患者的护理、儿童少年期情绪障碍的护理等三节内容；第十一章精神科治疗的观察与护理，增加精神科治疗新技术新方法的介绍，如重复经颅磁刺激的治疗及护理，补充抗抑郁药的类别。为与同系列其他教材衔接，护理学基本理论内容在本教材未纳入，而突出介绍精神科护理的特色内容。

修订后，本书第一章绪论阐述了精神科护理的概念和任务、精神科护理发展史和精神科法律与伦理方面的问题；第二章精神疾病的基本知识，阐明了精神疾病的病因学、诊断分类和症状学；第三章精神科护理技能包括了精神科护理常见的必须掌握的基本技能；第四章至第十章分别介绍了精神科常见疾病的特点和护理要点；第十一章叙述了精神科治疗的观察与护理。

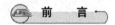

　　编写者均长期从事精神科护理的教学和临床工作，虽竭其心血，吸收了在上版教材使用过程中读者们提出的宝贵建议和意见，但限于能力和水平，书中难免错误和疏漏，恳请使用本教材的师生、护理界同仁和各位读者继续批评指正。

　　在教材修订过程中，得到了各参编单位大力支持，在此一并致谢。

《精神科护理》 编委会

2014 年 5 月

目 录

第一章　绪论 ………………………………………………………………… 1

第一节　精神科护理的概念与主要任务 …………………………………… 1

第二节　精神科护理发展简史 ……………………………………………… 1

第三节　现代精神科护理工作的内容与要求 ……………………………… 3

一、护理工作的内容与特点 ……………………………………………… 3

二、精神医学相关的伦理学与法律问题 ………………………………… 3

第二章　精神疾病的基本知识 ……………………………………………… 7

第一节　精神疾病的病因学 ………………………………………………… 7

一、生物学因素 …………………………………………………………… 7

二、心理社会因素 ………………………………………………………… 8

第二节　精神疾病的诊断分类学 …………………………………………… 9

第三节　精神疾病的症状学 ………………………………………………… 9

一、认知障碍 ……………………………………………………………… 9

二、情感障碍 ……………………………………………………………… 17

三、意志障碍 ……………………………………………………………… 18

第三章　精神科护理技能 …………………………………………………… 20

第一节　治疗性护患关系的建立 …………………………………………… 20

一、建立治疗性护患关系的要求 ………………………………………… 21

二、建立治疗性护患关系的过程 ………………………………………… 21

三、建立治疗性护患关系的技巧——治疗性沟通 ……………………… 21

四、影响治疗性护患关系的相关因素 …………………………………… 23

第二节　精神疾病的护理观察与记录 ……………………………………… 23

一、精神疾病的护理观察 ………………………………………………… 23

二、护理记录 ……………………………………………………………… 25

第三节　精神科康复训练护理 ……………………………………………… 26

一、精神疾病各治疗期的康复措施 ……………………………………… 26

二、精神疾病的康复步骤 ………………………………………………… 26

三、精神康复的基本内容 ………………………………………………… 27

第四节　精神科患者的组织与管理 ………………………………………… 29

一、开放式管理 …………………………………………………………… 29

二、封闭式管理 …………………………………………………………… 29

三、精神科的分级管理 ……………………………………………… 30

四、精神科病房相关制度及护理常规 ………………………………… 31

第五节 精神科专科监护技能 ……………………………………………… 32

一、暴力行为的防范与护理 …………………………………………… 32

二、自杀行为的防范与护理 …………………………………………… 33

三、出走行为的防范与护理 …………………………………………… 33

四、噎食及吞食异物的防范与护理 …………………………………… 34

五、木僵患者的护理 …………………………………………………… 35

六、精神科安全护理 …………………………………………………… 35

第四章 器质性精神障碍患者的护理 ………………………………………… 37

第一节 器质性精神障碍的常见综合征 ………………………………… 37

一、谵妄 ………………………………………………………………… 37

二、痴呆 ………………………………………………………………… 38

第二节 脑器质性精神障碍的护理 ……………………………………… 38

一、脑变性病所致精神障碍——阿尔茨海默病 …………………… 38

二、血管性痴呆 ………………………………………………………… 40

三、脑外伤伴发的精神障碍 …………………………………………… 40

四、颅内感染伴发的精神障碍——麻痹性痴呆 …………………… 41

五、颅内肿瘤所致的精神障碍 ………………………………………… 41

六、癫痫所致精神障碍 ………………………………………………… 42

七、脑器质性精神障碍的治疗原则 …………………………………… 43

八、脑器质性精神障碍的护理 ………………………………………… 43

第三节 躯体疾病所致精神障碍的护理 ………………………………… 45

一、概述 ………………………………………………………………… 45

二、躯体疾病所致精神障碍的临床表现 …………………………… 46

三、躯体疾病所致精神障碍的临床诊断与治疗 …………………… 47

四、躯体疾病所致精神障碍的护理 …………………………………… 47

第四节 精神活性物质所致精神障碍患者的护理 ……………………… 47

一、概述 ………………………………………………………………… 47

二、精神活性物质所致精神障碍的临床特点 ……………………… 48

三、精神活性物质所致精神障碍患者的护理 ……………………… 51

第五章 精神分裂症患者的护理 ……………………………………………… 55

第一节 精神分裂症的临床特点 ………………………………………… 56

一、临床表现 …………………………………………………………… 56

二、临床分型 …………………………………………………………… 58

三、治疗与预后 ………………………………………………………… 58

第二节 精神分裂症患者的护理 ………………………………………… 59

第六章 心境障碍患者的护理 ………………………………………………… 65

第一节 心境障碍的临床特点 …………………………………………… 66

　　一、临床症状 ··· 66
　　二、治疗与预防 ··· 69
　第二节　心境障碍患者的护理 ······························· 71

第七章　神经症患者的护理 ······································· 75
　第一节　概述 ··· 75
　　一、神经症性障碍的共同特征 ··························· 75
　　二、流行病学 ··· 76
　　三、分类 ··· 76
　第二节　神经症的常见类型与护理 ························· 76
　　一、焦虑症 ··· 76
　　二、强迫症 ··· 78
　　三、恐惧症 ··· 80
　　四、躯体形式障碍 ··· 81
　　五、神经衰弱 ··· 83
　　六、分离（转换）性障碍 ································· 84
　第三节　神经症患者的护理 ································· 87
　第四节　应激相关障碍及其护理 ··························· 89

第八章　心理因素相关生理障碍患者的护理 ··············· 97
　第一节　进食障碍患者的护理 ······························· 97
　第二节　睡眠障碍患者的护理 ······························· 100
　第三节　性功能障碍患者的护理 ··························· 102

第九章　人格障碍与性心理障碍患者的护理 ··············· 105
　第一节　人格障碍患者的护理 ······························· 105
　第二节　性心理障碍患者的护理 ··························· 109

第十章　儿童及少年期精神障碍患者的护理 ··············· 114
　第一节　精神发育迟滞患者的护理 ························· 114
　第二节　儿童孤独症患者的护理 ··························· 117
　第三节　注意缺陷与多动障碍患者的护理 ··············· 121
　第四节　青少年品行障碍患者的护理 ····················· 123
　第五节　儿童少年期情绪障碍患者的护理 ··············· 125

第十一章　精神科治疗的观察与护理 ························· 129
　第一节　精神障碍的药物治疗与护理 ····················· 129
　　一、抗精神病药 ··· 129
　　二、抗抑郁药 ··· 133
　　三、心境稳定剂 ··· 134
　　四、抗焦虑药 ··· 136
　　五、精神药物治疗的护理 ······························· 136
　第二节　无抽搐电痉挛治疗与护理 ····················· 139

第三节　重复经颅磁刺激治疗与护理 ……………………………………………………… 141

第四节　心理治疗及其在护理中的应用 …………………………………………………… 143

　　一、心理护理的原则 ……………………………………………………………………… 143

　　二、临床护理常用的心理治疗技术 ……………………………………………………… 143

第五节　工娱治疗及护理 …………………………………………………………………… 145

第六节　中医药和针灸治疗的护理 ………………………………………………………… 146

第七节　精神障碍的社区护理与家庭护理 ………………………………………………… 148

　　一、精神障碍的社区护理 ………………………………………………………………… 148

　　二、国内外社区精神卫生服务与护理的发展趋势 ……………………………………… 148

　　三、精神障碍的社区防治 ………………………………………………………………… 149

　　四、精神障碍患者的家庭护理 …………………………………………………………… 150

附录一　护理诊断训练 ……………………………………………………………………… 152

附录二　焦虑自评量表（SAS） …………………………………………………………… 153

附录三　抑郁自评量表（SDS） …………………………………………………………… 154

附录四　中华人民共和国精神卫生法 ……………………………………………………… 155

《精神科护理》教学大纲（试行） ………………………………………………………… 164

主要参考书目 ………………………………………………………………………………… 169

第一章 绪 论

学习要点

　　精神科护理的概念、工作内容与要求；精神科护理的发展概况；精神医学相关的伦理学与法律问题。

第一节 精神科护理的概念与主要任务

　　精神科护理是以一般护理学为基础，以护理心理学为导向，以人类异常精神活动与行为的护理、保健、康复为研究对象，对精神疾病患者实施整体护理的一门独立学科。它是精神病学的一个重要组成部分，又是护理学的一个分支。精神科护理旨在有效运用护理程序，帮助患者认识疾病，对待疾病，恢复并维持身心健康，保障患者自身及社会安全。

　　精神科护理的主要任务包括：

　　1. 研究对精神疾病患者科学护理的理论和方法并及时运用于临床，以及探讨护理人员在预防精神疾病方面的作用。

　　2. 研究和实施接触、观察精神疾病患者的有效途径，通过各项护理工作及护理人员的语言、行为与患者建立良好的护患关系，保证护理措施的有效实施。

　　3. 研究和实施对不同种类精神疾病患者各种治疗的护理，确保医疗任务的顺利实施。

　　4. 研究与实施如何维护患者的权利与尊严，使其得到应有的尊重与合适的治疗；培养和训练患者的生活能力，社会交往能力，在疾病好转后能及时重返社会。

　　5. 研究与实施如何密切观察有关精神方面的病情变化，详细记录，协助诊断，防止意外事件的发生；并为医疗、教学、科研、法律和劳动鉴定等积累重要资料。

　　6. 研究与实施在患者与家庭、社区中开展精神卫生宣传教育工作，对精神疾病患者做到防治结合，医院与社区结合，为患者回归社会作出贡献。

第二节 精神科护理发展简史

　　随着精神医学的发展，以及政治、经济、宗教、社会文化等因素的转变，精神科护理人员的角色由原先单纯的身体照顾进展到生物、心理、社会文化兼顾的整体性护理模式。护理范围也由精神疾病防治拓展到社区心理卫生方面。

知识链接

精神医学发展的四次革新

第一次革新：法国精神病家比奈主张人道地对待精神疾病患者。

第二次革新：犹太裔奥地利人弗洛伊德创立的精神分析学派，将精神医学带入"心因性病因论"。

第三次革新：社区精神卫生运动的开展。

第四次革新：生物精神医学的发展。

在中世纪，精神病患者被视为魔鬼附体，采用禁锢、酷刑、火焚来"驱魔"而导致许多患者遭受捆绑和监禁的生活，许多患者被害，对患者谈不上有任何护理。

1814 年希区在精神病疗养院使用受过专门训练的女护士进行专门的看护工作。继之南丁格尔在《人口卫生与卫生管理原则》一书中强调注意患者的睡眠与对患者的态度，防止精神疾病患者伤人、自伤。从此开始了要求护理人员在临床医学各科工作中不能忽视对精神问题的关注。1873 年美国的琳达·理查兹女士主张精神病患者应与内科患者一样得到完善的照顾，确定了精神科护理的基本模式，她因此被称为美国精神科护理的先驱。1882 年在美国马萨诸塞州的马克林医院建立了第一所培养精神科护士的学校，主要学习关于精神病患者的保护和管理技巧。从此，开始了以照顾患者身体和改善生活环境为主的护理活动。

20 世纪 30 年代和 40 年代，精神疾病的治疗学有了惊人的进步，如深度睡眠疗法、胰岛素休克疗法、精神外科疗法、药物痉挛和电抽搐等治疗方法的出现，对精神科护理提出了新的要求，强调专科护理，注重心理护理技能的学习和提高。1954 年前苏联出版的《精神病护理》，详细阐述了精神病房的组织管理，医护人员的要求，精神疾病患者的基础护理和症状护理，强调尊重患者、爱护患者，恢复患者的权利，废除约束，开展工娱治疗等，从此精神疾病患者护理走上正轨。1977 年恩格尔提出生物-心理-社会医疗模式，现代精神科护理也逐渐从责任制护理模式发展到生物-心理-社会三方面的整体护理模式，罗伊、奥瑞姆等是这一护理模式的代表人物。当代临床护理路径模式的出现不仅满足了患者需要的高效优质服务，也迎合了医疗保险公司降低护理成本的要求，因而被迅速应用于精神障碍护理。这种模式要求在非精神科也要重视精神方面的护理，以及在精神科要注重躯体方面的护理，同时更要关注患者社会功能的康复。

我国一直有"三分治疗，七分护理"的说法。古代的精神疾病患者虽然有机会得到依据中医理论做出的诊断与相应治疗，但是关于精神疾病专科护理的记载极少。清末民初，随着精神医学随传教士传入我国，修女们提供了大量的非专业护理服务；随着广州、天津、上海、长沙等大城市逐渐建立专门的护士培训机构与精神障碍患者收容机构，逐渐过渡到专门培训的护士进入收容机构提供专业的护理服务。新中国成立后，精神科护理事业逐渐受到重视，全国各地相继建立了各级精神病医院，部分地区（如上海、南京）陆续建立起了系统的精神障碍防治网。1958 年我国各主要精神病医院实行了开放式和半开放式管理制度；1990 年成立了中国护理学会精神科护理专业委员会，定期举行全国性精神护理工作的学术交流；随着改革开放的发展，我国精神科护理界与国际护理界的交流日益增多，精神科护理理念、临床实践及基础研究逐渐与国际接轨，先后引进了责任制护理、整体护理、临床路径护理模式，并取得了丰硕成果。

第三节　现代精神科护理工作的内容与要求

精神科护理工作的对象是有各种精神疾病的患者，关注的是精神与行为方面的异常，还要掌握精神疾病与躯体疾病相互影响的问题。因此，精神科护理的工作内容与要求有其特点。

一、护理工作的内容与特点

精神科护理工作的内容一般包括基础护理、危机状态的防范与护理、特殊治疗的护理等，本书第三章将详述，此处仅介绍精神科护理的几项特殊内容。

（一）心理护理

心理护理的重点是启发和帮助患者以正确的态度认识疾病和对待疾病，护理人员不仅要知道患者的哪些表现是异常的，还要通过各种心理护理技术让患者认识到哪些是异常表现、如有可能还要利用现有的相关理论和知识帮助患者认识为什么会有这些异常的表现，如何以坚强的意志和乐观的精神去战胜疾病过程中出现的各种困难。对于有躯体疾病的患者，还要通过心理护理来减少疾病对心理的影响，预防精神疾病的发生。

（二）睡眠护理

睡眠障碍在临床各科都是常见的问题，夜间睡眠的护理不仅要有安全意识，还要掌握正确睡眠的基本知识。首先要为患者入睡创造良好的环境。发现有睡眠障碍的患者要耐心介绍正确的睡眠方法，如睡眠不好时不要烦躁，尽可能安心；白天尽可能不睡，以免影响晚上的睡眠；不在床上看电视。

（三）保证医嘱的执行

一些精神疾病患者缺少对疾病的自知力，不认为自己有病，而无治疗要求，甚至强烈反对接受必要的治疗；还有一些患者可能因为意识障碍或智力问题而无法处理自己的生活。因此，如何使医嘱得以执行，让患者得到及时必要的治疗是精神科护理的一个重要内容。

服药是最常用的治疗方法，必须时刻关注并保证患者按医嘱服药，在治疗效果不佳时还要考虑患者是否按医嘱服药。如果是在精神科病房，给患者发药后还要确保患者服下药物，严防患者吐药或藏药，服药后要检查口腔并观察患者饮水后才能离开。对拒不服药者，应及时报告医师，改换给药途径或治疗方法。如果是在非精神科病房也需要注意患者是否遵守医嘱。

二、精神医学相关的伦理学与法律问题

这是精神医学护理工作中一个非常重要的问题。伦理学最基本的三项原则是尊重（respect for person）、有益（beneficence）、公正（justice）。首先要遵守护理职业道德规范和相关伦理要求，以帮助患者解除病痛，促进心身健康为首要目标。在护理过程中要尊重患者的人格、尊严、权利和自主性。把患者的利益放在首位。对待患者要平等，以真诚、友好和共情的态度服务每一个患者。倾听和了解患者是做好护理工作的前提和保障。诚实守信，必要时与医生一起告诉患者真相也非常关键。耐心、用心帮助患者，如有时需

要核实患者对于医疗信息的理解，通过仔细的谈话帮助患者减少误会，努力提高医护与患者的关系。对于患者的要求应给予合理回应，勇于承认工作中的失误并向患者道歉。致力于与患者建立和保持长期的医患关系。不泄露患者隐私与医疗信息，并且关注患者的长期发展与家庭和谐。了解自身的（专业和自我认识）局限性，以协作的方式降低风险。不断更新知识，提高技术水平，提高自身的人文技能，并在职业服务中加以运用。尊重同行，互学互尊，团结协作。自觉遵纪守法，不以医谋私也是伦理学的重要内容。

（一）知情同意

根据我国有关法律法规，中华人民共和国精神卫生法及医疗事故处理条例第 11 条、医疗机构管理条例第 33 条、执业医师法第 26 条等，对患者实施临床治疗或进行实验性临床医疗等医疗、科研活动时，应如实向患者或其家属告知病情、措施、风险等，并取得患者或家属的同意后方可进行。因此，知情同意（informed consent）是临床和科研工作中尤其是精神科医疗护理工作中一个必不可少的伦理和法律规定的行为准则。

1. 知情同意的基本要素 知情同意包括两个部分，一是知情，二是同意，两者都是患者的权利。因此，临床上患者接受治疗、检查以及科学研究前要先完成知情同意，是为了尊重和保护患者的权利，也是医护人员的义务，而不是为医护人员防范医疗过程失败可能带来的风险。一般来说，知情同意主要包括提供信息、信息的理解、做决定的能力和自愿参加等基本要素。

（1）提供信息：提供信息是指向患者或家属提供有关临床过程的各种信息。对临床上接受治疗或检查的患者，提供的信息主要包括：①疾病的诊断和预后；②治疗或检查过程的程序；③治疗或检查过程中患者可能会感受到的不适、可预见的风险和获益；④其他可供选择的治疗或检查方法；⑤价格；⑥自愿决定接受、拒绝或中断治疗或检查的权利和风险；⑦患者信息的保密性等。如要求患者接受临床科学研究，还要提供有关研究的目的与研究方法，在研究中受到伤害后可能得到的医疗服务或赔偿，自愿参加、拒绝或任何时候退出研究的权利，以及是否参加研究都不会影响患者正在接受的医疗服务等信息。

（2）对信息的理解：对信息的理解是患者做决定的前提。医学知识对大多数人而言还是比较专业的，因此，研究者在取得受试者的知情同意之前，除了提供信息，还要了解和评估受试者是否真正理解了应该掌握的信息。对信息的理解除了受试者本人的知识结构、文化程度等因素外，还有一些因素影响受试者对信息的理解：如信息陈述的完整性、受试者的情绪等。因此，提供了有关信息后，医护人员有义务接受患者或家属的询问，评估患者或家属是否真正理解了应该掌握的信息。

（3）做决定的能力：做决定的能力是指患者是否有正确做出接受或拒绝医疗过程决定的能力。许多受试者在日常生活中对自己的生活有足够的决定能力，但对医护过程的知情同意可能不具备决定能力。如未成年人（18 岁以下）在日常生活中能够做决定，但接受医疗过程与否不能由他们单一做出，而精神病患者、老年人也往往存在做决定能力受损的状况。此时，需要合法的代理人来履行知情同意。

（4）自愿参加：自愿参加是知情同意过程的目的所在。为尊重患者的自主性，事先要申明，无论患者接受、拒绝还是中途退出医疗或研究过程，医生都会一视同仁，在随后的治疗和医疗服务过程中患者利益不会受到损害。

2. 精神病患者的知情同意 由于精神疾病的影响，有些患者在疾病的某些阶段其正确做出决定的能力受到损害。精神疾病患者在接受医疗护理或参与医学研究的知情同意过程中，有两点特别值得注意。第一，有做决定能力的精神疾病患者应由自己完成知情同意过程，这是患者应该享有的权利。第二，没有做决定能力的精神疾病患者的知情同意过程应由合法的代理人来完成。合法代理人的等级一般为配偶、父母、其他直系亲属、一般亲属等。在国外，有些国家认可患者指定的代理人，如律师、雇主等。

判断患者对知情同意过程有无做决定的能力包括四个方面：①能否正确地理解相关信息；②能否明了自己的状况；③能否理性分析接受医疗过程的后果；④能否正确表达自己的决定。

如何判断患者有无做决定的能力？理论上讲，许多精神疾病患者往往有注意力、记忆力、自知力、思维能力的损害，以及正确理解信息的能力和正确判断自己状况的能力受损。重性抑郁、急性躁狂、紧张性兴奋、思维障碍或痴呆等都可能会导致患者不能正确表达自己的决定和选择。

一般说来，医护人员对第四条标准即患者表达自己决定的能力是否存在损害比较容易判断，而对另外三条标准，严格地说，往往需要医学和心理学的评估提供依据。临床工作中，通常的做法是依据精神科医生的临床判断来评估，除非患者的行为牵涉到法律问题。

（二）精神疾病与法律的关系

精神疾病患者中以精神分裂症、情感性精神障碍、精神发育迟滞、反社会性人格障碍患者引起的法律问题相对较多。精神疾病患者可能在幻觉、妄想等精神病性症状的支配下出现冲动、伤人、毁物等违法行为，此时需要进行鉴定，明确患者需要承担的相应法律责任，这被称为精神医学司法鉴定。如果精神医学司法鉴定的结论为患者无责任能力，为保障社会安全，也要对其危险性进行评估，并提出治疗和监护方案。精神医学司法鉴定的目的是维护精神病患者的合法权益。世界各国对精神病患者、智力残疾、未成年人、盲聋哑人出现违法行为有减免刑罚之规定，之所以减免刑事处罚，一方面充分体现人道主义，另一方面对精神病患者实施刑罚客观上达不到惩戒的效果。精神病患者在民事行为中往往不能对自己的行为负责，因此有必要对精神病患者的行为能力进行鉴定，宣布其是否有民事行为能力，依据法律宣告其行为无效，使患者合法权益免受侵害。

（三）强制性治疗

对于出现违法，或有严重的自伤、自杀行为的患者，应由其监护人严加管教和治疗。我国对精神病患者的入院程序和强制性医疗尚无具体规定，一般由其监护人同意、医师签字认可即可住院。但近年来已有多起关于精神病患者住院后否认有病，转而起诉医院侵害名誉权的民事诉讼，应引起重视。保安处分是为了保护社会安全所设的制度，它不是刑罚，但同样是国家的强制性措施，一般由法院裁决。保安处分主要针对有违法行为的精神病患者，或为了预防犯罪而对有一定违法行为的危险性格者采取的收容和治疗，起到刑罚的代替和补充作用。我国尚无完善的保安处分制度，但有类似机构承担相应的职责。1980年以来，大部分省市区建立了由公安部门管理的安康医院，专门收治有违法行为或有严重危险性的精神病患者，对于维护社会安定、保护精神病患者的健康都起到了积极作用。

（井霖源）

复习思考题

1. 什么是精神科护理?
2. 简述精神科护理的主要任务。
3. 简述精神医学相关的伦理学与法律问题。

第二章　精神疾病的基本知识

学习要点

精神病的病因；精神疾病的分类；认知障碍、情感障碍、意志行为障碍、意识障碍。

精神病（psychosis）是指在内外各种致病因素的影响下，大脑功能失调，出现感知觉、思维、情感、意志行为等障碍为主的一类严重的精神疾病，如精神分裂症。幻觉与妄想又被称为精神病性症状。这些患者多到精神病专科医院就医。而精神疾病的概念更为宽泛，既包括精神病，也包括焦虑症、抑郁症等感知觉、思维、情感、意志行为等有意识障碍的患者。

由于人类的精神活动受自然环境、社会环境以及个体功能状态的影响，病理状态下表现出的精神症状也千差万别、错综复杂，加之现有科研手段的有限性，所以对人类正常与病理精神世界的探索还很粗浅。本章从精神疾病的病因、诊断分类与症状学三个方面介绍一些基本知识，使学生对精神疾病有一个初步认识。其中精神疾病的症状学对于初学者最为重要。

第一节　精神疾病的病因学

精神疾病的病因学是目前精神病学理论研究中的急需课题。前人对精神障碍的病因做了大量探索，现代比较一致的观点认为精神疾病与生物、心理、社会因素有关，生物学因素是基础，心理、社会因素则是致病的条件，它们共同作用导致精神疾病的发生。

一、生物学因素

影响精神健康的生物学因素大致可以分为遗传、感染、躯体疾病、创伤、营养不良、毒物等。

（一）遗传因素

家系研究的结果表明精神分裂症、情感障碍、儿童孤独症、神经性厌食症、儿童多动症、焦虑症、阿尔茨海默病等，都具有明显的家族聚集性。目前绝大多数的精神障碍不能用单基因遗传来解释，而是多个基因相互作用，使患病风险性增加，加上环境因素的作用，导致了疾病的发生。单个基因所起作用有限，遗传和环境因素的共同作用，决定了某一个体是否患病，其中遗传因素所产生的影响程度称为遗传度（heritability）。即使有较高的遗传度，是否发病仍与环境因素有关，如精神分裂症同卵双生子同病率不到50％。这提醒我们基因虽然不能改变，但是通过环境因素的调控可能达到预防精神分裂症的目的，从而也让我们对精神分裂症的防治有了一个光明的前景。精神疾病存在遗传性，只是说明与无家族史者相比，患病的风险性增加，但并非一定发病。

（二）躯体因素

急性、慢性躯体感染和颅内感染，一些内脏器官、内分泌、代谢、营养、结缔组织和血液系统等疾病，直接或间接地影响了脑功能，或者出现脑器质性病变，如肝性脑病、肺性脑病、肾性脑病、脑膜炎等，均可导致精神障碍。

（三）理化因素

颅脑的外伤引起脑组织损伤，也可导致短暂的或迟发而持久的精神障碍。精神活性物质如镇静药、催眠药、阿片类物质的应用，有毒物质如一氧化碳、农药的接触与使用均可影响中枢神经系统导致精神障碍。特别是应用阿片类物质如吗啡、海洛因、可卡因等导致的精神障碍是一个世界性问题，在我国近年来有升高的趋势，需要重视。

（四）其他生物学因素

性别、年龄与精神疾病的发生均有密切关系。某些精神疾病男女性别比例差异明显，如：酒瘾、反社会人格等好发于男性；而抑郁症、癔症等则女性发病率较高。不同年龄可发生不同的精神疾病，某些精神疾病在不同年龄发病率也不同。某些儿童期发生的精神疾病如多动症成年期后可能好转；某些精神疾病如精神分裂症好发于青年期，儿童期与老年期首发者少见。脑动脉硬化性精神障碍、阿尔茨海默病则多发于中老年期。

二、心理社会因素

（一）精神应激因素

精神应激因素通常是指生活中某些事件引起个体精神紧张和感到难以应付而造成的心理压力。精神应激可以是精神疾病的直接致病因素，某些强烈的精神刺激如地震、火灾、战争、亲人突然死亡等可能引起反应性精神障碍或某些神经症如癔症的发作；有时精神应激在疾病的发生中所起的作用很小，至多是诱发因素，疾病的发生主要以生物学因素为主，如精神分裂症、情感性精神障碍等。两端之间则为神经症、心身疾病等，这些疾病的发生与精神应激、行为方式有密切关系，但又与个体的性格与素质密切相关。

（二）社会因素

自然环境（如污染、噪音、生存空间过小）、社会环境（社会动荡、社会大的变革、紧张的人际关系）、移民（尤其是移民到另一个国家）等，都可能增加精神压力，诱发精神疾病。不同的文化环境，亚文化群体的风俗、信仰、习惯也都可能影响人的精神活动而诱发疾病或使发生的精神疾病打上文化的烙印。如某些精神疾病只见于某些特定的民族、文化或地域之中，例如冰神附体见于日本冲绳岛、蒙古的比伦奇、加拿大等地区；恐缩症、拉塔病多见于东南亚国家。又如来自城市的患者，妄想、幻觉的内容常与电波、电子、卫星等现代生活的内容有关；来自农村的精神分裂症患者，妄想与幻觉的内容多简单、贫乏，常与迷信内容有关。

（三）个性因素

个性是先天的禀赋素质和后天环境因素共同作用下形成的。现代研究认为，病前的性格特征与精神疾病的发生密切相关，不同性格特征的个体会患不同的精神疾病。如精神分裂症的患者大多病前具有分裂样性格，表现为孤僻少友，生活缺少动力，缺少热情或情感冷淡，不仅自己难以体验到快乐，对他人亦缺少关心，过分敏感，怪癖，趋向白日梦，缺少进取心等。而具有强迫性格的人，如做事犹豫不决，按部就班，求全完美，事后反复检查，穷思竭虑，对己过于克制，过分关注等。

简言之，生物学因素和心理社会因素，即内因与外因在精神疾病的发生中共同发挥决定性作用。但两者的作用并非平分秋色，在不同的精神疾病中，不同的致病因素所起作用大小不同。而且，许多精神疾病的发生是多种因素共同作用的结果。

第二节　精神疾病的诊断分类学

世界卫生组织《疾病及有关保健问题的国际分类》第 10 版（ICD-10），在国际上有非常广泛的影响，被许多国家及地区政府卫生部门认可为标准疾病分类系统，包括我国卫生部。ICD-10 中有关精神障碍的主要分类如下：

（1）器质性（包括症状性）精神障碍。

（2）使用精神活性物质所致的精神及行为障碍。

（3）精神分裂症、分裂型及妄想性障碍。

（4）心境（情感）障碍。

（5）神经症性、应激及躯体形式障碍。

（6）伴有生理障碍及躯体因素的行为综合征。

（7）成人的人格与行为障碍。

（8）精神发育迟缓。

（9）心理发育障碍。

（10）通常发生于童年及少年期的行为及精神障碍。

（11）待分类的精神障碍。

第三节　精神疾病的症状学

异常的精神活动通过人的外显行为如言谈、书写、表情、动作行为等表现出来，称之为精神症状。研究精神症状及其发生机制的学科称为精神障碍的症状学，又称精神病理学（psychopathology）。精神障碍的症状学是精神医学的重要基础。

 知识链接

精神状态的判定

判定某一种精神活动是否属于病态，一般应从三个方面进行对比分析：①纵向比较：即与其过去一贯表现相比较，精神状态的改变是否明显；②横向比较：即与大多数正常人的精神状态相比较，差别是否明显，持续时间是否超出了一般限度；③应注意结合当事人的心理背景和当时的处境进行具体分析和判断。

通常按心理过程来归类与分析精神症状。一般分为认知（感知觉、思维、注意、智能等）、情感、意志行为等。以下关于精神症状的讨论也按这三个过程进行阐述。

一、认知障碍

（一）感知觉及其障碍

感知觉障碍主要包括感觉障碍、知觉障碍和感知综合障碍。

1. 感觉障碍（disorders of sensation） 感觉（sensation）是对外界事物个别属性的反映，如形状、颜色、大小、重量和气味等。感觉障碍包括如下形式：

（1）感觉过敏（hyperesthesia）：是对外界一般强度的刺激感受性增高。多见于焦虑症患者。

（2）感觉减退（hypoesthesia）：是对外界一般刺激的感受性减低。多见于器质性精神障碍、抑郁状态和木僵状态。

（3）内感性不适（体感异常，senestopathia）：是躯体内部产生的各种不舒适和（或）难以忍受的异样感觉，如牵拉、挤压、游走、蚁爬感等，患者往往伴有焦虑情绪。多见于精神分裂症、抑郁状态、器质性精神障碍和躯体形式障碍。

2. 知觉障碍（disturbance of perception） 知觉（perception）是指当前直接作用于感觉器官的客观事物的整体属性在人脑中的反映。知觉障碍在精神科临床上很常见，是大多数精神障碍的主要症状，对精神障碍的诊断与鉴别诊断、治疗与护理决策、监护病情具有重要意义。知觉障碍有如下形式：

（1）错觉（illusion）：指对客观事物歪曲的知觉。杯弓蛇影、草木皆兵等就是错觉的生动体现。正常人在过度疲劳或情绪紧张状态下也可发生错觉。常见于器质性精神障碍、焦虑症。

（2）幻觉（hallucination）：指没有现实刺激作用于感觉器官时出现的虚幻知觉。幻觉是临床上最常见的精神病性症状，常与妄想合并存在。根据其所涉及的感官分为幻听、幻视、幻嗅、幻味、幻触、内脏性幻觉。

幻听（auditory hallucination）：最常见，患者可听到实际不存在的各种不同种类和不同性质的声音，如讲话声、物体的声响、鸟鸣等。幻听可见于多种精神障碍特别是精神分裂症。

幻视（visual hallucination）：患者可看见一些不存在的景象或事物，如人、动物、鲜花等，内容多样，形象清晰，常有恐怖性质。多见于精神分裂症、器质性精神障碍。

幻嗅（olfactory hallucination）：患者闻到一些特别的、多为令人不愉快的气味，如腐败的尸体气味、浓烈刺鼻的药物气味以及体内发生的气味等，可见于精神分裂症。单一出现的幻嗅，需考虑颞叶癫痫或颞叶器质性损害。

幻味（gustatory hallucination）：患者尝到食物内有某种特殊的奇怪味道，常拒食。多见于精神分裂症。

幻触（tactile hallucination）：患者感到皮肤或黏膜上有某种异常的感觉。如虫爬感、针刺感、触电感等。可见于精神分裂症或器质性精神病。

内脏性幻觉（visceral hallucination）：患者对躯体内部某一部位或某一脏器的一种异常知觉体验。如感到肠扭转、肺断裂、肝破裂、心脏压缩、脑晃动等，多见于精神分裂症、抑郁症。

此外，还有一些特殊的幻觉形式：①真性幻觉：患者感知的幻觉形象与真实事物完全相同，幻觉表象清晰生动，存在于外在空间，通过自己的感官感受到；②假性幻觉：患者所感受到的幻觉表象不够清晰、不够鲜明且不完整，存在于主观空间，患者常描述此种幻觉是自己脑子内的，不需要通过感觉器官就能感受到。多见于精神分裂症。

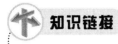

常见幻觉举例

1. 某精神分裂症偏执型患者，入院后常对医生说耳边经常有人讲话，说："我（指患者）这个女人不正经，作风不正派，讲我在家炒菜时放'白粉'（海洛因），公安局要来抓我，叫我立即离开北京。"（幻听）

2. 某阿托品中毒患者，某日傍晚突然大叫"不得了，我哥哥被刺得稀烂，这儿尽是戴铁帽子的人，正在刺我哥……"说着就向床下躲。（幻视）

3. 感知综合障碍（psychosensory disturbance）指患者对事物能感知，但对个别属性如大小、形状、颜色、距离、空间位置等产生歪曲感知，多见于精神分裂症、抑郁症、癫痫所致精神障碍。①空间感知综合障碍：如视物显大症、视物显小症、视物变形症等；②时间感知综合障碍：患者对时间的快慢出现不正确的知觉体验。如感到时间在飞逝，或者感到时间凝固；③运动感知综合障碍：对外界物体运动或静止状态的歪曲知觉体验，感到运动的物体静止了，静止的物体快速运动，如舞台表演人员僵住了；④非真实感：患者感到周围事物和环境发生了变化，变得不鲜明，不生动，不真实，患者具有自知力。

（二）思维障碍

思维（thinking）是人脑对客观事物间接概括的反映，是人类特有的认识活动的最高形式。没有语言这个工具，思维就不可能发生或存在。所以思维障碍也常常从语言中去识别。思维障碍主要包括思维联想障碍、思维逻辑障碍和思维内容障碍。

1. 思维联想障碍

（1）思维速度和量的异常

思维奔逸（flight of thought）：又称观念飘忽，指联想速度加快、数量增多、内容丰富生动。思维活动量大，说话增多，语速加快，说话的主题易随环境改变（随境转移），也可有音韵联想（音联），或字意联想（意联）。多见于躁狂症。

思维迟缓（inhibition of thought）：即联想抑制。联想困难，思维进程缓慢，多见于抑郁症。

思维贫乏（poverty of thought）：指联想数量减少，概念与词汇贫乏。严重时表现完全缄默。见于精神分裂症、脑器质性精神障碍及精神发育迟滞。

（2）思维连贯性异常

思维松弛（looseness of thought）：患者意识清晰，但思维内容散漫、缺乏主题，对问题的叙述不够中肯，也不切题，联想内容之间缺乏一定的逻辑关系，对其言语的主题及用意也不易理解，使人感到交谈困难。多见于精神分裂症。

思维破裂（splitting of thought）：指在意识清晰的情况下，概念之间联想断裂，单独语句在结构和文法上正确，但语句之间缺乏内在意义上的联系，使人无法理解用意。多见于精神分裂症。

思维不连贯（incoherence of thinking）：在意识障碍的背景上出现破裂性思维的表现，但是言语上更为杂乱，语句片段，毫无主题。多见于感染中毒等躯体疾病所致精神障碍或器质性精神障碍。

（3）联想途径异常

病理性赘述（circumstantiality）：思维活动停滞不前、迂回曲折、枝节繁杂，拘泥于细节，做不必要的过分详尽的累赘描述，无法简明扼要。最多见于癫痫所致精神障碍。

 案例分析

男，44岁，麻痹性痴呆。当医生问"你们工厂几点上班时"，患者答："我每天七点起床，洗脸，漱口，到厂对面的锅炉房打水，那里的开水很热，锅炉房有值班的老头，六十多岁了，他有一个孩子，大概是七八岁的样子，孩子的妈妈常来，提着一个篮子，里头放着吃的东西，我打开水时碰见过她。洗完脸后才去食堂吃饭，人很多，要排队，我每天吃一大碗稀饭、两个馒头、一分钱咸菜，工人常常吃完饭打乒乓球，我不会打，所以吃完饭就上班了，不到八点就开始工作……"该患者的症状是哪种症状？

思维中断（blocking of thought）：又称思维阻滞。患者无意识障碍又无外界干扰时，思维过程突然出现中断。表现为患者说话时突然中断，停顿片刻，再开口内容已不是原来话题。若患者有当时的思维被某种外力夺走的感觉，则称为思维被夺（thought deprivation）。多见于精神分裂症。

（4）联想形式障碍

持续言语：思维活动在某一概念上停滞不前，表现为给患者提出一系列问题时，每次重复第一次回答时所说的话。多见于癫痫所致精神障碍或器质性精神障碍。

重复言语：与持续言语类似，思维展开的灵活性受损害，表现说话时多次重复一句话的最末几个字或词。多见于癫痫所致精神障碍或器质性精神障碍。

刻板言语：思维在原地踏步，概念转换困难，并且脑中概念相对较少，表现机械、刻板地重复一些没有意义的词或句子。多见于精神分裂症。

模仿言语：刻板地模仿周围人的言语。多见于精神分裂症紧张型。

（5）思维自主性异常

思维插入（thought insertion）：又称思维被强加，指患者感到有某种思想不属于自己，不受自己的意志支配，是别人强行塞入其脑中。多见于精神分裂症。

强制性思维（forced thinking）：又称思维云集，患者体验到强制性地涌现大量无现实意义的联想，称为强制性思维。两症状往往突然出现，迅速消失。多见于精神分裂症。

强迫观念（obsessive idea）：又称强迫性思维，指在患者脑中反复出现的某一概念或相同内容的思维，明知没有必要，但又无法摆脱。患者可表现为反复回忆、反复思索无意义的问题、脑中总是出现一些对立的思想、总是怀疑自己的行动是否正确。强迫性思维常伴有强迫动作，多见于强迫症和精神分裂症等。

2. 思维逻辑障碍 精神病患者的思维逻辑障碍主要表现在三个方面，即失去每种概念的界限，或混淆了概念的具体含义与抽象含义，或在语言表达中出现语法结构的紊乱。

（1）象征性思维（symbolic thinking）：属于概念转换，以无关的具体概念代替某一抽象概念，不经患者解释，别人无法理解。如患者走路一定要走左边，声称自己是"左派"。常见于精神分裂症。

（2）语词新作（neologism）：指概念的融合、浓缩以及无关概念的拼凑。患者自创一些新的符号、图形、文字或语言来表达离奇的概念。如"％"代表离婚。多见于精神分裂症青春型。

（3）逻辑倒错性思维（paralogic thinking）：主要特点为推理缺乏逻辑性，既无前提也无根据，或因果倒置，推理离奇古怪，不可理解。如患者说："因为计算机感染了病毒，所以我要死了"。可见于精神分裂症和偏执狂等。

（4）矛盾观念（矛盾思维，对立思维）：指同一时间脑中出现两种相反的、矛盾的对立概念，互相抗衡而相持不下，患者无法判断二者的对错。见于精神分裂症，也见于强迫性神经症。

3. 思维内容障碍　妄想（delusion）是病理性的歪曲信念，是一种个人所独有的和与自身密切相关的坚信不疑的观念，不接受事实与理性的纠正。其特征为：①信念歪曲，妄想无关于事实存在与否，而在于信念偏离常理或专业知识的程度；②坚信不疑，妄想不接受事实与理性纠正；③内容为个人所独有，与文化程度或亚文化群体的某些共同的信念不同，如迷信观念。

妄想按发生的背景可分为原发性妄想（primary delusion）和继发性妄想（secondary delusion）；按结构可将其分为系统性妄想和非系统性妄想；按内容分类，一般分为夸大妄想、罪恶妄想、被害妄想等。

（1）被害妄想（delusion of persecution）：是最常见的一种妄想。患者坚信周围某些人或某些集团对他进行跟踪、监视、诽谤、隔离等。患者受妄想的支配可出现拒食、控告、逃跑、自伤、伤人等行为。常见于精神分裂症和偏执型精神病。

（2）关系妄想（delusion of reference）：患者将环境中与他实际无关的事物都认为与他有关。常与被害妄想伴随出现，主要见于精神分裂症。

（3）物理影响妄想（delusion of physical influence）：又称被控制感。患者觉得自己的精神活动（思维、情感、意志、行为等）已不受自己支配，而受到外界某种力量的控制。此症状是精神分裂症的典型症状。

（4）夸大妄想（grandiose delusion）：指自我评价异乎寻常增高。可见于躁狂症和精神分裂症及某些器质性精神病。

（5）罪恶妄想（delusion of guilt）：患者毫无根据地坚信自己犯了严重、不可宽恕的错误，认为自己罪大恶极死有余辜。可见于抑郁症，精神分裂症。

（6）疑病妄想（hypochondriacal delusion）：患者毫无根据地坚信自己躯体内脏发生异乎寻常病变。多见于精神分裂症，更年期及老年期精神障碍。

（7）钟情妄想（delusion of love）：患者坚信自己被异性钟情爱恋但无证据。主要见于精神分裂症。

（8）嫉妒妄想（delusion of jealousy）：患者毫无根据地坚信自己的配偶对自己不忠实。可见于精神分裂症、更年期精神障碍。

 知识链接

病理性嫉妒综合征

病理性嫉妒综合征又名奥赛罗综合征（Othello syndrome），是以怀疑配偶不贞的嫉妒妄想为中心症状的精神科综合征，典型的情况见于态态人格者，患者个性固执、多疑，家族中可能有类似而较轻的情况。好发年龄为30~40岁，患者以许多似是而非的证据证明其配偶另有新欢，但往往说不出具体的对象。为此反复侦察、盘问、跟踪、拷打，症状可持续数年，可能发生攻击行为，甚至杀死配偶，犹如莎士比亚描述的奥赛罗一样。

（9）被洞悉感（experience of being revealed）：又称内心被揭露。患者认为他人不是通过言谈或观察，而以某种莫名其妙的方式洞悉自己的思想。见于精神分裂症。

4. 超价观念（overvalued idea）　是在意识中占主导地位的错误观念，其发生一般都有事实根据。此种观念片面而偏激，带有强烈的情感色彩，明显地影响患者的行为及其他心理活动，它的形成有一定的性格基础和现实基础，没有逻辑推理错误，内容比较符合客观实际，伴有强烈的情绪体验。多见于人格障碍和心因性障碍。

（三）注意障碍

注意（attention）是指心理活动集中地指向于一定对象的过程。注意过程与感知觉、记忆、思维和意识等活动密切相关。注意有被动注意和主动注意。主动注意又称随意注意，是由外界刺激引起的定向反射，是对既定目标的注意，与个人的思想、情感、兴趣和既往体验有关。被动注意也称不随意注意，是由外界刺激被动引起的注意，没有自觉的目标。通常所谓注意多指主动注意。常见的注意障碍如下：

1. 注意增强（hyperprosexia）　为主动注意的增强。有指向外界和自身两种情况。如有疑病观念的患者过分地注意自己的健康状态。见于神经症、偏执型精神分裂症、更年期抑郁症等。

2. 注意涣散（aprosexia）　为主动注意明显减弱，即注意力不集中。多见于神经衰弱、精神分裂症和儿童多动综合征。

3. 注意减退（hypoprosexia）　主动及被动注意的弱化状态。多见于神经衰弱、脑器质性精神障碍及伴有意识障碍时。

4. 注意转移（transference of attention）　被动注意增强，但不持久，注意的对象不断转换。可见于躁狂症。

5. 注意狭窄（narrowing of attention）　指注意范围的显著缩小，当注意集中于某一事物时，无法再注意有关的其他事物。见于意识障碍或智能障碍患者。

（四）记忆障碍

记忆（memory）是指脑对学习经验的积累、信息的储存和在必要时能被检索再现。包括识记、保持、再认或回忆等基本过程。识记是事物或经验在脑子里留下痕迹的过程，是反复感知的过程；保持是使这些痕迹免于消失的过程；再认是现实刺激与以往痕迹的联系过程；回忆是痕迹的重新活跃或复现。临床上常见的记忆障碍如下：

1. 记忆增强（hypermnesia）　病态的记忆增强，对不重要的事情及病前不能够回忆的事情都能回忆。主要见于躁狂症和偏执状态患者。

2. 记忆减退（hypomnesia）　是指识记、保持、再认或回忆普遍减退。见于神经衰弱、痴呆患者，也可见于正常老年人。

3. 遗忘（amnesia）　指部分或全部地不能回忆以往经历的事件，即主要指回忆过程障碍。按程度可分为完全性遗忘与部分性遗忘；按与疾病的时间关系分为顺行性遗忘、逆行性遗忘、界限性遗忘和进行性遗忘等。

4. 错构（paramnesia）　表现对事件的地点、情节、特别是时间上出现错误回忆，并坚信不疑。多见于老年性、动脉硬化性、脑外伤性痴呆和酒精中毒性精神障碍。

5. 虚构（confabulation）　是指患者以想象的、未曾亲身经历过的事件来填补自身经历的记忆缺损。其内容生动，带有荒诞色彩，常瞬间即忘。多见于各种痴呆。

（五）智能障碍

智能（intelligence）是运用既往获得的知识和经验，解决新问题、形成新概念的能力，是复杂的综合精神活动的功能，反映个体在认识活动方面的差异。智能可表现为计算力、理解力、综合、分析、判断、推理、创造力等。智能障碍可分为精神发育迟滞及痴呆两大类型。

1. 精神发育迟滞（mental retardation） 18岁以前大脑发育阶段，由于各种致病因素，如遗传、感染、中毒、头部外伤、内分泌异常或缺氧等因素，使大脑发育不良或受阻，智能发育停留在一定的阶段。随着年龄增长其智能明显低于正常的同龄人。

2. 痴呆（dementia） 后天获得的智能、记忆和人格的全面受损。表现为创造性思维受损，抽象、理解、判断推理能力下降，记忆力、计算力下降，后天获得的知识丧失，工作和学习能力下降或丧失，甚至生活不能自理。根据大脑病理变化的性质和所涉及范围大小的不同，可分为全面性痴呆和部分性痴呆。

（1）全面性痴呆：智能全面减退，常出现人格改变、定向力障碍、自知力缺乏。见于阿尔茨海默病和麻痹性痴呆等。

（2）部分性痴呆：患者只产生记忆力减退、理解力削弱、分析综合困难等。人格保持良好，定向力完整，有一定自知力。可见于脑外伤后及血管性痴呆的早期。

（3）假性痴呆：脑组织结构无任何器质性损害，由于强烈的精神因素导致的智能减退。可见于分离（转换）障碍及应激障碍等。有以下特殊类型：

1）刚塞综合征（Ganser syndrome）：又称心因性假性痴呆，即对简单问题给予近似而错误的回答，对某些复杂问题反而能正确解决，日常生活也能自理。

2）童样痴呆（puerilism）：以行为幼稚、模仿幼儿的言行为特征。表现为成人患者的言行类似一般儿童。

（六）定向力障碍

定向力（orientation）指一个人对时间、地点、人物以及自身状态的认识能力。前者称为对周围环境的定向力，后者称为自我定向力。对环境或自身状况的认识能力丧失或认识错误称为定向力障碍（disorientation）。定向力障碍多见于症状性精神病及脑器质性精神病伴有意识障碍时。定向力障碍是意识障碍的一个重要标志，但有定向力障碍不一定有意识障碍。

（七）意识障碍

在临床医学上，意识（consciousness）是指患者对周围环境及自身的认识和反应能力。大脑皮质及网状上行激活系统的兴奋性对维持意识起着重要作用。当意识障碍时精神活动普遍抑制，定向力障碍为意识障碍的重要标志。

1. 周围意识障碍 根据意识清晰度受损严重性，依次分为嗜睡、蒙眬、谵妄、精神错乱、混浊、昏睡和昏迷等，现分述如下：

（1）嗜睡（drowsiness）：指意识清晰度降低较轻微，患者经常处于欲睡状态，接受刺激后可立即清醒，并能正确地进行简单交谈或动作。

（2）蒙眬（twilight state）：指一种意识范围明显缩窄和意识清晰度明显降低的状态，此时定向障碍明显，有片段错觉、幻觉和妄想，可在幻觉、妄想支配下产生攻击他人的行动，常忽然发生，突然中止，反复发作，持续数分钟至数小时，事后有不同程度遗忘。

（3）谵妄（delirium）：指一种意识清晰程度更明显下降的状态，此时定向力障碍明显，出现非协调性精神运动性兴奋和感知障碍，常为大量恐怖性幻视，伴紧张、恐怖的情感反应，语言不连贯、喃喃自语、行为冲动杂乱无章。发作性历时较短，一般为数小时，偶可数天，有昼轻夜重的特点，发作后陷入深睡，醒后有不同程度遗忘。

（4）精神错乱（amentia）：是比谵妄更严重的意识障碍状态，患者外周与自我意识均明显障碍。病情重笃者严重的非协调性精神运动性兴奋多限于床上，表现为不规则地翻身、伸屈肢体、动作单调、明显思维不连贯、喃喃自语、可伴有片段幻想、妄想。持续时间较长，可为数天到数周。

（5）混浊（confusion）：指患者对外界刺激反应阈值明显增高，除强烈刺激外，难以引起反应，多处于半睡状态，思维缓慢，内容贫乏，注意、记忆、理解均困难，表情迟钝、反应迟钝，但吞咽、角膜对光反射存在，可出现原始动作如吸吮、强握等。

（6）昏睡（sopor）：指意识清晰度进一步降低，呼叫、推动患者已不能引起反应。但强烈疼痛刺激，如针刺手足或压眶均可引起疼痛躲避反应。可有震颤和不自主运动，角膜、睫毛等反射减退，对光反射仍存在，可有深反射亢进和病理反射。

（7）昏迷（coma）：指意识完全丧失，患者无自发动作，对任何刺激没有反应，防御、吞咽、睫毛、角膜、对光等各种反射均可消失。

2. 自我意识障碍

（1）人格解体（depersonalization）：是对自身的不真实体验。此时患者可觉察不到自身躯体，或精神活动的存在，如说自己的躯体和灵魂已不在世界上了，自己的脑子已不存在等。

（2）交替人格（alternating personality）：指患者在不同时间可交替体验和表现两种不同的人格。

（3）双重人格（dual personality）及多重人格（multiple personality）：指患者同时可体验和表现两种或多种不同的人格，如同时在一方面以甲而另一方面又以乙的身份、思想和言行的精神活动方式出现。

（4）人格转换（transformation of personality）：指患者否认原来的自身，自称已变为另一个人或动物，但其思想、言行等精神活动方式不变。

3. 另外几种意识障碍综合征

（1）梦样状态（oneiroid state）：指一种意识清晰度降低的梦境体验，这种体验又常和幻觉与幻想性体验相结合，其内容多反映现实生活的某些片段，并有情感色彩。患者可沉浸于这种状态数天和数周，与外界缺乏联系。

（2）梦游症：指患者处于一种睡眠到觉醒的过渡状态，多在睡后1～2小时发生，表现为突然起床，进行简单而无目的的活动。持续数分钟后回到床上重新安静入睡。醒后完全遗忘，多见于儿童或癫痫患者。

（3）神游症：指患者在白天处于一种睡眠到觉醒的过渡状态，无目的地外出漫游或旅行，一般持续数小时或数天，有时更长。常突然清醒，对发作中的经历有不同程度遗忘。

（八）自知力

自知力（insight）　又称领悟力或内省力，是指患者对自己精神疾病认识和判断能力。一般以精神症状消失，并认识到自己的精神症状属于病态，即为自知力恢复。神经症患者有自知力，主动就医诉说病情。但精神病患者一般有不同程度的自知力缺失，往往拒绝治疗。临床上将有无自知力及自知力恢复的程度，作为判定病情轻重和疾病好转程度的重要指标。自知力完整是精神病病情痊愈的重要指标之一。自知力缺乏是精神病特有的表现。

二、情感障碍

情感（affection）和情绪（emotion）在精神医学中常作为同义词，它是指个体对客观事物的态度及相应的内心体验。心境（mood）是指一段时间内持续保持的某种情绪状态。情感障碍必定涉及情绪和心境。

在精神疾病中，情感障碍通常表现为三种形式，即情感性质的改变、情感稳定性的改变及情感协调性的改变。

（一）情感性质的改变

1. 情感高涨（elation）　情感活动显著增强，表现为兴高采烈，语音高昂，表情丰富生动。表现可理解、带有感染性的情绪高涨，易引起周围人的共鸣，常见于躁狂症；表现不易理解、自得其乐的情感高涨状态称为欣快（euphoria），多见于脑器质性疾病或醉酒状态。

2. 情感低落（depression）　是一种情感抑制状态。表现为情绪低落、忧心忡忡、表情沮丧、愁眉苦脸。感到自己一无是处，患者常自卑自责自罪，常伴有思维迟缓、动作减少。多见于抑郁症。

3. 焦虑（anxiety）　指缺乏相应的客观因素而产生的顾虑重重、紧张恐惧，以致搓手顿足似有大祸临头，惶惶不可终日，伴有心悸、出汗、手抖、尿频等自主神经功能紊乱表现。惊恐发作（panic attack）为急性、严重的焦虑发作，常出现濒死感、失控感，伴有呼吸困难、心跳加快等自主神经功能紊乱症状，一般发作时间较短，持续数分钟至十数分钟。多见于焦虑症、恐惧症及更年期精神障碍。

4. 恐惧（phobia）　是指面临不利或危险处境时出现的情绪反应。表现为紧张、害怕、提心吊胆，伴有明显的自主神经功能紊乱症状，如心悸、气急、出汗、四肢发抖，甚至大小便失禁等。恐惧常导致逃避。主要见于恐惧症、儿童情绪障碍及其他精神疾病。

（二）情感稳定性的改变

1. 情感不稳（emotional instability）　表现为情感反应（喜、怒、哀、愁等）极易变化，从一种恶劣情绪迅速转到另一种恶劣情绪，显得喜怒无常，变幻莫测。常见于癔症、脑器质性精神障碍。

2. 情感淡漠（apathy）　指对外界任何刺激缺乏相应的情感反应，即使对自身有密切利害关系的事情也如此。患者对周围发生的事物无动于衷，面部表情呆板，内心体验贫乏。可见于慢性精神分裂症及脑器质性精神障碍。

3. 易激惹性（irritability）　指轻微刺激迅速引起强烈的恶劣情绪，如愤怒、激动等。常见于疲劳状态、人格障碍、神经症或偏执型精神病患者。

4. 病理性激情（pathological affect）　指突然、强烈而短暂的情感暴发，常伴有意识模糊。往往表现为残酷的暴行，以致严重伤害他人。患者不能控制和认识自己的暴发性情感和行为，事后不能完全回忆。多见于脑外伤伴发的精神障碍、精神分裂症和人格障碍等。

（三）情感协调性的改变

1. 情感倒错（parathymia）　对刺激产生的情感反应，与正常预期的性质相反。多见于精神分裂症。

2. 情感幼稚 (emotional infantility) 指成人的情感反应如同小孩，变得幼稚，没有理性控制，反应迅速、强烈而鲜明，缺乏节制和遮掩。见于癔症、人格障碍和痴呆。

三、意志障碍

意志 (volition) 是指人们自觉确定目标，克服困难用行动去实现目标的心理过程。在意志过程中，受意志支配和控制的行为称为意志行为。简单的随意和不随意行动称为动作 (movement)。有动机、有目的而进行的复杂随意运动称为行为 (behavior)。

(一) 意志障碍

1. 意志增强 (hyperbulia) 指意志活动增多。在病态情感或妄想的支配下，患者可以持续坚持某些行为，表现出极大的顽固性。有疑病妄想的患者到处求医；在夸大妄想的支配下，患者夜以继日地从事无效的发明创造等；有嫉妒妄想的患者坚信配偶有外遇，而长期对配偶进行跟踪、监视、检查；躁狂状态时，患者对周围环境中的一切都感兴趣，终日忙忙碌碌精力充沛，没有疲劳感。

2. 意志减弱 (hypobulia) 指病理性意志活动减少。患者表现出动机不足，缺乏积极主动性及进取心，对周围一切事物无兴趣以致意志消沉，不愿进行社交活动，严重时懒于料理日常生活。工作学习感到吃力，即使开始做某事也不能坚持到底。常见于抑郁症及精神分裂症。

3. 意志缺乏 (abulia) 指意志活动缺乏。表现为对任何活动都缺乏动机、要求，行为孤僻、退缩，对生活没有激情，对工作、学习缺乏责任心，处处需要别人督促和管理，常伴有情感淡漠和思维贫乏。多见于精神分裂症及痴呆。

4. 矛盾意向 (ambivalence) 表现为对同一事物，同时出现两种完全相反的意向，但患者并不感到这两种意向的矛盾和对立，没有痛苦和不安。如患者碰到朋友时，想去握手，却把手缩回来。多见于精神分裂症。

(二) 动作与行为障碍

1. 精神运动性兴奋 (psychomotor excitement) 指动作和行为增加。可分为协调性和不协调性精神运动性兴奋两类：

(1) 协调性精神运动性兴奋：动作和行为的增加与思维、情感活动协调一致，并和环境密切联系。患者的行为是有目的、可理解的，整个精神活动协调。多见于躁狂症。

(2) 不协调性精神运动性兴奋：患者的言语动作增多与思维、情感不相协调。动作单调杂乱，无动机及目的性，使人难以理解，与外界环境也不配合。可见于精神分裂症和谵妄。

2. 精神运动性抑制 (psychomotor inhibition) 指行为动作和言语活动的减少。主要包括木僵、蜡样屈曲、缄默症和违拗症等。

(1) 木僵 (stupor)：指动作行为和言语活动的完全抑制或减少，并经常保持一种固定姿势。轻时表现为问之不答、唤之不动、表情呆滞，但在无人时能自动进食，能自动大小便。严重时患者不言、不动、不食，面部表情固定，大小便潴留，对刺激缺乏反应，如不予治疗，可维持很长时间。可见于严重抑郁症、反应性精神障碍、精神分裂症等。

(2) 蜡样屈曲 (waxy flexibility)：在木僵基础上，患者的肢体任人随意摆布，即使是不舒服的姿势，也较长时间似蜡塑一样维持不动。如将患者头部抬高好像枕着枕头，此姿势可维持很长时间，称之为"空气枕头"，此时患者意识清楚，病好后能回忆。见于精神分裂症紧张型。

（3）缄默症（mutism）：患者缄默不语，不回答问题，有时可以手示意。见于癔症及精神分裂症紧张型。

（4）违拗症（negativism）：对别人所提要求不做反应（被动性违拗）或做相反动作（主动性违拗）。多见于精神分裂症紧张型。

（5）刻板动作（stereotyped act）：指患者持续单调地重复无意义的动作，常与刻板言语同时出现。多见于精神分裂症紧张型。

（6）模仿动作（echopraxia）：指患者无目的地模仿别人的动作，常与模仿言语同时存在，见于精神分裂症紧张型。

（7）作态（mannerism）：指患者做出古怪、愚蠢、幼稚做作的动作、姿势、步态与表情，如做怪相、扮鬼脸等。多见于精神分裂症青春型。

（井霖源）

复习思考题

1. 试述错觉和幻觉的概念及两者的区别。
2. 试述思维形式障碍的主要类型。
3. 试述妄想的定义及主要特征。
4. 试述常见记忆障碍的类型及其临床意义。
5. 试述情感低落及情感淡漠的概念及两者的区别。
6. 阐述精神运动性兴奋和精神运动性抑制的主要临床表现。

第三章 精神科护理技能

学习要点

治疗性护患关系的建立；精神疾病的护理观察与记录；精神科康复训练护理；精神科患者的组织与管理；精神科专科监护技能。

案例分析

患者女性，38 岁，因"渐起多疑、凭空闻声、眠差一月余，加重 10 天"收住入院。患者于 2012 年 3 月无明显诱因下渐起出现精神异常，主要表现为敏感、多疑、感觉周围人看自己的眼神不对，"好像暗示我将要有什么事情发生"，怀疑丈夫及其家人在饭菜和饮水中投放"迷幻药"，控制自己。有时出门感觉有人在背后议论自己，经常会凭空听见铃铛声或不甚清晰的说话声。夜间眠差，早醒，有时仅睡 4 小时，饮食不规律等。有攻击行为，家人难以管理，送其就诊我院，门诊拟"分裂样精神病"收住院治疗。入院后患者表情紧张，情绪激动，情感不协调，意志活动减退，行为怪异，自知力无，否认有病，被动接受治疗。

临床诊断：精神分裂症 ICD-10：F20。

护理评估：患者存在攻击行为，与患者的妄想症状有关。患者目前有暴力行为的先兆：敏感、多疑、感觉周围人看自己的眼神不对，表情紧张，情绪激动，行为怪异，自知力无，否认有病，被动接受治疗等表现。

护理诊断：有对他人施行暴力的危险与妄想有关。

护理目标：

短期目标：①患者能够叙述导致暴力行为的原因和感受；②患者能应用已学技巧控制情绪；③患者没有发生暴力行为。

长期目标：患者能够控制暴力行为，不发生冲动伤人毁物行为。

护理措施：合理安置患者，在护理人员视线内活动，管理好各种危险物品，与其他患者相隔离，保护措施到位。当患者情绪不稳定、语言表达不配合时做好防范。做好其他患者的告知，与病情不稳定的患者分开安置。态度和蔼，保证治疗到位，尽量满足其合理需求。对患者提出可以自己控制行为的期望给予鼓励。

护理评价：患者在住院期间未发生暴力行为。患者初步学会处理愤怒情绪及应对压力的方法。

在精神科护理工作中，护理人员学会运用交流技巧、加强疾病观察与记录、准确应对患者的危机事件，对患者进行针对性康复训练是必须具备的技能。

第一节 治疗性护患关系的建立

护理人员在工作环境中运用专业知识和技能，有目的、有计划地与患者接触、沟通所形成的关系称为治疗性护患关系，简称护患关系。

一、建立治疗性护患关系的要求

1. 了解患者基本情况及病情　了解患者的姓名、性别、年龄、相貌、民族、籍贯、宗教信仰、文化程度、职业、个性特征、兴趣爱好、生活习惯、婚姻家庭情况、经济状况；患者的精神症状、发病经过、诊断、主要治疗、护理要点和特殊注意事项等。

2. 正确认识精神疾病　患者的离奇行为或荒诞不稽是疾病的表现，是由于各种原因所导致的一种大脑功能紊乱，与躯体疾病所具有的相应症状和体征一样，无好坏、无对错之分，与人品道德无关，不能以平常人的标准来评定。许多患者因为疾病本身导致不主动就医，而延误了治疗。

3. 尊重并理解患者　平等对待不同患者；尊重其知情权；尽量满足患者的合理需求；为患者保密。

4. 确保态度持续性和一致性　护理人员应保持持续性与一致性的态度和行为。护理人员相对固定，形成一种循序渐进的持续性的沟通方式。对同一患者应前后一致，不同患者以同样的真诚维持一致性的基本态度，使患者有安全感，减轻焦虑。

5. 加强自身修养　良好的护理人员形象，会使患者感到愉快、舒适、亲切；和蔼的态度，增加患者的安全感；高度的预见性和敏锐的观察力，利于护理人员掌握疾病的症状及发展规律，及时做好防范及应对措施。因此，护理人员要意识到自己的作用，做好自我完善。

二、建立治疗性护患关系的过程

护理人员与患者建立治疗性关系的过程分为介绍期、认同期、工作期、结束期四个阶段。各阶段彼此重叠，无明显界限，无时间限制但有一定的顺序。

1. 介绍期　是护理人员与患者接触的最初阶段，是建立相互信任的基础。护理人员应了解患者就医的原因，做好入院评估，介绍环境及医护人员，拟定沟通会谈计划，制订护理计划，建立良好的护患关系。

2. 认同期与工作期　主要的治疗工作在认同期与工作期，此期目标是确认和解决患者的问题。在此阶段，护患共同制订治疗目标，达成达标协议。护理人员分享患者的想法、行为和感受，协助患者找到压力源，处理焦虑。护理人员可以有针对性地提出问题，可以深入地讨论患者的感受、期望，帮助其制订相应的护理计划，肯定患者的能力，帮助患者恢复自信，达到治疗目标。

3. 结束期　是治疗性关系最后阶段，结束期患者症状或问题得到缓解，社会功能改善，自知力增强，达到预期目标。护理人员应根据此时的护理诊断改变相应的护理措施，如会谈的时间缩短，使患者慢慢回归社会，独立面对社会。护理人员主动与患者沟通，帮助患者尽早回归社会，减少患者对出院产生不适甚至焦虑情绪。

三、建立治疗性护患关系的技巧——治疗性沟通

护患沟通是护理人员与患者及其家属之间的信息和感情交流，良好的护患沟通可以提高患者的护理依从性，增强其康复信心，减少和避免护患纠纷。

（一）治疗性沟通的要求

1. 保密　护理人员与患者及家属的接触时间比其他医务人员更多，发现和了解患者

的生活及疾病隐私机会较多，应当秉承保密原则，不在医疗护理范围之外进行扩散。

2. 以患者为中心 护理以患者的利益为中心，最大程度保护患者利益。

3. 制订相应的护理目标 制订完整的护理目标，并以目标为导向完成治疗性沟通。

4. 接受患者 沟通时，护理人员要理解患者因受精神症状的影响产生的行为，不以批判的态度对待患者，以防阻碍治疗性沟通的进行。

5. 避免过多的自我暴露 鼓励患者进行自我暴露，以增强患者对自身疾病的认识能力及解决问题的能力。护理人员可适当地自我暴露，但不能过多，以免将沟通焦点转移到护理人员身上。

（二）切题会谈

切题会谈是精神科最重要的沟通方式，分为准备与计划、开始交谈、引导交谈和结束交谈四个阶段：

1. 准备与计划阶段 主要是熟悉资料、准备环境、安排时间、确定目标。

2. 开始交谈阶段 主要是给患者一个良好的首次印象，以促进有效沟通为目的。

（1）充分准备：护理人员应做好自身准备，举止稳重，态度温和，衣着得体，调整好心理状态。了解交谈的任务，制订提纲，阅读病历以了解患者的病史、治疗经过以及有关本次入院疾病的诊治情况。根据交谈的性质和目的选择适合交谈的时间和环境。注意提供"隐秘性"的环境并保护患者的隐私。

（2）良好的第一印象：护理人员应注意礼貌地介绍自己并向患者说明本次交谈的目的和大致需要的时间。留下良好的印象，使患者处于相对轻松的环境，从而使交谈顺利进行。

3. 引导交谈阶段 此阶段是治疗性沟通的重要部分，会谈成败的关键所在，也是护患治疗性关系能否形成和发展的关键所在。

（1）共情：也称"同理心"，指从对方的角度来认识其思想，体验其情感，并产生共鸣。用通俗的话讲，就是"换位思考"、"将心比心"。护理人员与患者之间的心理距离就越小，关系也就越亲密。

（2）提问：是交谈的基本工具，它可以快速地围绕主题进行信息收集与核实，其有效性将决定收集资料的有效性。可分为：

1）封闭式提问（有方向的提问）：患者的应答限制在特定的范围之内，回答问题的选择性很小，有时只要求回答"是"或"不是"。

2）开放式提问（没有方向的提问）：提问的问题范围较广，不限制患者的回答，可引导其开阔思路，鼓励其说出自己的观点、意见、想法和感觉。

（3）倾听：倾听是交流的基础，它在人际交往中占有非常重要的位置。通过倾听，护理人员才能了解患者存在的问题，从而有针对地提供帮助。

（4）阐释：常用于解答患者疑问，消除患者心存的问题或疑惑，如诊断依据、治疗反应、病情严重程度、预后以及各种注意事项等。

（5）支持、理解：护理人员运用共情技巧，理解患者的处境，体察患者的心情，针对不同的患者选用不同的安慰性语言。

（6）沉默：恰到好处地运用沉默，可以促进沟通。如面对一位偏激的患者，以沉默化解紧张气氛，效果更好。

（7）与不同精神症状患者沟通的技巧：对妄想患者，护理人员要引导并启发患者述说，护理人员以听为主，不评价、不争辩，以免成为患者妄想的对象，待患者病情稳定时再帮助其认识。对缄默不语的患者，护理人员可坐其身边，表示理解和重视。对有攻击行为的患者，护理人员应避免与其单独共处，避免激惹性语言，不要站在患者正面，而应站在其右侧或 1 米之外。如果发现有攻击行为可以迅速握住打人的手臂，并拍其肩，用坚定而又温和的态度劝说，暗示其局面已得到控制。对于有抑郁情绪的患者，护理人员要诱导患者述说内心的痛苦，多用积极的语言安慰鼓励，并使其在护理人员的视线范围内活动。对于木僵或者癔症的患者，忌在其面前谈论病情，防止突然转为冲动而伤害他人。对于异性患者，护理人员的态度要自然、谨慎、稳重，以免患者把正常的关心当做恋情，产生误会。

4. 结束交谈阶段　顺利地结束交谈可以为下一次交谈及治疗性护患关系打下基础，由于开始交谈时提前告知了交谈大致需要的时间，所以快接近尾声时应给予适当的提醒。同时暗示本次交谈很顺利，相处很融洽。不突然终止谈话，不无故离开。

四、影响治疗性护患关系的相关因素

1. 护理人员自身问题　护理人员缺乏与沟通相关的理论知识和技巧，自身个性不成熟均会阻碍交流的进行。

2. 事前缺少计划　交谈中，患者感到护理人员不了解其基本情况，对交谈目的不明确，缺乏针对性，会认为自己不受重视而不愿接受谈话。

3. 双方存在的差异大　护患双方在价值观、知识层面、处事态度、语言技巧、经历及经验方面存在着较大差异，也会影响沟通的顺利进行。

4. 使用非治疗性沟通技巧　避免不切合实际的保证、与事实不符的形容和赞美、批评指责患者的想法和行为、过度提问、与患者争辩或对患者进行说教等。

5. 其他　交谈环境杂乱、泄露患者隐私、护理人员之间对待患者的态度不一致等都是影响治疗性沟通的不利因素。

第二节　精神疾病的护理观察与记录

密切观察病情，及时掌握病情变化并书写护理记录，是护理工作的重要内容。护理人员从患者的病情变化及行为表现观察中，及时发现问题，对护理计划的修订，确保护理活动的目的性、客观性和全面性，对提高护理质量有重要意义。

一、精神疾病的护理观察

精神症状的表现通常在很短时间内是很难完全表露出来的，除了依靠病史以及各种辅助检查外还需全方位的观察，才能做出明确的判断。

（一）观察的内容

1. 一般情况　患者的仪容、修饰、个人卫生情况、衣着和步态；全身有无外伤；个人生活自理能力；饮食、睡眠、排泄及月经情况；参加文娱活动情况；接触是主动还是被动；对医护人员及周围环境的态度。

2. 精神症状　患者有无自知力；有无意识障碍；有无幻觉、妄想；有无自杀、自伤、伤人、毁物、强迫、刻板、模仿行为等病态行为；情感稳定性和协调性如何；有无思维中

断、思维不连贯，破裂性思维和强迫观念；症状有无周期性变化等。

3. 躯体情况 患者的生命体征是否正常；有无躯体疾病或症状；有无水肿、脱水、呕吐或外伤等。

4. 治疗情况 患者对治疗的合作程度如何；治疗效果及药物不良反应如何；有无藏药，拒绝治疗的行为及药物过敏等。

5. 心理需求 患者目前的心理状况和心理需求；目前急需解决的问题以及心理护理的效果评价。

6. 社会功能 包括学习、工作、人际交往能力，以及生活自理能力等。

7. 环境观察 基本设施有无安全隐患，周围环境中有无危险物品，患者有无暴力和意外行为的发生，病房环境是否安静、安全、卫生、整洁、舒适。

（二）观察的方法

1. 直接观察法 是护理工作中最重要、也是最常用的观察方法。是护理人员与患者直接接触，面对面进行交谈或护理体检以了解患者的思维内容，回答是否切题，注意力是否集中，情感是否淡漠的方法。同时通过患者的动作、表情和行为来了解患者的症状，思想情况和心理状态。此方法获得的资料相对客观、真实、可靠，对制订符合患者自身特点的护理计划非常重要。这种方法适用于意识相对清晰、交谈合作的患者。

2. 间接观察法 护理人员通过患者的亲朋好友、同事及病友了解患者的情况，或通过患者的书信、娱乐活动、日记、绘画及手工作品，从侧面观察患者独处或与人交往时的精神活动表现，了解患者的思维内容和病情变化。此方法获得的资料是直接观察法的补充，适用于不肯暴露内心活动或思维内容、不合作、情绪激动的患者。

大多数精神障碍患者不会诉说，或将自己的不适归为错误的认知，护理人员需要主动、有意识地去观察患者病情。在观察、评估患者的病情时，两种方法应共同使用，相互补充。

（三）观察的要求

1. 观察要具有目的性、客观性 护理人员需要知道哪方面的信息作为重点观察内容，并客观记录。

2. 观察要有整体性

（1）对某一患者的整体观察：护理人员应从健康史、躯体情况、心理社会状况等方面对患者住院期间各个方面的表现进行全面的观察，充分评估，制订护理计划。

（2）对病房所有患者的整体观察：掌握每个患者的主要特点，因为精神疾病具有特殊性，患者的行为存在突发性和不可预料性。对于重点患者或特殊患者做到心中有数，亦要顾及一般患者，特别是平时不说不动的患者，要更加注意，此类患者主诉少，若关注不够容易出现意外。

3. 对疾病不同阶段的观察 对新入院患者，从一般情况、心理情况、躯体情况等全面观察；治疗初期重点观察患者对治疗的态度、治疗效果和不良反应；缓解期主要观察患者精神症状及心理状态；恢复期重点观察症状消失的情况、自知力恢复的程度及出院的态度。有心理问题的患者重点观察患者心理反应与需求。对于平时沉默的患者突然话多兴奋，积极参加活动的患者突然不愿活动等，应及时发现患者与以往的不同，找到原因，帮助患者解决问题，预防意外发生。

4. 要在患者不知不觉中观察 在治疗或护理过程中或与患者轻松的交谈中患者的表

现比较真实。交谈过程中不记录，避免患者感到紧张与焦虑。有自杀观念的患者如厕时，为防止意外，护理人员应入内查看，为不引起怀疑，可以关切地问"需要手纸吗"等，让患者感到自己是被关心，而不是被监视。

二、护理记录

护理记录是护理人员对患者进行病情观察和实施护理措施的原始文字记载，能及时反映患者的健康状况、病情变化及护理过程。为保证正确性、完整性和原始性，书写必须规范并妥善保管。及时、准确、完整、简要和清晰是书写的基本原则。

（一）记录的方式与内容

1. 入院护理评估单（又称护理病历或护理病史） 入院评估一般在 24 小时内完成，记录方式可有表格式填写、叙述式填写。记录内容包括一般资料、简要病史、精神症状、基本情况、心理社会情况、日常生活与自理程度、护理体检、疾病诊断、护理诊断、护理要点和入院宣教等。

2. 入院护理记录 临床称之为交班报告，按照整体护理的要求，记录患者的住院时间、入院诊断、入室方式、生命体征、主诉、主要病情、精神症状及躯体情况，以便护理人员全面掌握患者的病情变化。由当班护理人员完成、向下一班交班。部分医院的记录单已经简化，只需记录患者姓名及诊断，入院时间等简单项目，作交班提示用。

3. 住院护理评估单 临床上以表格形式居多。其记录格式按护理程序书写，护理人员根据病情，对患者进行每班、每日、每周的阶段性护理评估，列出护理诊断，完善护理措施，按计划实施，定期评价效果。

4. 护理记录单 护理记录单把护理诊断、护理措施、效果评价融为一体，便于记录。分为一般和危重护理记录单，一般护理记录单包括患者的病情（或出现了病情变化、特殊生命体征）、治疗、饮食、睡眠等情况。危重护理记录单以表格居多，记录患者的生命体征、出入量、简要病情和治疗护理要点，按每小时、每班次记录。

5. 护理观察量表 是以量表方式作为观察病情、评定病情的一种记录方法。目前临床常用"护理人员用住院患者观察量表（NOSIE）"、"精神病患者护理观察量表（NORS）"。

6. 出院护理评估单 采用表格填写与叙述法相结合的记录方法。内容为：

（1）健康教育评估：指患者通过接受入院、住院、出院的健康教育后，对良好生活习惯、精神卫生知识、疾病知识及对自身疾病的认识如何。

（2）出院指导：对患者出院后的服药、饮食、作息、社会适应能力、定期复查等进行具体的指导。

（3）护理小结与效果评价：指主要对患者在住院期间护理程序实施的效果与存在问题，做总结记录，最后经护理人员全面了解后做出评价记录。

7. 其他 如新入院病例讨论记录，阶段护理记录，请假出院记录，请假出院返院记录，转出、入院记录，死亡护理记录等。

（二）记录的要求

客观、真实、及时、准确、具体、简明，不可随意杜撰，尽量少用医学术语。书写项目齐全，字迹清晰，不可涂改，书写过程中出现错别字时，应当用双线划在错别字上，保持原错别字清晰可见，将正确字写在上方并签名、签修改时间。记录完整后签全名及时间。

第三节　精神科康复训练护理

精神疾病病程迁延，易复发。长期患病使患者的躯体功能和神经功能发生退行性变化，复发次数越多，恢复到原来功能的机会越少。精神疾病的康复，与躯体疾病康复相一致，即运用一切可采取的手段，尽量纠正精神障碍的病态表现，最大限度地恢复适应社会生活的精神功能。主要对象包括各类精神病及精神障碍的残疾者，其中大部分为重性精神病患者，且主要是慢性精神病患者。目的是提高生活质量，增强患者适应社会的能力，改善职业功能水平。康复有三项基本原则，即功能训练、全面康复、回归社会。功能训练是康复的方法和手段，包括各种功能活动，如心理活动、躯体活动、语言交流、职业活动等方面的能力训练；全面康复是康复的准则和方针，使患者生理、心理和社会功能实现全面的康复；回归社会是康复的目标和方向。

一、精神疾病各治疗期的康复措施

精神康复贯彻于精神疾病的急性期和慢性期的全过程。各类精神疾病的急性和慢性患者都存在不同程度和形式的功能障碍，从急性期演变到慢性期又是一个功能障碍的发展过程。因此，改善功能障碍的措施尽可能从疾病的急性期开始，才能收到更好的康复效果。目前康复服务工作主要任务还是面向大量具有功能缺陷的慢性患者，对他们采用各种有效的康复措施，以最大限度地恢复社会功能。

（一）急性治疗期的康复措施

康复工作开始越早，预防残疾发生的机会就越大。精神疾病患者确诊后，应当根据患者的具体病情对患者进行技能训练，包括鼓励患者参加集体活动，教会患者应对症状的技巧，提高和恢复患者人际交往能力等。

（二）巩固治疗期的康复措施

当急性期症状缓解后，患者进入了巩固治疗期，可以根据患者情况给予独立生活技能训练，如药物治疗自我管理能力的训练，以提高患者药物治疗的依从性，为出院后的康复做准备。

（三）维持治疗期的康复措施

维持治疗期疾病已处于缓解状态，以后重点是预防，帮助患者恢复和提高社会功能。具体康复措施有：生活、学习、就业行为的康复技能训练，社会交往及业余活动安排等训练。

在精神疾病的康复中，对于慢性患者要注意对他们家属的支持和帮助，同时也要防止患者产生依赖，不要对患者的一切包办代替。

二、精神疾病的康复步骤

精神康复工作的开展及完成，按照以下程序和步骤进行。

（一）精神康复的评估

评估是精神康复工作的关键。评估患者既往经历，目前社会功能水平，所处的社会环境，躯体和精神状况及患者对疾病和未来的态度和希望。

1. 精神疾病的诊断和目前的主要症状，以及对患者行为影响的评估 患者精神症状的类型和严重程度，会对精神疾病患者的社会行为和康复干预及治疗产生极大的影响，因此评估非常重要。尤其是对患者行为的评估，利于建立和巩固良好的行为。同时，注意评估行为与环境条件、个人情况、知识水平以及年龄、性别等的密切关系，根据行为出现的时间、地点、频度、不同文化背景等来判断患者行为是否正常。临床中常用的症状评定量表有简明精神病量表（BPRS）、阴性症状量表（SANS）、阳性症状量表（SAPS）等。

2. 社会功能的评估 这是康复过程的最基本环节，对制订患者的康复计划十分重要。

3. 躯体障碍和人际关系评估 在康复过程中一定要注意评估精神疾病患者是否存在躯体疾病。同时，在康复评估的过程中需要对患者的人际关系进行评估，包括家庭关系和其他社会关系的评估。

（二）制订康复计划

康复计划包括所要达到的目标及具体实施步骤。目标要根据家庭、社会对患者要求以及患者实际存在的能力来确定。要明确，不能含糊不清，如：长期住院的精神疾病患者，不会洗脸、刷牙，康复目标应是学会料理自己的生活如洗脸、刷牙。在制订康复计划时，要与患者就最终目标达成共识。

（三）确定康复进程

1. 制订康复干预措施 针对患者的功能损害，制订出最适宜并符合实际情况的干预措施。康复措施不宜过多，以不超过4～5项较为合适。康复内容主要包括：生理、心理、职业和社交康复。

2. 定出具体康复步骤 定出实现短期和长期康复目标的时间表。

3. 康复疗效评估 康复疗效的观察是一个动态连续的过程。通过临床观察、量表复评和阶段性的小结，确认康复目标、计划是否合理；是否需再次修订或进行完善等，从而保证整个康复过程的客观、真实、有效。

4. 确定新的康复目标，制订新的康复进程。

三、精神康复的基本内容

（一）始动性缺乏的行为训练

始动性缺乏是指患者能够完成却从不主动去做的行为，要在护理人员的督促或命令下被动完成。患者受疾病影响，逐渐出现生活懒散，孤僻退缩，精神衰退等始动性缺乏表现。始动性可分为两类，第一类为自我服务性行为，即个人生活行为，包括起床、洗漱等技巧。第二类为社会活动的始动性，如职业活动、运用社会各种设施等。

1. 独立生活技能训练 针对病期较长的慢性衰退患者，护理人员设置实际的生活技能训练内容，督促、指导患者完成各种活动。

2. 文体娱乐活动训练 重点在于培养患者社会活动能力，增强社会适应能力，改善社交能力，如唱歌、跳舞、看书、读报等。

（二）药物治疗的自我管理

1. 药物治疗的自我管理程式 美国加州大学洛杉矶分校著名精神康复专家 Liberman 等编制了药物治疗的自我管理程式，共分以下六个部分：运用行为矫正疗法矫正始动性缺乏。再进行眼神接触、姿势、体态、面部表情、说话声音、语言流畅等方面的社交技能的训练。康复师/护理人员把训练目的告诉患者，了解患者对服药的看法。让患者掌握药物的一般常识，了解急性期、症状控制后用药的原因。让患者学习正确的服药技术或方法，学会评估药物对自己所起的作用，并记录。识别并处置药物副作用，与医务人员商讨药物作用有关的问题。

2. **药物治疗的自我管理训练方法** 包括 7 个方面，即介绍将进行训练的主题，鼓励患者积极参加；用录像带示范应掌握和使用的各种技能，用提问和回答的方法复习所学技能；角色扮演；讨论要使用这些技能时所需要准备的条件；解决使用这些技能时出现的问题；运用所学的技能，与医务工作者在实际的环境中进行练习；家庭作业，完成课后作业。

（三）社会技能康复训练

1. **社会角色技能训练** 适用于慢性精神障碍患者，用情景设置或心理剧的方式。具体方法：设置一个与社会交往方面需要解决的问题相关的情景，护理人员帮助其在扮演过程中尽量处理好各种现实问题，患者通过扮演其中的角色，使自己能胜任正确的社会角色。

2. **人际交往训练**

（1）社交训练：教会患者怎样主动与朋友、同事打招呼，怎样称呼、关爱对方并有效交谈。

（2）交谈技巧：交谈时的目光对视、姿势、表情、语调变化，语声快慢及精力是否充沛等。

（3）适当利用公共设施：教会患者利用公共设施，如与亲戚朋友看电影、逛公园等。

（四）学习行为技能训练

1. **目的** 帮助住院患者学会处理、应对各种实际问题的技能。

2. **方法** 首先训练患者遵守时间，如按时起床，上课，读报等。其次训练患者要坐得住，听得进，多实践，积极参与讨论。对慢性患者的学习可采用两种方式：一是住院期间较为普遍进行的各种类型的教育性活动，比如卫生知识教育等。对于教学形式、内容、时间要适当，一般不超过 1 小时。另一种培训方式是定期开办学习班对患者进行培训，可教授一些简单的文化知识、简单的算术和绘画等，1～2 小时。

（五）职业技能康复训练

1. **工作技能评估** 即评估患者病前工作能力，这是职业康复效果评定的重要标志及设计康复计划的重要依据。

2. **工作技能训练** 根据患者原有职业的特点、兴趣爱好及目前状态，选择相应的职业技能培训。培训的形式在国外有寄宿公寓、日间住院或夜间住院等，我国一般在精神病防治站或残疾人职业培训中心进行。

（1）简单作业训练：是患者进行就业行为训练的初级阶段，根据病情特点对各类患者进行分组训练，给予不同的数量与质量要求，以期取得较好的效果。

（2）工艺制作训练：又称为"工艺疗法"，训练患者进行手工的艺术性操作。参加对象则以精神残疾程度较轻又有志于学习技艺者为主。工艺制作训练大致有：串珠、陶艺、服装剪裁等。

（3）就业前训练：这是回归社会就业前的准备活动，在此期间内仍需护理人员的照料，工作时间较短，但其劳动性质及数量与一般工厂近似，以利于患者恢复工作。依据患者病前的工作能力，帮助患者在职业训练中调整心态，适应这种有规律的生活，对患者的不适应行为和工作中所遇到的压力给予及时处理，缓解职业技能训练过程中的种种矛盾。

3. 工作后的心态调整　系指患者参加工作后，一旦生活规律有改变，必须学会应对工作中的压力，培训患者应对压力的能力，这是做好职业技能康复的重要步骤。

第四节　精神科患者的组织与管理

一、开放式管理

（一）开放式管理的目的及适应类型
开放式管理主要是为了锻炼和培养稳定期患者的社会适应能力，提高患者生活的自信心，早日回归社会。适用于神经症，病情稳定、康复期待出院及安心住院、配合治疗并自觉遵守的患者。

（二）开放式管理类型
1. 半开放式管理　是指住院患者在病情允许的情况下，由医生开具医嘱，在每日常规治疗完成后可以在家属陪同下外出活动，周末可陪伴回家，周一返院。通过社会交往活动，使患者不脱离社会，增强生活的自信心，早日回归社会。

2. 全开放式管理　病房环境是完全开放的，在家属陪同下患者随时可以外出。患者有自我管理的权力，患者多数自愿接受治疗，希望有更多的知情权，生活上和物品管理上也是以自我管理为主。

（三）开放式管理的实施方法
1. 患者的收治及病情评估

（1）开放式病房患者的选择是做好安全管理工作的前提：收治的患者经精神科门诊医生初步诊断后登记住院，病房医生与患者及其家属或监护人签署"入院告知书"和各种知情协议书，并对其进行评估后收入病房。

（2）病情评估：患者在精神症状支配下是否存在极严重的冲动外逃、伤人毁物、自杀自伤的危险。若存在上述危险则不适合收住开放式病房，这样从患者一入院就有了初步的安全保障。同时，入院时签订的各种知情协议书，让患者了解住院期间应承担的责任和义务，提高其依从性，从而减少医疗纠纷的发生。

2. 强化制度管理，建立完善的开放式病房各项管理制度　包括患者住院的知情同意书、陪护管理制度、外出请假制度、药品及个人物品的管理制度、患者住院期间的权利与义务等。

3. 加强患者行为管理，做好健康宣教　定时举办针对患者的健康教育讲座，指导患者如何正确处理不良生活事件的技巧；对患者存在的不遵医行为给予说服教育以保证治疗的正常进行。

二、封闭式管理

（一）封闭式管理的目的及适应类型
封闭式管理模式便于组织管理、观察和照顾精神疾病患者，可以有效防止意外事件的发生。适合于精神疾病急性期、严重的冲动、伤人、毁物、自杀自伤及病情波动无自知力的患者。

（二）封闭式管理的实施办法

1. 制定相关制度　包括患者作息制度、住院休养制度、探视制度等。

2. 注重心理护理，倡导人文关怀　帮助患者正确认识疾病，对有一定特长的患者，发挥其特长，让患者认识到自身存在的价值，从中感受到快乐。

3. 严密观察病情，增强责任心　护理人员在工作中要有高度的责任心，严密观察病情，防范自伤、自杀、冲动、伤人等意外事件的发生。

4. 安排丰富的工娱活动　可根据患者的病情，结合患者的爱好，在病室或院内安排各种活动。

三、精神科的分级管理

分级护理一般是根据患者病情的轻重缓急和其对自身、他人、病室安全的影响程度，按照护理程序的工作方法，制订不同的护理措施。其级别分为特殊和一、二、三级护理。

（一）特殊护理的标准与内容

1. 特殊护理的标准　精神病患者伴有严重躯体疾病，病情危重，随时有生命危险，生活完全不能自理者；因精神药物引起的严重不良反应（如急性粒细胞减少、恶性症状群等），出现危象、危及生命者；有严重的冲动、伤人、自杀及逃跑行为；有意识障碍，中度木僵；严重的痴呆、抑郁、躁狂状态；或伴有严重的躯体并发症。

2. 特殊护理的内容

（1）设专人护理，评估病情，制订护理计划，严密观察生命体征的变化，保持水、电解质平衡，准确记录出入量，并做好护理记录。

（2）正确执行医嘱，按时完成治疗和用药。保持急救药品和抢救器材的良好功能状态，随时做好抢救准备。患者的活动均应在工作人员的视线范围内，对重点"三防"（防坠床、防自杀、防逃跑）的患者，必要时进行保护性约束。严格执行约束制度，保证患者的监护过程安全、清洁，保持患者卧位舒适及功能位。

（3）给予患者生活上的照顾，每日晨晚间护理一次，保证患者口腔、头发、手足、皮肤、会阴及床单位的清洁。

（4）协助卧床患者床上移动、翻身及有效咳嗽，每2小时1次，执行预防压疮流程，保证患者皮肤无压疮。

（5）加强留置导管的护理，无导管污染及脱落。

（6）履行相关告知制度并针对疾病进行健康教育。

（7）详细记录，做好口头交班、书面交班、床边交班。

（二）一级护理的标准与内容

1. 一级护理的标准　精神症状急性期；严重药物不良反应；生活可以部分自理，但病情随时可能有变化；特殊治疗需观察病情变化。

（1）一级A：有自杀、自伤、伤人毁物、冲动倾向者；外走倾向；兴奋躁动、行为紊乱者；木僵、拒食者；严重药物不良反应的患者；严重躯体并发症的患者。

（2）一级B：严防摔伤、约束的患者；病情波动较大的患者。

（3）一级C：除上述情况以外的一级护理患者。

2. 一级护理的内容

（1）安全护理措施到位，重点病室的工作人员不准脱岗，要经常与患者谈心，定时巡视，密切观察病情，每 30 分钟巡视一次；观察治疗过程中的各种不良反应；有无自伤、自杀倾向，严防患者冲动、自杀、逃跑等行为。患者睡眠时一律不准蒙头，出入厕所要有人陪伴。当班护理人员要做好安全检查，严防危险品带入，每周安全大检查一次。

（2）给予或协助患者完成生活护理，每日晨晚间护理一次，保证口腔、头发、手足、皮肤、会阴及床单的清洁。患者卧位舒适，指导患者进行功能锻炼。

（3）必要时协助卧床患者床上移动、翻身及有效咳嗽，每 2 小时 1 次，执行预防压疮流程，保证患者皮肤无压疮。

（4）指导患者饮食，保证入量。

（5）对于约束患者，严格执行约束制度。

（6）履行相关告知制度并针对疾病进行健康教育，做好心理援助和康复指导。

（7）非工作人员不得在病室内闲谈，以免分散工作人员的注意力，同时要保持病室安静。

（8）作好病情记录与交班，随时做好抢救准备。

（三）二级护理的标准与内容

1. 二级护理的标准　精神症状不危及自己和他人，未见严重消极者；伴有一般躯体疾病；生活能自理；轻度痴呆患者；一级护理患者经治疗后病情好转但仍需要观察者，无需"三防"的患者。

2. 二级护理的内容

（1）安全护理措施到位，在患者出入病房时要做好安全检查，如衣兜、袖口、鞋袜等，严禁携带刀、剪、玻璃碎片、绳子等危险品。

（2）遵医嘱按时完成治疗和用药并指导患者正确用药，密切观察病情及治疗后的反应。

（3）保持床单清洁干燥，确保患者仪容整洁。

（4）遵医嘱指导患者饮食。

（5）履行相关告知制度并针对疾病协助功能训练及进行健康教育。

（四）三级护理的标准与内容

1. 三级护理的标准　精神疾病恢复期，病情稳定，躯体症状缓解，康复待出院者，生活能自理，神经症患者。

2. 三级护理的内容

（1）安置在一般病室内，安全护理措施到位，定时巡视，掌握患者的病情及心理活动。

（2）遵医嘱按时完成治疗和用药并指导患者正确用药，开展心理治疗，巩固疗效。

（3）遵医嘱指导患者饮食，协助患者的生活护理，保持床单整洁。

（4）充分调动患者的积极性，鼓励患者参加病区管理，担任组长等职务，逐步培养和锻炼他们回归社会的适应能力。

四、精神科病房相关制度及护理常规

（一）病房安全制度

1. 严格执行交接班制度，认真清点人数，对有自杀、自伤、逃跑倾向及危重患者应重点交接，认真护理。

2. 患者出入病区时，要有护理人员陪伴，防止患者将危险、贵重物品等带入病房；患者吸烟要有固定的地点及时间，火柴、打火机由护理人员保管；病区的钥匙、刀剪、体温计、保护带应有固定数目和存放地点；药品柜内，内服药和外服药要有不同标签注明，并分开放置，专人负责；定期检查病区危险物品和安全设施情况，发现损坏，及时上报修理；病区的治疗室、饭厅、配餐室、护理人员办公室、抢救室，无人时随时锁门。

3. 加强巡回护理，患者如厕时间过长要及时查看，夜间勿让患者蒙头睡觉，免生意外。患者洗澡时，浴室内要有护理人员照顾，防止患者烫伤、跌伤或摔伤。

4. 护理人员应向探视家属详细介绍病区的安全规定；各类抢救器械专人保管，按要求放置，定期检查；发生意外事件要及时上报，并采取相应的救助措施。

（二）精神病护理常规

1. 保持病区整洁，空气流通和舒适安静，创造良好的治疗和休息环境。

2. 操作前做好告知、解释工作，做好心理护理，消除患者顾虑。

3. 根据病情分级护理，认真观察病情和治疗反应，发现异常及时报告医师，并详细记录和交接班。

4. 加强巡视，对意识不清、精神运动性兴奋或抑郁状态等重点患者严加护理，以防自杀、伤人、逃跑、毁物等意外事故的发生。户外活动需要护理人员陪伴，以防止意外发生。

5. 注意患者饮食及排便，对生活不能自理者应按时协助喂水、喂饭，对拒食和拒服药者应设法劝导，并报告医师。

6. 做好晚间护理，督促患者洗脚、女患者洗会阴、生活不能自理者护理人员应协助定期梳洗、更衣，保证患者做到六洁（脸、头发、手足、皮肤、会阴、床单清洁），四无（无褥疮、坠床、烫伤、交叉感染的发生）。

第五节　精神科专科监护技能

精神科护理人员掌握专科监护技能以预防自伤自杀行为、暴力事件、出走行为和木僵等各种急危状态的发生，并对患者的暴力行为及时预测，及时处理。

一、暴力行为的防范与护理

暴力（violence）行为是指精神病患者在精神症状的影响下突然发生的直接伤害自己或他人的严重破坏性攻击性行为，常见有自杀、自伤、伤人、毁物等冲动行为，具有极强的暴发性和破坏性，会对攻击对象造成不同程度的伤害，甚至危及生命。

1. 防范　合理安置患者，尽量安排在安静、宽敞、明亮、整洁、舒适的环境中，与兴奋冲动患者分开。加强与患者沟通，避免刺激，取得合作。鼓励患者以适当方式表达和宣泄情绪，如撕纸、做运动等，无法自控时，求助医护人员帮助。注意观察病情，发现暴力行为征兆，及时处理，如患者睡眠障碍或在月经期均可以是暴力行为发生的先兆。

2. 护理　护理人员应大胆、镇静、机智、果断地对待患者。当患者出现暴力行为时，保持与患者安全距离 1m 左右，并且医护人员站在有利位置巧夺危险物品，有效阻止患者的冲动行为。必要时适当运用保护性约束。暴力行为控制后，要重建患者的心理行为方式，评估暴力行为与激发情境的关系，以及行为发生的时间、地点、原因及表现等。寻找暴力行为与激发情境之间联系的突破点，使两者最终脱钩。建立新的行为反应方式，包括各种行为治疗及生活技能训练。根据病情调整药物剂量及治疗方案，根据患者的个体文化背景及特长爱好，编排患者日间活动程序，安排参加工娱治疗项目，建立良好的人际交流、应对及处理技巧。

二、自杀行为的防范与护理

世界卫生组织对自杀（suicide）的定义为"一个人有意识地企图伤害自己的身体，以达到结束自己生命的行为"。自杀是精神疾病患者死亡的最常见原因，也是世界第五位的人类死亡原因。自杀行为按照程度不同，可分为自杀意念，自杀威胁，自杀姿态，自杀未遂，自杀死亡。

1. 防范　护理人员对病区内的消极患者做到心中有数，密切观察其动态变化。做好心理护理，与患者建立治疗性信任关系，使患者放弃自杀打算，提高患者自信心和自尊感。尽量安排患者与家属及朋友多接触，指导家属一起共同参与对患者的治疗和护理，及时解决患者的心理压力。根据患者的病情和具体情况，可与患者讨论自杀的问题，并讨论如何面对挫折和表达愤怒的方式，这种坦率的交谈可大大降低患者自杀的危险性。做好安全防范，将患者安置在护理人员视线范围内，密切观察患者自杀的先兆症状，严格执行护理巡视制度。要加强对病房设施安全检查，严格做好药品及危险物品的保管工作，杜绝不安全因素。发药时应仔细检查口腔，严防患者藏药或蓄积后一次吞服而发生意外。

2. 护理　一旦发生自伤自杀，应立即隔离患者进行抢救。对自伤自杀后的患者应做好心理疏导，了解患者心理变化，制订进一步的防范措施。密切观察患者的生命体征及意识、尿量，正确记录出入量。

三、出走行为的防范与护理

出走（flee）行为是指没有准备或告诉亲属而突然离家外出的行为。对精神疾病患者而言，出走行为是患者在家中或在住院期间，未经医生批准，擅自离开医院的行为。由于精神疾病患者自我防护能力较差，出走可能会给患者或他人造成严重后果。

1. 防范　与患者建立治疗性的信任关系，主动接触患者，了解其外走的原因和想法，做好疏导工作。鼓励患者多参加集体活动，以转移其出走意念，对于出走企图强烈的患者，不宜带出病区活动，必要时进行约束保护。做好夜间巡视工作，巡视时间不定时，避免患者掌握规律发生外逃。患者外出治疗及检查时，专人陪护，严格交接班，严格实施安全措施，禁止单独外出。

2. 护理　护理人员一旦发现患者出走，应请其他工作人员协助关闭大门，防止患者走出院外并迅速展开寻找，同时通知护理人员及床位医生。如确定患者已经离开医院，应立即向上级部门报告，通知患者家属，立即寻找，查找患者走失的原因和患者可能去的地方。患者返院后要劝慰患者，不要埋怨、训斥和责备患者，加强护理，详细记录并严格交接班，防止再次出走。分析病房及医院有无安全隐患并及时处理。

四、噎食及吞食异物的防范与护理

（一）噎食

噎食又称急性食管堵塞，是指食物堵塞咽喉部或卡在食管的第一狭窄处，甚至误入气管，引起呼吸窒息，危及生命。精神疾病患者发生噎食窒息者较多，其原因主要是服用精神病药物发生锥体外系反应时，出现吞咽肌运动不协调所致。

1. 防范　精神疾病患者多数采用集体用餐方式，护理人员应该严密观察患者进食情况，劝导其细嚼慢咽，防止噎食。力争做到早发现、早抢救。对暴食和抢食患者专人护理，单独进食，控制进食速度。对明显的锥体外系反应者可酌情给予拮抗剂，并为其选用流食、半流食，必要时专人喂饭或给予鼻饲。禁止将食物带回病房，防止噎食发生。

2. 护理　噎食发生时，就地抢救分秒必争，立即停止进食，清除口咽部食物，保持呼吸道通畅。迅速用中、示指或食管钳掏出口咽部食团。若患者牙关紧闭可用筷子或开口器等撬开口腔掏取食物，解开患者领口，尽快使其呼吸道通畅，用 Heimlich 手法抢救。其他护理人员应立即通知医生，同时维护好患者的进餐秩序。Heimlich 手法包括立位腹部冲击法（意识清楚患者）：①护理人员站在患者身后，用双臂环绕患者腰部，令患者弯腰，头部前倾。②一手握空心拳，拳眼顶住患者腹部正中线脐上方。③另一手紧握此拳，快速向内、向上冲击五次。挤压动作要迅速，压后随即放松。④患者应配合救护，低头张口，便于异物排出。另一种方法，若患者意识不清：①将患者置于仰卧位，救护者骑跨在患者胯部两侧。②一只手的掌根置于患者腹部正中线、脐上方，不要触及剑突。另一只手直接放在第一只手的手背上，两手掌根重叠。③两手合力快速向内、向上有节奏冲击患者的腹部，连续五次，重复若干次。④检查口腔，如异物被冲出，迅速用手将异物取出。⑤检查呼吸、心跳，如果没有，立即实施心肺复苏。

（二）吞食异物

吞食异物（swallow eyewinker）是指患者吞下食物以外的其他物品。吞食的异物种类各异，小的如：戒指、玻璃片、别针。大的如：体温表、剪刀、筷子等。除金属外，还可以是布片、塑料或棉絮等。吞食异物可导致非常严重的后果，需严加防范，及时发现和处理。

1. 防范　病区环境应清洁，简化，及时清理杂物。危险品应严加保管并做好安全检查，针线、指甲钳等物品应该在护理人员的视线范围内。有食异物史者要严密观察，发现异常及时处理并通知医生，必要时约束保护。

2. 护理　一旦发现患者吞食异物不要惊慌，报告医生，根据异物的种类进行处理。吞食液体异物，立即温水洗胃，防止异物吸收。较小的异物多可自行从肠道排出。若异物较小，但有锐利的刀口或尖峰，应观察口腔或咽部是否有外伤，并嘱进食含较多纤维的食物，同时进行严密的观察，尤其注意患者腹部情况和生命体征。当发现患者出现急腹症或内出血时，应立即手术取出异物。吞食长形异物：如牙刷、体温表等，应到外科诊治，通过内镜取出；如长形固体异物超过 12cm，则不宜纳食韭菜等长粗纤维食物，因为过长异物不易通过十二指肠或回音部，经韭菜包裹后更难通过这几个部位，易造成肠梗阻。若患者咬碎了体温表并吞食了水银，应让患者立即吞食蛋清或牛奶，使蛋白质与汞结合，以延缓汞的吸收。在不能确认是否吞食异物时，应及时 X 线检查确定异物部位及种类并反复追踪复查。

五、木僵患者的护理

木僵（stupor）状态是指患者的动作、行为和言语活动的完全抑制和减少，经常保持一种固定的姿势。是患者在意识清晰时出现的精神运动性抑制综合征，轻者言语和动作明显减少或缓慢、迟钝，又称为亚木僵状态。严重时全身肌肉紧张，随意运动完全抑制。但木僵不同于昏迷，患者一般无意识障碍，各种反射存在，木僵解除后患者可回忆或叙述木僵经过。

防范与护理：将患者安置于安静舒适便于观察照顾的房间内，室内不应放置有危险性的物品，防止患者突然兴奋或起床时发生意外事故。防止患者冲动伤人或被其他患者伤害，并详细记录。做好基础护理，定时翻身，预防压疮，定时给便盆，训练患者规律排便。及时清除口腔分泌物，保持口腔清洁，保证足够的蛋白质、能量和维生素，维持水、电解质平衡。护理过程中尊重和理解患者并及时耐心地做好心理疏导。

六、精神科安全护理

安全护理是精神疾病护理中最重要的环节，危机意外情况贯穿于整个疾病过程，稍有疏忽，便可出现意外。

1. 掌握病情，有针对性防范 护理人员要熟悉病史，病情及诊断，了解患者的精神状态、护理要点、注意事项。加强病房内重点患者的病情观察，对有自杀、冲动伤人行为的患者重点监护，限制患者活动范围，患者外出活动需有专人陪同。

2. 与患者建立信赖关系 护理人员要尊重、关心、同情、理解患者，以真诚、平等、主动的姿态，加强与患者的沟通，及时满足其合理需求，使患者感到护理人员温和、亲切、可信赖。在此良好的护患关系基础上患者会主动倾诉内心活动，及时发现危险征兆。

3. 严格执行各项护理常规 护理人员要严格执行各项护理常规，如给药制度，交接班制度，发药时要精力集中，仔细核查，保证患者把药服下后方可离开，防止患者吐药或藏药，必要时检查口腔，严防患者积存药物一次吞服而中毒。对约束的患者，要检查末梢血运，认真交接班。

4. 加强安全管理，做好安全检查及巡视 严格执行安全检查制度，具体做到：入院患者立即查、住院患者天天查、外出患者返回查、探视患者详细查。病室设置要安全，及时修复损坏门窗和门锁，病房内危险物品要严格管理，对于刀剪、皮带、玻璃、钱币、手机等危险品及贵重品应交给家属或代为保管，做好记录，责任到人。加强安全检查，严防危险物品带入病房，患者外出需经医生或护理人员同意。凡有患者活动的场所，都应安排护理人员看护，10～15分钟巡视一次，重点患者不离视线，以便及时发现病情变化，防患于未然。在夜间、凌晨、午睡、开饭前、交接班等时段，病房工作人员较少的情况下，护理人员要特别加强巡视。厕所、走廊尽头，暗角、僻静处都应仔细察看。

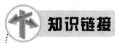

保护性约束

　　保护性约束是一项规范的精神科特殊护理操作技术，医护人员针对患者病情的特殊情况，对患者紧急实施的一种强制性的最大限度限制其行为活动的医疗保护措施，目的是最大限度地减少其他意外因素对患者的伤害。约束带是一种保护患者安全的装置，用于兴奋躁动、有自伤或坠床危险的患者。临床上常采用护垫式、锁式等约束带、保护衣、约束背心等。老年患者使用的床栏也作为约束保护方法。

　　约束前要做好解释工作，在约束过程中要爱护患者。约束和非约束患者不能放在同一室，约束的方法要正确，打结不宜过紧过松，约束时间一般30分钟到1小时为宜。密切巡视，观察肢体血运。患者精神症状好转后应及时解除约束，做好安抚工作，消除对立情绪。护理人员及时清点收回约束带。做好约束带使用登记，包括原因、时间、约束带数、部位、操作者签名。

（李正姐）

复习思考题

1. 简述治疗性护患关系的建立包括哪些方面。
2. 简述精神科康复训练护理。
3. 简述精神科的分级护理标准与内容。
4. 精神科专科监护技能主要包括哪些行为的防范和护理？

第四章　器质性精神障碍患者的护理

学习要点

器质性精神障碍的护理、临床表现、治疗、病因、发病机制。

案例分析

某患者，男，75岁，于两年前确诊患有"脑梗死"。近半年来表现为头晕头痛，记忆力明显下降，对以前的事或刚发生的事不能正确回忆，见到熟人叫不出对方的名字，出了门不知道回家的路，反复检查自己的东西，怀疑别人偷了自己的物品，并常因此与家人争吵，发脾气，有时患者自言自语，表情怪异，生活自理能力差，大小便不能自理，伴睡眠间断等。

器质性精神障碍（organic mental disorder）是指由于脑部疾病或躯体疾病导致的精神障碍。前者称为脑器质性精神障碍，包括脑变性疾病、脑血管病、颅内感染、脑外伤以及脑肿瘤、癫痫等所致的精神障碍；后者称躯体疾病所致精神障碍，由脑以外的躯体疾病所引起，如躯体感染、内脑器官疾病等。精神疾病通常被分为"器质性"精神障碍和"功能性"精神障碍两大类，但二者不能截然分开，随着科技发展，人们发现许多功能性精神障碍，如精神分裂症和心境障碍等，存在一些确定的神经系统病理改变。

第一节　器质性精神障碍的常见综合征

器质性精神障碍在临床上主要表现为谵妄、痴呆，此外还有遗忘综合征、器质性幻觉症、器质性妄想障碍等，下面着重介绍谵妄、痴呆这两种最为常见的临床综合征。

一、谵妄

谵妄（delirium）是指以意识障碍、显著的兴奋躁动、感知觉障碍为三联征的一组器质性精神障碍综合征，病变可逆，预后较好。主要特征为：起病急骤，病程短暂，意识模糊，常有定向障碍，又称急性脑综合征（acute brain syndrome）。

【病因与发病机制】　引起谵妄的主要病因是颅内病变（如感染、外伤、出血、肿瘤、脑血管疾病）、内分泌失调、水电解质紊乱、药物或其他物质中毒等。其发病机制研究较少，有人曾提出胆碱能假说，发现血浆抗胆碱能递质异常。

【临床表现】

1. 意识障碍　主要以意识清晰度下降为主，是谵妄的核心症状。具有昼轻夜重的特点，又称"日落效应"。表现为神志恍惚、注意力涣散、心不在焉、话不切题。

2. 知觉障碍　常有错觉、幻觉、定向障碍。错觉以错视最为常见，其次是错听，内容多呈恐怖性。幻觉以幻视多见，如止血带被看成蛇，药片被看成小虫等，临床上对表现为幻视的患者要考虑气质型精神障碍的可能。定向障碍则表现为时间-地点-人物-自我的依次定向障碍。

3.思维障碍　主要表现为思维不连贯，言语凌乱，如"上课……虫子……好的……太阳"。临床上要与思维破裂相鉴别，思维不连贯是在意识障碍的基础上出现的。推理与解决问题的能力受损，可出现历时短暂、呈片段性的被害妄想。

4.心境异常　情绪异常非常突出，表现为极度恐惧、害怕、焦虑、抑郁、甚至欣快。

5.记忆障碍　以即刻记忆和近记忆力障碍最为显著，对病中经历多不能回忆，部分患者在恢复期还可出现错构和虚构。

二、痴呆

痴呆（dementia syndrome）是指较为严重的、持续性的认知障碍。临床上以缓慢出现的智能减退为特征，包括记忆、思维、理解、计算等能力减退和人格改变，而不伴意识障碍，多数为不可逆，但部分经治疗后可改善。因为起病缓慢，病程较长，故又称慢性脑综合征（chronic brain syndrome）。

【病因与发病机制】　痴呆可由多种原因造成。最常见的病因是脑组织变性引起的疾病，在老年期尤以阿尔茨海默病为最常见，占所有老年痴呆症的60%～70%。其他如颅内占位性病变、脑外伤、脑炎、脑血管性疾患等，也常为发病原因。

【临床表现】　痴呆的发生多缓慢隐匿。记忆减退是其早发的症状。早期出现近记忆障碍，严重者甚至找不到回家的路。随着病情的进一步加重，远记忆也受损，严重的患者常以虚构的形式来弥补记忆方面的缺损。思维缓慢、贫乏，对一般事物的理解力和判断力越来越差，注意力逐渐受损，出现时间、地点和人物定向障碍。

患者出现人格改变。表现为兴趣减少、主动性差、社会性退缩，亦可表现为脱抑制行为，如冲动、幼稚行为等。情绪症状表现为焦虑、易激惹、抑郁和情绪不稳等，有时表现为情感淡漠，或出现"灾难反应"，即当患者对问题不能做出响应或不能完成相应工作时，出现突然放声大哭或愤怒的反应。有些患者会出现坐立不安、漫游、尖叫和不恰当、甚至是攻击性行为。还可出现妄想和幻觉。患者的社会功能受损，早期对自己熟悉的工作不能完成；晚期生活不能自理，运动功能逐渐丧失，甚至穿衣、洗澡、进食以及大小便均需他人协助。

第二节　脑器质性精神障碍的护理

脑器质性精神障碍是指一组包括各种原因如脑部感染、肿瘤、血管性疾病、中毒、外伤、脑变性病等因素直接损害脑组织所致的精神障碍。特点是脑部肯定存在有组织形态学方面的改变。各种脑器质性精神障碍的病因尽管不同，但大多数患者具有共同的临床特征。许多脑部疾病可出现精神障碍，在这里仅介绍几种常见的疾病。

一、脑变性病所致精神障碍——阿尔茨海默病

阿尔茨海默病（Alzheimer's disease，AD）是一种中枢神经系统原发性退行性变性疾病，主要症状为痴呆综合征。起病缓慢而隐匿，是导致老年前期和老年期痴呆的首要原

因。据国内调查数据，北京 1997 年 60 岁以上老年人的 AD 患病率为 5％，阿尔茨海默病是痴呆中最常见的类型，占所有痴呆患者的 60％～70％。女性患病率高于男性。

【病因与发病机制】 本病的病因与发病机制目前尚未阐明。近年研究发现下列因素与该病发病有关：

1. 家族史 绝大部分的流行病学研究都提示，AD 具有一定的家族聚集性，说明遗传因素在发病中起着一定的作用。家族史是该病的危险因素。某些患者的家属成员中患同样疾病者高于一般人群，此外还发现先天愚型患病危险性增加。进一步的遗传学研究证实，该病可能是常染色体显性基因所致。最近通过基因定位研究，发现脑内淀粉样蛋白的病理基因位于第 21 对染色体。可见痴呆与遗传有关是比较肯定的。

2. 中毒 在中毒中研究最多的是铝中毒，流行病学研究提示痴呆的患病率与饮水中铝的含量有关。可能由于铝或硅等神经毒素在体内的蓄积，加速了衰老过程。

3. 头部外伤 头部外伤指伴有意识障碍的头部外伤，脑外伤作为该病危险因素已有较多报道。临床和流行病学研究提示严重脑外伤可能是该病的病因之一。

4. 其他 免疫系统的进行性衰竭、机体解毒功能削弱及慢病毒感染等，以及各种社会心理因素如丧偶、独居、经济窘迫、动荡不定、低教育水平等亦可成为发病诱因。

病理检查可见大脑皮质弥漫性萎缩，神经元大量减少，另可见特征性老年斑、神经元纤维缠结、颗粒性空泡小体等病变。生化检查则可见脑部的胆碱乙酰化酶及乙酰胆碱含量显著减少。

【临床表现】 该病起病缓慢或隐匿，患者及家人常说不清何时起病。临床表现为持续进行性的记忆、智能障碍，伴有言语、视空间技能障碍、人格改变及心境障碍。根据疾病的发展和认知功能缺损的严重程度有以下表现：

1. 轻度表现 记忆障碍是首发症状之一，尤其以近期记忆的损害最为明显。如经常遗忘物品，丢三落四，言语啰唆、重复等。并且患者对近期记忆下降不肯承认。人格改变也往往出现在此时期，最初的人格改变表现为患者缺乏主动性，活动减少，孤独，自私，对人不够热情。进而对人冷淡，对亲人漠不关心，懒散，退缩，易激惹。

2. 中度表现 随着病情进一步发展，患者的远期记忆也受损，外出后找不到自己家门，叫不出家人的名字，甚至不能正确回答自己的姓名、年龄、工作经历、结婚日期等，患者会以虚构来填补记忆的空白。理解力受损，判断力差，概括、分析能力丧失，逻辑和推理能力也明显受损。如不能完成自己以前熟悉的工作，不能理解别人说的话，甚至丧失日常生活能力。在此基础上可能会出现妄想，被害妄想、被窃妄想、嫉妒妄想多见。也可能将当前所处的环境当作自己原来工作的地点或自己的家、无法判断时间、出现错构现象。语言功能明显下降，出现言语空洞、用词困难、赘述；之后会出现不能交谈，可有重复言语、模仿言语、刻板言语；最后患者只能发出不可理解的声音，甚至失语。

3. 重度表现 患者的远期和近期记忆严重受损，除无法记忆外，还会出现某些神经系统症状。言语方面，时常会发出不可理解的声音，或者缄默不语，思维内容贫乏。甚至缺乏羞耻及道德感，不注意卫生，常常收集废物视作珍宝，乱取他人之物据为己有，争吃抢喝有如小孩，当出现本能活动亢进时会当众裸体，或性行为异常。

最后发展至严重的痴呆，常因并发褥疮、骨折、肺炎等继发性躯体疾病或衰竭而死亡。

脑电图检查早期仅呈现 α 波节律缓慢，晚期为弥漫性慢波。头颅 CT 检查与 MRI 检查结果有时跟临床症状是不平行的，影像结果发现有脑萎缩，但临床症状可能不出现，反之临床症状明显的痴呆表现在影像检查上可能没有明显发现。

二、血管性痴呆

血管性痴呆（vascular dementia，VD）是指由脑血管引起，以痴呆为主要表现的疾病。由于梗死灶多发，曾称为多发梗死性痴呆。本病约占所有痴呆患者的15%，是痴呆的第二大原因，多在中老年起病，男性多于女性。病程多呈阶梯式发展，常可伴有局限性神经系统体征。

【病因与发病机制】 导致本病的危险因素很多，包括高血压、高血脂、糖尿病、房颤、吸烟以及个人喜欢久坐的生活习惯。多数学者认为，VD是由于脑血管病变（出血性和缺血性）引起的脑组织血液供应障碍，导致脑功能衰退。

【临床表现】 一般包括早期症状、局限性神经系统症状和痴呆症状。

1. 早期症状 脑衰弱综合征为主，头痛、头晕、失眠或嗜睡、易疲乏、精力不集中，情绪不稳，近记忆力下降，继发焦虑。

2. 局限性神经系统症状 表现不同程度的偏瘫、失语或失认、构音障碍、吞咽困难、中枢性面肌麻痹、癫痫大发作及尿失禁等。

3. 痴呆症状 记忆力下降为主，主要表现为：患者虽然记忆障碍，但在长时间内能有自知力或部分自知力，且患者知道自己记忆力有下降，由此容易出现焦虑或抑郁情绪。患者在较长时间内日常生活自理能力、理解力、判断力及待人接物均能保持良好的状态。

脑影像学检查可能发现脑部血管有明显的改变。

三、脑外伤伴发的精神障碍

颅脑遭受直接或间接的外伤，并在此基础上出现的各种精神障碍。原发性脑损伤包括脑震荡、脑挫裂伤；继发性脑损伤包括颅内出血和脑水肿。由此引起的精神障碍可以在损伤后立即出现，也可以在损伤后较长的一段时间后才出现。

【病因与发病机制】 病因比较复杂，与颅脑损伤程度、部位和时间有直接关系。此外，与环境因素、个体素质以及损伤前后和损伤期间的心理状态等也有一定关系。其发生机制可能为一过性脑血液循环性障碍；脑细胞紊乱致神经传导通路阻塞；中枢神经细胞膜放电致神经组织兴奋性改变；脑神经元受损引发意识障碍；脑干网状结构受损等。

【临床表现】

1. 精神症状

（1）急性期精神障碍：主要表现为损伤后立即出现意识障碍，如脑震荡后出现短暂的昏迷，清醒后出现逆行性健忘；脑挫裂伤后随着损伤的程度不同，出现不同程度的昏迷，由几小时到24小时，甚至更长时间。部分患者可发生持久的近事遗忘、虚构和错构。

（2）慢性期精神障碍：①脑外伤后神经症性综合征：表现为头痛、头昏、恶心、易疲乏、注意涣散、记忆减退、思维迟缓、情绪不稳、睡眠障碍等，症状一般可持续数月。有的可能有器质性基础，若长期迁延不愈，往往与心理社会因素和易患素质有关。②外伤性癫痫：可在外伤后的数日或数年后出现，以大发作为主，小发作及精神运动性发作也不少见。③外伤后人格障碍：多发生于严重颅脑外伤，特别是额叶损伤时，常与痴呆并存。变得情绪不稳、易激动、自我控制能力减退，性格乖戾、粗暴、固执、自私、爱贪小便宜、偷窃和丧失进取心。④脑外伤性痴呆：部分严重脑外伤且昏迷时间较久的患者，可后遗痴呆状态，表现近记忆、理解和判断明显减退，思维迟钝。严重者记忆力严重减退，综合分析能力丧失，思维贫乏，甚至生活不能自理。

2. 躯体症状与体征　头部检查见外伤伤口、伤后瘢痕或术后瘢痕。神经系统检查有相应部位脑组织损伤的症状和体征。

CT、MRI 见脑外伤相应的异常改变。

四、颅内感染伴发的精神障碍——麻痹性痴呆

颅内感染所致精神障碍是指由病毒、细菌、螺旋体、真菌、原虫或其他微生物、寄生虫等直接侵犯脑组织引起的精神障碍，如散发性脑炎、麻痹性痴呆等。本章只介绍比较有特点的麻痹性痴呆。麻痹性痴呆是由梅毒螺旋体侵犯大脑引起的一种晚期梅毒的临床表现，以神经麻痹、进行性痴呆及人格障碍为特点。

【病因与发病机制】　本病是由梅毒螺旋体侵犯大脑实质，引起神经细胞出现退行性病变，神经细胞变性，皮质结构紊乱，其中额叶的病理改变最突出。

【临床表现】

1. 精神症状

（1）早期阶段：起病隐匿，不易觉察。以神经衰弱综合征最多见，其次为性格改变，思维迟钝，智能障碍，情绪抑郁及低级意向增强。

（2）发展阶段：患者出现个性和智能方面的改变。以日趋严重的智能及人格障碍为主，常表现为知觉、注意、记忆、计算、思维等能力明显受损，性格改变、不守信用、不负责任，行为轻浮，自私，违反社会道德，幻觉妄想状态，情绪易激惹或强制性哭笑。

（3）晚期阶段：智能衰退严重。痴呆日重，情感淡漠、意向倒错、本能活动亢进。

2. 躯体症状与体征　包括神经系统症状和体征，多发生于中、晚期。常见神经体征有阿-罗瞳孔，视神经萎缩，吐字不清或单调脱节，书写障碍，睑、唇、舌、指震颤，腱反射亢进。大小便失禁或尿潴留和便秘等。血清和脑脊液瓦氏反应和康氏试验阳性，脑脊液检查可见细胞数增加。

 知识链接

阿-罗瞳孔

阿-罗瞳孔表现为两侧瞳孔较小，大小不等，边缘不整，光反射消失而调节反射存在。是由于顶盖前区的光反射径路受损，而没影响调节反射径路所致。常见于神经梅毒、偶见于多发性硬化。

五、颅内肿瘤所致的精神障碍

颅内肿瘤可为原发性，也可以由其他部位的肿瘤转移而来。脑肿瘤可以引起精神障碍，以 20～40 岁青壮年多见，男性多于女性。

【病因与发病机制】　颅内肿瘤产生精神障碍的机制颇为复杂，与肿瘤引起的颅高压，肿瘤的部位、性质、生长速度以及个体素质等有关。

【临床表现】

1. 一般表现及颅内压增高的表现　约半数以上患者以头痛为首发症状，约 20% 的患

者初发症状为癫痫。颅内压增高的症状：头痛、呕吐、视神经乳头水肿。

2. 精神症状

（1）急性发展的脑肿瘤以意识障碍为主，轻者为意识模糊，注意涣散、表情淡漠、思维迟钝。重者有梦样状态，嗜睡，严重者进入昏迷状态。

（2）慢性发展的脑肿瘤以记忆障碍为主，记忆减退时，多近事遗忘，可有虚构，常见于病期较久与年龄较大的脑肿瘤患者。可出现幻嗅、幻味、幻听等知觉障碍；有智能的普遍降低，迅速发展为痴呆。

（3）与肿瘤部位有关的局限性肿瘤的精神症状：①额叶：精神症状较其他部位多见（约70%），往往在早期及神经系统体征尚未显现之前发生，主要有：主动性缺乏、情绪障碍、智力障碍、人格改变、括约肌功能失控及其他表现（如言语不连贯、运动性失语、无动性缄默或抽搐发作等神经系统症状）。有的出现精神分裂症样或躁郁症样症状，多见于额叶脑膜瘤，易发生误诊。②颞叶：除出现酷似额叶肿瘤的持续性精神症状外，还可有发作性症状，如痉挛发生（50%）、钩回发作。后者常以幻嗅和幻味觉开始，随即出现意识障碍，谈话或活动中止，双目凝视，可有非真实感、旧事如新症、似曾相识症、感知综合障碍、强迫思维、异常恐怖或突然情绪变化，同时伴有伸舌、舐唇、咀嚼、摸衣等不自主动作。有时可出现感觉性失语。③胼胝体肿瘤常于早期出现严重且多样的精神症状，表现为智力减退、记忆障碍、人格改变等。④其他部位脑肿瘤所致的精神症状比较少见，在此不一一列举。

CT、MRI检查见相应的异常改变。腰椎穿刺可见颅内压增高。

六、癫痫所致精神障碍

癫痫是一种常见的神经系统疾病，是由于大脑神经元异常放电而引起的大脑功能失常的临床综合征，具有突然发作和反复发作的特点。按照癫痫发作的国际分类，癫痫可分为部分性发作和全面性发作。按病因不同，分为原发性癫痫和继发性癫痫。Conlonp报道（1991年）1/3以上的癫痫患者可出现各种精神障碍。

【病因与发病机制】 原发性癫痫原因不明，可能与遗传因素有较密切的关系；继发性癫痫多为脑部疾病或全身性疾病的临床表现之一，如脑血管病、颅脑外伤、脑膜炎等。其发病机制尚未完全明确，但其本质是脑部细胞受到遗传、感染、外伤、肿瘤、中毒、代谢等因素的影响而发生生化改变，继而发生异常放电的缘故。

【临床表现】 癫痫所致精神障碍可分为发作前、发作时、发作后以及发作间歇期精神障碍。

1. 癫痫发作前精神障碍 表现为前驱症状或先兆。主要包括：自主神经功能改变症状，如腹胀、流涎、脸色苍白或潮红等，患者出现咀嚼、咂嘴、吞咽动作等；认知改变，如强迫思维、梦样状态等；情感改变，如恐惧、抑郁、欣快等。

2. 癫痫发作时的精神障碍 ①精神性发作：包括各种精神症状，如错觉、幻觉、视物变形、似曾相识症、旧事如新症、强制性回忆、强制性思维、焦虑、恐惧等。但是，就每个患者而言，仅出现其中几种症状。②自动症：这是一种无目的、反复发作、突然终止的运动和动作，持续时间一般为1~5分钟，事后不能回忆。发作时表现为无意识的重复动作，如咀嚼、伸舌、吞咽、咂嘴、摸索、走动、吐痰、扮鬼脸等；有时患者也能完成较为复杂的动作，如开门外出、整理床铺、搬运物体等看似有目的性的动作，但就其整体而言缺乏同一性，与周围环境不相适应。事后患者往往对发作期间的事情完全遗忘。③神游症：实际上它是一种持续时间较长、更为罕见的自动症，历时可达数小时甚至数日，它和自动症的区别在于癫痫性神游症时意识障碍程度较轻、异常行为更为复杂、持续时间更长。而且，神游症时患者对当时周围的环境有一定的感知能力，可在相当长一段时间内从事复杂、协调的活动，如购物、付款、简单交谈等。④蒙眬状态：在意识清晰度下降的情况下伴有意识范围缩小，可出现幻觉或错觉，会出现焦虑、恐怖情绪，以及攻击或逃避行为。

3. 癫痫发作后精神障碍　典型的表现就是谵妄状态的逐渐消失，此期持续时间从几分钟到几小时。

4. 癫痫发作间歇期精神障碍　此期是指在癫痫病程中发作间歇期出现的一组精神障碍。主要包括：①慢性精神分裂症样精神病：通常在癫痫发作许多年后发生，多见于颞叶癫痫。患者意识清晰，但出现偏执性妄想和幻觉（尤其是幻听），也可表现为思维紊乱，如思维贫乏和病理性赘述等。表现酷似精神分裂症，不同的是患者的情感表达和社会接触保持完好，同时也较少出现紧张综合征。②情感障碍：以焦虑和抑郁为主，躁狂较少见，也可出现周期性恶劣心境，患者在无明显诱因的情况下会突然出现情绪低落、紧张、苦闷、易激惹，甚至出现攻击性行为。情感障碍的患者自杀危险性增加。③人格障碍：约半数的癫痫患者会出现人格改变。主要特征是：性行为异常，情绪不稳定，思维贫乏，如性欲增强或降低，患者说话、行动缓慢、过度重复不重要的细节等。④智能障碍：少数癫痫患者会出现记忆衰退，不能集中注意力，判断力下降，但大多数患者的智能障碍是轻度的，随着科学的进步以及临床治疗效果的提高，成年患者因癫痫发作而出现进行性智能减退者已少见。

脑电图检查可见异常，CT、MRI 可能探查到脑部的损害。

七、脑器质性精神障碍的治疗原则

1. 积极治疗原发病　AD：改善认知功能，营养神经；VD：改善脑血流量，促进大脑代谢；麻痹性痴呆：抗菌治疗；脑外伤：手术及对症治疗；脑肿瘤：手术、化疗、放射治疗；癫痫：抗癫痫治疗、手术及电休克治疗。

2. 控制精神症状　对于兴奋不安的患者可用奋乃静、利培酮或喹硫平等药物治疗；处于抑郁、焦虑状态的患者可服用少量的抗抑郁药物，如：氟西汀、帕罗西汀、文拉法辛等。

3. 支持治疗　补充营养、水分，纠正酸碱平衡失调及电解质紊乱，给予大量的维生素及营养神经的物质，以促进脑细胞功能的恢复。

八、脑器质性精神障碍的护理

【主要护理诊断】

1. 急性意识障碍　与各种脑器质性疾病所致脑组织损害有关。
2. 有窒息的危险　与癫痫发作时的意识丧失有关。
3. 有暴力行为的危险　与兴奋、躁动、幻觉等精神症状有关。
4. 有受伤的危险　与意识障碍、感觉障碍或精神障碍有关。
5. 营养失调：低于机体需要量　与发热、摄入不足、感染有关。

6. 部分自理能力受损　与意识障碍或精神障碍、运动障碍有关。

7. 思维过程改变　与感知觉障碍、思维障碍、记忆障碍有关。

8. 有感染的危险　与呼吸道、泌尿道、皮肤清洁不及时有关。

9. 家庭应对无效　与失去应对疾病能力或经济承受能力有关。

10. 气体交换受损　与癫痫发作时牙关紧闭、呼吸肌痉挛有关。

11. 知识缺乏　与患者本身对疾病的了解少有关。

【护理措施】

1. 安全和生活护理

（1）提供安全、安静的环境：安置患者于重病室，室内环境应整洁、舒适、安全、光线适中、颜色淡雅、物品简单化并备有抢救物品，急性期或痴呆晚期的患者可设专人护理。

（2）个人卫生及皮肤护理：鼓励或指导患者完成晨晚间自护，防止生活技能的丧失；定期督促或协助患者洗澡、更衣、理发、剃须、修剪指（趾）甲；保持床单整齐、清洁、干燥，嘱咐或协助患者定时翻身，并按摩骨突或受压部位，避免发生皮肤组织损伤及并发症的危险。

（3）饮食护理、睡眠护理和大小便护理：参见《基础护理技术》相关内容。

2. 密切观察病情变化　首先应重视生命体征的变化：生命体征的变化与脑部疾病的关系非常密切；观察瞳孔的变化：双侧瞳孔大小是否正常，是否等大等圆，对光反射是否灵活等。观察意识的变化：意识的变化反映颅内疾病的严重程度。

3. 对症护理　脑器质性精神障碍患者可出现头痛、恶心、呕吐、高热及昏迷等症状，护理措施同内科；在此重点介绍癫痫大发作及持续状态的护理。

（1）癫痫大发作的护理：①立即将患者平卧、头偏向一侧，迅速松开衣领和裤带；②将患者头侧向一方，以便分泌物自然流出，应将患者衣领及扣子解开，取掉义齿，保持呼吸道通畅；③将毛巾塞于上下牙齿之间，以免咬伤舌头，不可强行按压抽搐的身体，以免骨折及脱臼；④发作终止后，使患者卧床休息，专人护理。

（2）癫痫持续状态的护理：①立即将患者的头转向一侧，清除口中分泌物，防止吸入和窒息。如有窒息时，应做气管切开或行气管插管；②立即做血压、呼吸、脉搏、心电监测；③常规吸氧；④防止肢体损伤、床边加床栏；⑤迅速建立静脉输液通道，保持输液通畅；⑥做好基础护理，保持清洁，定时反身、擦背，及时处理大、小便。

4. 精神症状的护理

（1）意识障碍的护理：失去自理生活和自卫能力，还可危及他人的安全。要按病情特点安排于重病室或单间病房，病室要安静、空气新鲜，布置力求简单，光线柔和，防止不良的刺激，避免激惹患者。密切观察意识状态的变化，及时发现患者的病情变化。

（2）谵妄状态的护理：因患者思维紊乱、言语不连贯、定向力障碍、生动而丰富的视、听幻觉，内容多为恐怖性，患者会产生恐惧、躁动不安、紧张，常有突然、无目的、强烈的冲动和攻击行为。应安排专人护理，设床档，防止患者坠床或摔伤，必要时约束患者；密切观察病情变化，重视患者特殊行为的先兆症状，注意患者突然变得安静是否出现昏迷；当患者因受幻听、幻视、妄想支配而产生伤人、毁物、自伤等异常行为时，严禁患者单独活动，将患者安置于重病室，并在工作人员的视线下活动，每10分钟巡视1次，必要时专人陪护；并做好病房内的安全管理工作，清除所有危险物品，减少环境中潜在的危险因素。

（3）人格改变的护理：要富有同情心，对患者不歧视。在治疗、生活、心理等方面关心患者、主动接触患者，了解其心理反应，与患者建立良好的关系，取得患者的信任。护理人员要诚恳热情，精力充沛，冷静耐心，只有这样才能取得患者信任。

（4）焦虑、抑郁状态的护理：应加强对患者情绪变化的监护，对焦虑明显的患者，护理人员要重视与患者的沟通，缓解焦虑情绪；对抑郁状态的患者，要避免单独居住、单独活动，护理人员要加强巡视，严密观察病情变化，严防患者出现自伤、自杀行为，并鼓励患者参加工娱活动。

（5）智能障碍的护理：定向力、记忆力出现障碍的患者，要反复向患者说明所处的时间、地点以及周围人物的身份，并不断纠正患者出现的错误；在患者经常活动的地方要有明确的标志。语言沟通障碍的患者，与患者交谈的距离不能太远，一般以一臂的距离比较合适；交谈时要与患者目光对视，多鼓励让患者增强自信心，和患者进行交流的时候一定要用最简洁的句子进行，尽量放慢语速，重复关键词，让患者更加容易理解。

5. 健康指导

（1）建立健康的生活模式，如规律生活、合理饮食、不吸烟、不酗酒、劳逸结合，保证充足的睡眠和休息。

（2）指导患者加强体质锻炼，注意个人卫生，减少到公共场所及人多环境的机会，避免各种病毒和细菌侵袭与感染，减少诱发因素。

（3）出院后仍需要较长时间的治疗，应坚持按时、按量服药，不要随意增减药量或骤然停药，同时观察用药后反应，并定期到医院复诊。

（4）嘱患者正确处理生活中遇到的困境和问题，并认识自身人格方面存在的问题，逐步学会控制、克服不良行为，保持乐观情绪，增强战胜疾病的信心。

（5）让患者承担力所能及的家务劳动，找回自己在生活中的价值。

（6）指导家属识别疾病的一些早期症状，掌握复发的先兆，观察药物不良反应的表现，如一旦发现药物中毒的紧急情况，要立即送医院抢救。

（7）如残留智力减退、行为障碍、人格改变或痴呆等后遗症状，则应加强教育，并给予适当的体育锻炼及功能训练等康复措施，协助患者克服各种困难，使其最大限度地恢复社会功能，重建社交能力，如引起生活困难，可让患者随身携带写有姓名、住址、联系电话及疾病诊断的个人信息卡，尽量避免患者单独外出。

（8）加强对患者的监护和管理，减少对家庭和社会的干扰，防止意外事件的发生。

第三节　躯体疾病所致精神障碍的护理

一、概述

躯体疾病所致精神障碍（mental disorders due to physical diseases）是指由于各种原因引起的躯体疾病影响脑功能紊乱所致的精神障碍，又称体因性精神障碍或症状性精神病。各种躯体疾病所致的精神障碍无特异的症状，不同的躯体疾病可导致相似的精神症状，而同一种躯体疾病亦出现不同的精神综合征。

【病因与发病机制】　躯体疾病所致精神障碍的病因通常认为躯体疾病是主要因素，但临床上患某种躯体疾病的患者中只有少数会发生精神障碍，显然，身体疾病并不是唯一的病因，还可能与其他因素有关，包括患者的生物学因素，如性别、年龄、遗传因素、个性特征、既往的神经精神病史等；心理因素，如应激、心理冲突等；环境因素，如空气污染、环境嘈杂、潮湿、拥挤的居住条件等。

其发病机制可能包括以下几个方面：躯体疾病本身，如高热、心血管疾病等直接引起脑组织供血供氧不足；细菌、病毒等外源性物质的毒素或中间代谢产物对脑细胞的影响和破坏作用；水、电解质紊乱，酸碱平衡失调，内分泌激素与维生素不足等引起脑功能障碍；中枢神经递质失调，特别是脑内单胺递质代谢异常；Lipowski认为，各种躯体疾病均可以引起机体代谢障碍，并进一步导致能量产生不足，而大脑对能量的供应十分敏感，且在躯体患病时对能量的需求明显增大，这种供求矛盾其结果势必会造成大脑能量供应不足，并导致功能紊乱而出现精神障碍。

二、躯体疾病所致精神障碍的临床表现

以下介绍常见的躯体疾病所致精神障碍：

（一）常见的躯体感染所致精神障碍

躯体感染所致精神障碍是指由病毒、细菌、螺旋体、真菌、原虫或其他微生物、寄生虫等所致脑外全身性感染，如流感、肺炎、败血症、梅毒、伤寒、恶性疟疾、血吸虫病、人类免疫缺陷性病毒（HIV）感染等所致的精神障碍，但不包括颅内直接感染时出现的精神异常。

1. 肺炎所致的精神障碍　多为高热谵妄，也可出现欣快、记忆力减退、定向障碍和虚构，部分可有短暂而片断的幻觉和被害妄想。

2. 流行性感冒所致的精神障碍　前驱期主要表现为头痛、乏力、睡眠障碍等神经症样症状，随病情发展，可出现意识蒙眬或谵妄状态，期间，部分患者可出现潮湿性幻觉。

 知识链接

潮湿性幻觉

潮湿性幻觉是流行性感冒时特有的精神障碍。主要表现为患者感到仿佛有水或其他液体灌入身体或感到仿佛用空针向体内注水以致身体感到肿胀，或看到泛滥的湖泊，在幻觉的同时可出现被水淹没的焦虑、妄想观念等。此症状持续时间不长，一般数小时至数天。

3. 破伤风所致的精神障碍　由破伤风毒素引起的精神症状，表现为嗜睡、抑郁、迟钝、寡言少语、缺乏主动性、常见肌张力增高和抽搐发作等。

4. 伤寒所致的精神障碍　初期多见谵妄，部分患者在意识障碍恢复后可出现短暂的幻听、持久的遗忘，有的出现躁狂表现。

5. 败血症所致的精神障碍　高热时常见嗜睡、蒙眬、谵妄、少数患者可有幻觉、错觉。

6. 艾滋病所致的精神障碍　患病初期表现为焦虑、抑郁等，随病情发展可表现为痴呆综合征，如迟钝、健忘、情感淡漠、行为退缩，部分患者可出现缄默症以及昏迷等。

（二）内脏器官疾病所致精神障碍

内脏器官疾病所致精神障碍是指由各重要内脏器官，如心、肺、肝、肾等严重疾病时

所引起的精神障碍。

1. 肺性脑病　是指肺源性心脏病所致的精神障碍。患者有意识障碍，从嗜睡、蒙眬、谵妄直至昏迷，患者还常伴有癫痫发作、扑翼样震颤、不自主运动等神经系统体征。

2. 肝性脑病　是指各种严重肝脏疾病所致的精神障碍。精神症状表现为迟钝、少动、寡言或躁动、兴奋，严重时为嗜睡、谵妄、昏睡甚至昏迷。部分患者表现为幻觉、妄想或木僵，少数患者可出现人格改变或智能障碍。

3. 心源性脑病　由各种心脏疾病所致精神障碍。有神经衰弱综合征、谵妄、抑郁状态及幻觉妄想状态等。

4. 肾性脑病　指肾脏疾病所致的精神障碍。精神症状主要有意识障碍，可表现为嗜睡、谵妄甚至昏迷，也可表现为幻觉妄想状态、抑郁状态、躁狂状态或痴呆状态。

另外，还有内分泌疾病、营养代谢疾病、结缔组织疾病等所致的精神障碍。

三、躯体疾病所致精神障碍的临床诊断与治疗

主要涉及原发病的诊断、精神障碍的诊断、躯体疾病的诊断以及躯体疾病与精神障碍之间关系的诊断。治疗原则主要包括病因治疗、支持治疗以及对症处理精神症状。

四、躯体疾病所致精神障碍的护理

【主要护理诊断】

1. 急性意识障碍　与各种原因所致脑损害、体温过高有关。
2. 有暴力行为的危险　与幻觉、妄想有关。
3. 有受伤的危险　与意识障碍、感觉减退、反应迟钝有关。
4. 焦虑　与调适机制发生困难有关。
5. 自理能力受损　与认知功能障碍、意识障碍有关。

【护理措施】　与脑器质性精神障碍大致相同，在此不再叙述，请参考本章第二节的护理措施。

第四节　精神活性物质所致精神障碍患者的护理

精神活性物质（psychoactive substances）是指来自体外可显著影响精神活动的各种物质，常见的精神活性物质包括酒精、阿片类、抗焦虑药、镇静催眠剂、可卡因、大麻、致幻剂、烟草、挥发性溶剂等。使用这些物质后，会出现各种心理、生理症状，导致行为或反应方式的改变，使精神活动能力或社会功能明显下降，并会引起药物滥用、依赖、成瘾、耐药性和戒断综合征。

一、概述

【基本概念】

1. 依赖　依赖（dependence）是一种强烈的渴求，并反复地使用，以取得快感或避免不快为特点的一种精神和躯体性病理状态。药物依赖可分为精神依赖（psychological dependence）和躯体依赖（physical dependence）。精神依赖又称心理依赖，是指患者对药物的渴求，以期获得使用成瘾后的特殊快感，驱使使用者为寻求这种感觉而反复使用药物，

表现所谓的渴求状态。躯体依赖也称生理依赖，指反复服用药物使中枢神经系统发生了某种生化或生理变化，以致需要药物持续地存在于体内，以避免出现戒断综合征的症状。

2. 滥用 滥用（abuse）是指使用或不恰当地使用医学上不必要的药物，ICD-10 称为有害使用（harmful use）。滥用强调的是不良后果，滥用者没有明显的耐受性增加或戒断症状，反之就是依赖状态。

3. 耐受性 耐受性（tolerance）是一种状态，是指长期持续地使用某物质，若欲达到预期的效应，则需要明显增加该物质的剂量，若仅使用相同的剂量则效果明显降低。

4. 戒断状态 戒断状态（withdrawal state）指停止使用药物或减少使用剂量所出现的特殊的心理生理症状群。不同药物所致的戒断症状因其药理特性不同而不同，一般表现为与所使用药物的药理作用相反的症状。例如酒精戒断后出现的是兴奋、失眠，甚至癫痫样发作等症状。

【病因与发病机制】

1. 生物因素 现已发现脑内存在对吗啡有特殊亲和力的吗啡受体，以及内源性吗啡受体激动剂，并推测药物依赖性的迅速形成可能与外源性吗啡与吗啡受体的特殊结合有关；"犒赏系统"理论认为，脑内的某些特定部位，用药后可产生复杂感觉，如欣快感等可能与药物依赖形成有关；生物胺学说认为，5-羟色胺、多巴胺等单胺类神经递质参与了镇痛和药物依赖的形成；也可能和代谢耐药性与细胞耐药性及戒断综合征的受体失用性增敏学说有关，此外，遗传因素在物质依赖中也有重要作用，瑞典 Kaji 的双生子研究以及寄养子研究、家系研究均表明酒精中毒与遗传因素有关。

2. 社会因素 社会环境、社会生活方式、社会文化对精神活性物质的使用有很重要的影响。在某些国家，人们把饮酒视为生活必需，是文化表现，并采取认可的态度，致使酒精依赖逐年上升。在西方社会毒源广泛，毒品泛滥，势必易引起吸毒成灾；在社会态度的影响下，药物依赖也有性别差异，男性远多于女性；社会文化背景也决定了人们对药品的可接受性，如某些宗教在举行仪式时用大麻增加气氛，使大麻滥用成为合法行为。

3. 心理因素 某些心理学家认为，吸毒者有某些特殊性格特征，如适应不良、过度敏感、对外界耐受性差、冲动性、不顾及人际关系及社会义务等是导致吸毒的潜在根源；嗜酒者病前人格特征常为过度敏感、易于冲动、易生闷气、缺乏自尊、以自我为中心、反社会行为等。个体素质因素也表现在对药物的反应不同，如有人第一次注射吗啡后就有欣快感，而某些健康人表现的是恶心、呕吐、头晕、肠蠕动加快等不愉快的感觉，有研究表明，愈能产生"良好"感觉的药物，愈容易造成依赖性；行为学派认为，对药物依赖者来说，药物是一种行为的强化因子，最终会使依赖行为成为顽固、牢不可破的行为模式。

二、精神活性物质所致精神障碍的临床特点

（一）酒精所致的精神障碍常见的临床表现

酒精所致的精神障碍可分为急性酒精中毒和慢性酒精中毒两大类。

1. 急性酒精中毒

（1）单纯性醉酒：又称普通醉酒，表现为先出现兴奋期，如欣快、话多，行为轻佻，做事不经周详考虑，情绪不稳等。随后可出现口齿不清、步态不稳、动作准确性下降、困倦、嗜睡、昏睡等麻痹症状，伴有心率加快、面色潮红、呼吸急促、血压下降、呕吐、意识清晰度下降等。但定向力和记忆力保持完整，醒后能完全回忆事件经过。

（2）复杂性醉酒：是指在大量饮酒过程中或饮酒后，急速出现的强烈精神运动性兴奋。患者意识处于混浊状态，会出现错觉、幻觉或被害的妄想，进行攻击或破坏行为。少数患者会出现极端抑郁状态，号啕大哭，不断地谴责自己，易出现自杀行为。醒后能部分回忆事件经过。

（3）病理性醉酒：是指一次饮酒后突然发生醉酒，出现严重的意识障碍、定向力丧失，是个体特异性体质引起的对酒精过敏反应。患者主要表现为意识范围明显缩窄，往往伴有幻觉、妄想、紧张恐惧，产生目的不明的攻击行为。醒后患者对事件过程多不能回忆。

2. 慢性酒精中毒

（1）酒依赖：长期、大量饮酒会导致产生酒依赖，它是指长期反复饮酒所致对酒渴求的一种特殊心理与生理状态。这一过程一般需要 10 年以上。对于青少年饮酒或者女性饮酒者，6～7 年甚至更短的时间就会形成依赖。

酒依赖所表现的主要特征有：①对饮酒的渴求无法控制；②固定的饮酒模式，定时饮酒；③饮酒高于一切活动，置家庭、事业、健康、娱乐甚至生命于不顾；④在青壮年时期耐受性逐渐增加，随着年龄的增长，患者对酒的耐受性下降；⑤反复出现戒断症状，当患者饮酒量减少或饮酒间隔时间延长时，即会出现四肢震颤、出汗、恶心、呕吐等戒断症状。若饮酒及时，上述症状立即消失；⑥反复出现戒酒后再饮，酒依赖者戒酒一段时间后很快恢复饮酒，回到原来的依赖状态。

（2）酒精中毒性幻觉症：在意识清晰状态下出现幻觉，以幻听常见，内容多对患者不利，如斥责、诽谤、辱骂和威胁等。

（3）酒精中毒性妄想症：在意识清晰状态下出现嫉妒妄想或被害妄想，坚信配偶对自己不贞，有时内容十分荒谬，如怀疑老妻与青年男子或少年儿童关系不正常。

（4）震颤谵妄：是一种短暂的中毒性意识障碍状态，指长期饮酒突然停饮或减少饮酒量时，引发的一种历时短暂、并有躯体症状的急性意识模糊状态，表现为经典的三联征，即伴有生动幻觉或错觉的谵妄、全身肌肉震颤或抽搐和行为紊乱。并伴有发热、心率增快、血压升高、大汗淋漓等自主神经系统症状。震颤谵妄持续时间一般为 3～5 天，恢复后部分或全部遗忘。

（5）柯萨可夫（Korsakoff）综合征：以严重的近记忆力障碍、遗忘、错构、虚构及定向力障碍为基本症状。遗忘主要是顺行性遗忘，患者不能学习新的语言及非言语信息，也可以是逆行性的。

（6）酒精中毒性痴呆：长期大量的饮酒会损伤大脑的功能，记忆力、智力及认知功能都受到损害，最后导致痴呆状态，如不讲卫生、识记障碍、生活不能自理、大小便失禁等。

（7）酒精中毒所致的人格改变：表现为性格发生明显变化，自私、暴躁、易怒、不关心家人、没有责任感、撒谎等。

（8）酒精中毒所致的情感障碍：患者表现为情绪低落，焦虑不安，甚至出现严重的抑郁。

（二）阿片类物质所致精神障碍常见的临床表现

阿片类物质包括：①阿片；②从阿片中提取的生物碱，如吗啡；③吗啡衍生物，如海洛因；④人工合成的具有吗啡样作用的化合物，如哌替啶、美沙酮等。以海洛因为例，常见的吸食方法有：加入香烟中吸食；放置于锡纸上加热烫吸；静脉注射或皮下注射等。

阿片类物质作为药物具有镇痛、镇静作用；能抑制呼吸，咳嗽中枢及胃肠蠕动，同时能兴奋呕吐中枢和缩瞳作用；止泻，扩张皮肤血管，改变内分泌作用。并具有改变心情，产生强烈快感的作用，此作用和镇静作用很易产生耐受性。产生依赖的特征是吸食量不断增加，减量或断药出现戒断综合征的表现。一旦形成依赖，个体的心理特征，精神状态，社会功能出现特征性的变化，具体表现如下：

1. 阿片类依赖　常见为海洛因依赖，以中青年男性多见，以静脉注射海洛因为例，刚注入时有强烈如电击的快感，继之以 1/2～2 小时的松弛状态，表现为似睡非睡，自感宁静、温暖、快慰、愉悦的幻想驰骋，忧愁苦恼全消。继之出现精神振作，自我感觉良好，直至下次用药，这种状态可维持 2～4 小时，吸食者为得到并保持这种快感，不得不重复使用，以致耐受性不断增加，多于吸食 1 个月后产生依赖。海洛因依赖的常见临床表现包括：①精神症状：情绪低落，易激惹；服用药物后则情绪高涨，思维活跃。性格变化明显，自私，说谎，诡辩，缺乏责任感。记忆力下降，注意力不集中，主动性及创造性减低。失眠，睡眠质量差；昼夜节律颠倒，夜间用药，白天睡觉。不工作，活动减少。智能障碍不明显。②躯体症状：营养不良，体重下降，食欲丧失，便秘，皮肤干燥。性功能下降，男性患者出现阳痿，女性患者出现月经紊乱，闭经。自主神经方面可有头晕，冷汗，心悸，体温升高或降低，白细胞升高，血糖降低。③神经系统：可见步态不稳，震颤，缩瞳，腱反射亢进以及吸吮反射等。

2. 戒断综合征　戒断反应的轻重与用药种类、剂量、用药次数等有关。典型表现是，在停止用药或减少用药或使用拮抗剂 8～12 小时后，最先出现哈欠，流涕，流泪，寒战，出汗等。随后陆续出现各种戒断症状，如厌食，恶心呕吐，腹泻，腹痛，瞳孔扩大，情绪恶劣，焦虑，烦躁，全身疼痛，肌肉抽搐，心跳加速，呼吸急促，血压升高，以及失眠，抑郁，烦躁不安，意识障碍，嗜睡，谵妄，伴有鲜明生动的幻觉等。上述症状在 36～72 小时达高峰，7～10 日内平息。在戒断反应期间，患者可出现强烈的心理渴求和自主行为，如抱怨，恳求，不择手段的求药行为。此时若恢复使用阿片类物质，能迅速消除症状。

3. 阿片类物质过量与中毒　过量中毒者，多有意识不清，可达深度昏迷。呼吸极慢，甚至每分钟 2～4 次。皮肤冰凉，体温下降，血压下降，瞳孔缩小。当缺氧严重时，瞳孔可扩大，对光反射消失。肌肉松弛，下腭松弛，舌向后坠阻塞气道等。严重病例的特征性表现是昏迷、呼吸抑制、针尖样瞳孔三联征。

4. 并发症　营养不良、便秘和感染性疾病较为常见。静脉注射阿片类物质引起的并发症多而严重，如肝炎、肺炎、梅毒、破伤风、皮肤脓肿、蜂窝织炎、血栓性静脉炎、败血症、细菌性心内膜炎、艾滋病等。孕妇滥用阿片类物质可发生死胎、早产、婴儿体重过低、新生儿死亡率高。

（三）镇静催眠药物所致的精神障碍常见的临床表现

镇静催眠药物包括巴比妥类药物及非巴比妥类药物，巴比妥类药物有长效类药物如巴比妥、苯巴比妥，中效类药物如异戊巴比妥、戊巴比妥，短效类药物包括司可巴比妥等。其中，短效作用的巴比妥类药物最易成瘾，并产生快速耐受性。非巴比妥类药物如水合氯醛、甲丙氨酯等也易成瘾。服用镇静催眠药物后可解除紧张、获得欣快感，以致产生强烈的欲望，甚至达到非服不可的程度，其精神依赖较吗啡、可卡因弱，由于耐药性的增高，剂量加大，如大剂量长期反复使用就会产生躯体依赖。

1. 镇静催眠药物依赖　　长期大量服用巴比妥类药物及其他镇静催眠药物者主要引起人格变化和明显的智能障碍。人格改变主要表现为丧失进取心，对家庭、社会失去责任感，患者变得自私，说谎，不关心家庭；性格变得孤僻，意志消沉，千方百计、不择手段地取得药物，寻药成为生活的中心。智能障碍表现为患者主动性和创造性降低，记忆力下降，注意力不集中，计算力和理解力均有损害。躯体可表现消瘦、乏力、食欲低下、胃肠功能不良、皮肤无光泽、面色灰黯、多汗、性功能明显低下或消失，常伴有中毒性肝炎等。神经系统可见舌、手震颤，腱反射亢进等。

2. 戒断综合征　　一般在停药 1～3 天后出现，依赖的剂量越大，药物的镇静作用越强，戒断症状越重。轻者浑身难受、不适、流泪、心慌、眩晕等。重者出现全身肌肉抽搐、大小便失禁、意识障碍、幻觉、兴奋、冲动、言语零乱、多疑等。上述症状一般于 2～3 周恢复。

3. 过量中毒　　一次性大量服用巴比妥类药物，可出现意识障碍，伴有震颤、吐字不清、步态不稳等神经系统体征，严重者可死亡。

（四）抗焦虑药物所致精神障碍常见的临床表现

常见的抗焦虑药物包括氯氮䓬和各种安定药。由于这些药物在临床上广泛应用，一旦使用不当，易产生依赖现象。

1. 抗焦虑药物依赖　　长期大量使用抗焦虑药物，随着患者的服药量不断增大，会逐渐出现人格改变，表现为易激惹、意志薄弱、说谎、欺骗、偷窃、缺乏责任感等。但一般智能改变不明显。躯体状况变差，出现消瘦、面色苍白、无力、反应迟钝、皮肤无光泽、性功能低下等。神经系统可见肌张力低下、腱反射低或消失、步态不稳等。

2. 戒断综合征　　对抗焦虑药物依赖的患者，若偶尔少服一次药，即感难受不适、精神萎靡或兴奋，明显的精神症状多出现在停药后 1～3 天，呈现失眠、焦虑、头痛、耳鸣、胃肠功能失调与厌食、全身乏力、出汗、震颤，严重者可见一过性幻觉、欣快、兴奋、不眠、癫痫大发作或谵妄等。一般经过 2～4 周消失。

3. 过量中毒　　一次性大量服用可引起急性中毒，主要表现为意识障碍，严重者可死亡。

三、精神活性物质所致精神障碍患者的护理

【主要护理诊断】

1. 急性意识障碍　　与酒精或药物过量中毒、戒断反应等有关。

2. 营养失调：低于机体需要量　　与以酒、药取代摄取营养食物有关。

3. 有暴力行为的危险　　与戒断综合征、个人应对机制无效有关。

4. 认知改变　　与酒精或药物过量中毒、戒断反应等有关。

5. 焦虑　　与调适机制发生困难，需要未获满足或戒断症状等有关。

6. 自我概念紊乱　　与长期使用毒品，导致低自尊、自暴自弃有关。

7. 社交障碍　　与药物依赖后社会功能受损有关。

【护理措施】

1. 安全和生活护理

（1）饮食护理：患者饮食无规律，有胃肠道症状，如厌食、呕吐、进食少，应以易消化、高营养、半流质和流质为宜。护理人员应每餐观察进食情况，尽量保证充足营养，必要时鼻饲或静脉给予营养支持。

（2）睡眠护理：精神活性物质戒断后常常伴有顽固性失眠，如不及时纠正，患者的注意力就会集中在躯体的不适感上，易诱发复吸（复饮）或对镇静催眠药物依赖的可能性。因此要根据个人的实际情况，及时调整药物，合理使用，以充分发挥药效减少不良反应。另外，白天鼓励患者参加工娱活动，晚间为患者创造宁静、舒适、光线适中、空气清新的睡眠环境，睡前避免剧烈运动、过度兴奋或其他刺激，放松心情，控制情绪，注意不宜太饿或太饱，不宜大量饮水，可用温水泡足，并听一些轻柔的音乐等。

（3）皮肤护理：戒毒患者对疼痛异常敏感，护理时应注意操作轻柔，尽可能少碰触患者的皮肤，减少患者的痛苦；对奇痒难忍的症状，除给药物缓解及其他对症处理外，护理人员应嘱咐患者避免搔抓，防止皮肤破溃，并加强心理护理，如言语上的安慰、鼓励与正确暗示，使患者坚定治疗信心，以渡过难关。

（4）对神经系统造成不同程度的损害，如手指颤抖、不能做精细动作、步态蹒跚、共济失调的患者，应加强生活护理，如洗漱、饮食、如厕等，以防发生意外。

（5）安全护理：护士要密切关注患者的言谈举止，严格执行病区安全管理与检查制度，防止患者再次使用精神活性物质。有效预防和制止患者因戒断反应严重而出现的冲动性、伤害性行为。

2. 对症护理

（1）当患者出现幻觉、妄想时，应了解出现的时间、内容、意识障碍的程度，及时报告医生予以处理，并设专人护理或隔离于单人房间，限制患者活动，密切观察生命体征及躯体的变化。除药物治疗外，必要时给予保护性约束，防止患者自伤或他伤。

（2）对出现人格障碍时，如易激惹、冲动等，在药物、心理治疗同时，与患者接触要讲究方式方法，既要坚持原则，又要正确疏导，避免直接冲突，保护患者的人身安全。

（3）成瘾物质过量中毒时，首先要确认是何种药物，再给予适当的处理方法，如洗胃，给予拮抗剂等，密切观察患者的生命体征变化，保持水电解质及能量代谢的平衡。保持呼吸道通畅，做好口腔护理及皮肤护理，预防并发症。在患者急性期过后，应评估其过量使用精神活性物质的外部环境及心理状态，给予进一步的健康指导。

（4）患者出现戒断症状时，应密切观察戒断症状的出现，适时用药。一般情况下，脱瘾者流泪、流涕、哈欠之后往往出现全身症状，如全身酸痛、心悸、胸闷、发热、发冷、出汗等，护理时要密切观察，尽早准确发现症状，防止戒毒者夸大症状，以求最好的给药时间，减轻患者痛苦。患者在戒断反应期间应卧床休息，避免剧烈活动，减少体力消耗，站立时要缓慢，不应突然改变体位。

（5）长期吸食海洛因的患者多伴有栓塞性静脉炎、肝炎、性病等并发症，应做好防交叉感染护理。

3. 心理护理

（1）帮助患者提高对疾病的认识：清楚成瘾的原因；介绍成瘾的症状、戒断的方法；并告知无论何种戒断方法，都会出现戒断症状，其症状的消失需要7～10天。可让患者有一定的思想准备，鼓励患者树立战胜疾病的信心，充分调动患者的主观能动性，逐渐培养患者自我领悟、自我认识和自我矫正的能力。

（2）成瘾患者会感到社会的歧视、家人的唾弃、朋友的疏远，常常会情绪低落，悲观消极。护理人员可主动与患者交往，充分尊重他们，告知患者疾病的可治性及痊愈性，让患者真正体会到护理人员的关心和支持，鼓起战胜疾病的勇气。

（3）鼓励患者参加有益的娱乐活动：如打球、下棋、绘画、编织、刺绣等，帮助患者消除紧张、焦虑，乐观地面对现实，转移其对成瘾物质的渴望心理。

（4）用现身说法进行集体心理治疗：请已经成功戒除精神活性物质的患者讲清使用精神活性物质对个人、家庭、社会的危害，告知患者树立信心、发挥主观能动性的意义和作用。

【健康指导】

1. 加强精神活性物质的精神卫生宣传工作，提高对酒和成瘾性的精神药物如镇静催眠药和抗焦虑药物成瘾的警惕性。宣传精神活性物质滥用后对患者身体和心理的危害，以及给家庭和社会带来的严重后果。

2. 让患者回避与以往滥用精神活性物质有关的人、地点、事情，最大限度降低那些触发渴求进而有可能导致复饮、复吸的刺激。严格执行药政管理法，加强药品管理和处方监管，加强这方面的法律宣传和检查工作，严格掌握这类药物的临床适应证。严格执行未成年人法，控制未成年人饮酒。

 知识拓展

国际禁毒日

6月26日是国际禁毒日即国际反毒品日。1987年6月12日至26日，联合国在维也纳召开138个国家、3000多名代表参加的麻醉品滥用和非法贩运问题部长级会议。会议提出了"爱生命，不吸毒"的口号。与会代表一致同意将每年的6月26日定为"国际禁毒日"，以引起世界各国对毒品问题的重视，同时号召全球人民共同来解决毒品问题。

3. 鼓励患者与社会接触，培养有利于身心健康的爱好或学习新的技能，最大限度地保持和恢复现存的沟通能力和社会功能。鼓励患者在能力范围内自我料理个人生活，并有计划地进行生活能力的教育和康复训练。

4. 家属应关心、支持患者，尽量减少生活事件和家庭环境的不良影响而导致患者复饮。同时，应树立信心，帮助患者克服精神和躯体依赖的难关，并矫正不良行为。

5. 争取社会的支持，可指导患者参加社会上的一些自助团体，如戒酒会，这种团体活动可以帮助患者调整自己，逐渐适应社会生活。

（徐国莲）

复习思考题

1. 痴呆的临床表现有哪些?
2. 癫痫持续状态的护理主要注意哪些方面?
3. 酒依赖的主要特征表现在哪些方面?
4. 比较三种急性酒精中毒临床表现的异同点。
5. 阿片类物质包括哪些?
6. 如何对精神活性物质所致精神障碍的患者进行健康指导?

第五章　精神分裂症患者的护理

 学习要点

精神分裂症的护理、临床表现、治疗、病因、发病机制。

 案例分析

张某，男29岁，19岁进父亲所在的工厂当工人，生性内向腼腆，胆小，25岁因无女友，屡次要求父母介绍对象，前后见过17位姑娘，最初约会时，患者很注意自己的仪表，并事先买好不少零食，后患者只穿工作服会客，见面时低头看地，不发一言，同时工作能力逐渐下降，从较有技术的钳工调至车工、保洁员、门卫，最后病休在家。入院检查时患者多低头呆坐，对大多数问话无反应，偶然以点头、摇头表达意见，在病房内多独处一旁，基本不与其他人交往。

临床诊断：精神分裂症。

精神分裂症是一组病因未明的精神病，常具有思维、情感、行为等多方面的障碍和精神活动不协调。意识清楚，智能尚好，少数患者在疾病过程中可出现认知功能损害。多起病于青壮年，常缓慢起病，病程多迁延，有慢性化倾向和衰退可能。国内的大多数流行病学调查提示女性患病率略高于男性，城市患病率高于农村，同时精神分裂症的患病率均与家庭经济水平呈负相关。

 知识拓展

精神分裂症的由来

精神分裂症相关记载已上千年，法国医生 Morel（1856）最早将在青年时发病，表现为退缩、怪异、最后衰退的疾病称为早发痴呆。德国 Kahlbaum（1874）描述了伴有全身肌肉紧张的精神病，称之为紧张症。Hecker（1871）则将发病于青春期而具有荒谬、愚蠢行为的患者称之为青春痴呆。德国 Kraepelin（1896）在大量、各种不同的症状中归纳出这种类型，统称为早发性痴呆。瑞士精神病学家 Bleuler（1911）认为痴呆和早期发病不是这种疾病必不可少的特征，它的基本障碍是缺乏一致性，是在思维、感受、意志及人格的主观感觉上表现出不一致性、不完整性，是一种分离破裂的障碍，因而正式提出了"精神分裂"的概念，并一直沿用至今。

【病因与发病机制】　精神分裂症确切的病因模式不明，而素质应激模式则为大多数学者认可。该模式认为，精神分裂症是由于个体的易感素质与环境相互作用的结果，这些易患因素概括为四个方面：

1. 遗传因素　精神分裂症的遗传学研究主要通过家系、双生子、寄养子及分子遗传学四个方面进行。

（1）家系调查：国内外大量有关精神分裂症的家系调查显示，精神分裂症是一个遗传学模式复杂、具有多种表现型的疾病。与患者的血缘关系越近，发病率越高，精神分裂症亲属的患病率为一般人群的 6～7 倍。

（2）双生子研究：精神分裂症单卵双生子的同病率为双卵双生子的 4～6 倍。

（3）寄养子研究：精神分裂症患者的子女寄养出去，成年后精神分裂症患病率高。

（4）分子遗传学连锁与关联分析资料：提示有 8 个染色体位点与精神分裂症的发生有密切关系。

2. 神经发育异常　精神分裂症可能与神经发育异常有关。神经发育假说认为：由于遗传因素（易患性）和某些神经发育危险因素（妊娠期与出生时的并发症、怀孕期间暴露于流感病毒或母爱剥夺、Rh 因子不相容、冬季出生等）的相互作用，在胚胎大脑发育过程中出现了某种神经病理改变，主要是新皮质形成期神经细胞从大脑深部向皮质迁移过程中出现了紊乱，导致心理整合功能异常。CT 和 MRI 等大量资料研究发现30%～40%的精神分裂症患者的脑室扩大，沟回增宽，提示存在脑组织萎缩或其他结构异常。

3. 神经生化代谢异常　精神分裂症神经生化基础方面的研究，主要有三方面的假说：

（1）多巴胺（DA）假说：此假说在 20 世纪 60 年代提出，认为精神分裂症患者是中枢多巴胺功能亢进。大脑多巴胺神经元、多巴胺代谢以及抗精神病药理的研究发现精神分裂症患者存在多巴胺功能相对亢进，而多巴胺的功能相对亢进与精神分裂症的阳性症状有关。

（2）谷氨酸假说：中枢谷氨酸功能不足可能是精神分裂症的病因之一。谷氨酸是皮质神经元重要的兴奋性递质。使用放射配基结合法及磁共振技术，与正常人群相比，发现精神分裂症患者大脑某些区域如中颞叶谷氨酸受体亚型减少。谷氨酸受体拮抗剂如苯环己哌啶（PCP）可在受试者身上引起幻觉及妄想，但同时也会导致情感淡漠、退缩等阴性症状。

（3）5-羟色胺（5-HT）假说：多项研究表明精神分裂症患者存在 5-HT 代谢及 5-HT 受体的异常，且部分抗精神病药物通过影响 5-HT 代谢及受体功能达到治疗精神分裂症的作用。5-HT$_{2A}$受体可能与情感、行为控制及 DA 调节释放有关。

4. 心理社会因素

（1）病前人格：精神分裂症患者病前人格以分裂人格多见，表现为孤僻、少语、敏感、沉溺于幻想、主动性差。当遭遇一定的社会心理因素刺激时，应急能力差。

（2）社会环境因素：精神分裂症常见于经济水平低或社会层次低的人群。这可能与社会生活环境差、生活动荡、职业无保障等心理社会应激较大有关，在遗传素质的基础上容易发病。

 知识链接

不正常的家庭角色对精神分裂症的重要作用

有学者认为不正常的家庭角色对于精神分裂症的发生有重要作用。夫妻关系中，一方过度依赖对方，特别是男方过度依赖于女方的婚姻会成为子女发病的重要因素。此外，夫妻双方互相敌对的婚姻常常导致子女也随之分为"两派"，这种情况促成了家庭沟通的严重障碍，使该家庭的子女和外界的交往出现障碍，进而使子女的人格受到影响，因而成为精神分裂症发病的家庭基础之一。

第一节　精神分裂症的临床特点

一、临床表现

精神分裂症的症状复杂多样，可因疾病类型、临床阶段表现而有很大差别，根据

ICD-10 描述：精神分裂性障碍以基本和特征性的思维和知觉歪曲、情感不恰当或迟钝为总体特点。通常意识清晰、智能完好，但在疾病过程中可出现某些认知损害。本症影响到正常人保持个体性、唯一性和自我导向体验的最基本功能。患者常感到其最深层的思维、情感和行为被他人所洞悉和共享，由此可产生解释性妄想，认为自然或超自然的力量往往以奇怪的方式在影响自己的思维和行为。患者可视他（或她）自己为所发生一切事件的核心。幻觉，尤其是听幻觉常见，并可评论患者的行为和思维。知觉障碍常为其他形式的：颜色或声音可过分鲜明或改变了性质，平常事物的无关特性显得比整个客体或处境还重要。疾病早期还常出现困惑感，往往使患者相信日常处境具有专门针对自己的特殊的，通常为凶险的意义。在典型的精神分裂症性思维障碍中，某一整体概念的外围和无关特性被放到了首要位置（它们在正常导向的精神活动中受到抑制），用于替代那些与处境相关的和恰当的特性。

本病的临床症状十分复杂且多种多样，不同类型、不同阶段的临床表现可有很大差别，但它具有特征性的思维障碍、情感障碍、意志与行为不协调。现分别介绍如下：

1. 思维障碍　思维障碍是精神分裂症的核心症状，表现在思维内容、思维联想和思维逻辑方面的异常。①思维内容障碍：包括患者的观念、信念、对外部事物的认识等方面。思维内容障碍最主要的表现是妄想，临床上以被害、关系、夸大、嫉妒、钟情、非血统、宗教或躯体妄想等多见，妄想内容荒谬离奇。一个患者可表现一种或几种妄想。②被动体验：被动体验常常会与被害妄想联系起来。患者对这种完全陌生的被动体验赋予种种妄想性的解释，如"受到某种射线影响"，"被骗服了某种药物"，"身上被安装了先进仪器"等。③思维联想与思维逻辑障碍：可通过与患者交谈和从患者的书写材料中获得，表现为以下多种形式：包括思维散漫、思维破裂、思维中断、思维被夺、思维云集、思维被插入、强制性思维、语词新作、内向性思维、缄默症、持续语言、思维贫乏、逻辑倒错性思维、病理性象征性思维等。

2. 情感障碍　是精神分裂症的特征。表现为情感淡漠、情感迟钝、情感不协调，如对同志、朋友欠关心，对亲人欠体贴等，对周围事物的情感反应变得迟钝，对生活和学习的兴趣减少。随着疾病的发展，患者的情感日益贫乏，对一切无动于衷，甚至对巨大痛苦的事情，也表现出惊人的冷漠无情，在情感淡漠的同时，可出现情感反应与环境不协调，与思维内容不配合。患者可为琐事而勃然大怒，或含笑叙述自己的不幸遭遇，流着眼泪唱愉快的歌曲，称情感倒错。

3. 意志与行为障碍　表现为意志活动减退或缺乏、矛盾意向、意向倒错和模仿语言、模仿动作和冲动暴力行为，甚至出现幼稚、愚蠢、怪异行为。如表现为紧张性木僵，患者缄默不动、违拗，或表现为被动性服从，并伴有肌张力增高。还可表现为"空气枕头"、蜡样屈曲等。如木僵患者突然出现冲动行为，称紧张性兴奋。

以上思维、情感、意志与行为三方面的障碍，导致患者精神活动与环境明显脱离，互不协调，构成精神分裂症的主要特征。

4. 其他常见症状　①幻觉：许多精神分裂症患者可出现幻觉。以幻听最常见，主要是言语性幻听。如听到虫鸣鸟叫，车船、机器的隆隆声或音乐声等；或听到有人在喊自己的名字，或听到某个人或某些人的秽语或议论，或听到来自神灵或外星人的讲话。幻听还会以思维鸣响的方式表现出来，即患者所进行的思考，都被自己的声音读出来。幻视较少见，可有幻味、幻触和幻嗅。②感知综合障碍：较少见，其中以形体感知综合障碍稍多见，如患者认为面容虽是自己的，但已变得面目全非，可达到妄想程度。

精神分裂症患者一般无意识障碍。妄想、幻觉和其他思维障碍一般都在意识清楚的情况下发生。无智能障碍，自知力多缺失。

精神分裂症患者在急性阶段，临床症状以幻觉、妄想为主，这类症状称阳性症状；慢性阶段，临床主要症状是思维贫乏、情感淡漠、意志缺乏、孤僻内向为主，又称阴性症状。这种区分是相对的，首先临床主导症状因类型而异，其次同一阶段患者有急性和慢性两种症状。

二、临床分型

1. 单纯型（simple type）　本型较少见，约占精神分裂症患者的 2%。多为青少年起病，病情进展缓慢，以思维贫乏、情感淡漠、意志减退等阴性症状为主，无明显阳性症状，起病隐匿，缓慢发展，病程至少 2 年，社会功能严重受损，预后差。

2. 青春型（hebephrenic type）　较常见。青春期起病，以思维、情感和行为障碍或紊乱为主，表现为思维破裂、明显的思维松弛、言语零乱、话多、内容荒谬、情感不协调、喜怒无常、行为怪异，如及时治疗，效果较好。

3. 紧张型（catatonic type）　此型逐渐减少。起病较急，以紧张综合征为主，包括紧张性木僵和紧张性兴奋。紧张性木僵多见，如前述。紧张性兴奋：突然发生，行为冲动，不可理解，言语内容单调刻板，行为无目的性。可出现伤人、毁物行为，持续时间可为数小时、数日或数周，紧张性兴奋可自发缓解，或转入木僵状态。此型预后较好。

4. 偏执型（paranoid type）　最常见。临床特点以妄想为主，病初多疑、敏感逐步发展成妄想，以关系妄想、被害妄想、嫉妒妄想最多见，妄想内容多离奇、荒谬、脱离现实，妄想的范围常有泛化趋势，妄想结构系统化，也可零乱，情感和行为常受妄想支配，表现多疑、恐惧，甚至出现自伤及伤人行为，病情发展较其他类型缓慢，精神衰退现象不明显，能维持日常工作生活学习，早治疗效果较好。

5. 未分化型（undifferentiated type）　是指符合精神分裂症的诊断标准，有明显的精神病性症状，如妄想、幻觉、严重的行为紊乱，但又不符合偏执型、青春型和紧张型诊断标准的一种类型。

6. 残留型（residual type）　过去符合精神分裂症诊断标准，至少 2 年内一直未完全缓解，目前病情虽有好转，但仍残留个别阳性症状或个别阴性症状。人格改变，社会功能和自知力缺陷不严重，最近一年相对稳定，无明显好转或恶化。

7. 精神分裂症后抑郁（post schizophrenic depression）　最近一年内确诊为精神分裂症，精神分裂症病情好转而未痊愈时出现抑郁症状，且持续两周以上为主要症状，虽然遗有精神病性症状，但已非主要临床相，排除抑郁症、分裂情感性精神病。

三、治疗与预后

在精神分裂症的治疗中，抗精神病药物治疗起着关键性的作用。健康指导、社会干预、工娱治疗、支持性心理治疗等措施贯穿治疗的全过程。

1. 药物治疗

（1）用药原则：精神分裂症的药物治疗应系统而规范，强调早期、足量、足疗程的"全病程治疗"。缓慢加量，个体化治疗原则，单一用药原则，系统治疗原则。

（2）选药原则：选择广谱、安全、能改善认知功能，对阴、阳性症状有效，副作用小的药物。一般推荐非经典（新型）抗精神病药物：利培酮、奥氮平、喹硫平、阿立哌唑等。经典（传统）抗精神病药物常有：氯丙嗪、羟哌氯丙嗪、氟哌啶醇等，其价格低廉，控制兴奋、躁动、幻觉妄想作用好，但使用过程中应观察药物不良反应。氯氮平因诱发粒细胞减少等故作为二线药物使用。

（3）药物治疗时间：一旦明确精神分裂症的诊断应尽早用药，治疗从低剂量开始逐渐加大剂量至有效治疗量。一般急性期治疗为 2 个月，巩固治疗为 3～6 个月，维持 1 年以上。凡住院治疗一次以上者，强调终身服药维持治疗。

2. 电休克治疗 电休克治疗对控制精神分裂症极度兴奋躁动、冲动伤人、自伤、自杀、拒食、违拗、紧张性木僵症状疗效甚好。一般每周 2～3 次，6～10 次为一疗程。

3. 心理社会干预 心理治疗不仅可以改善精神分裂症患者的精神症状，提高自知力，增强治疗的依从性，还可以改善家庭成员之间的关系，促进患者与社会的接触。

利用治疗性人际关系沟通技巧、行为矫正治疗、家庭干预、康复训练、生活能力训练，帮助患者提高自知力，恢复原有的工作或学习能力，重建恰当的人际关系，促进患者与社会接触，正确应对各种生活事件和处理心理危机的能力，提高生活质量，最终完全回归社会。

第二节 精神分裂症患者的护理

随着优质护理服务不断深入和"以患者为中心"整体护理的全面开展，护理工作越来越得到社会、患者的重视。护士要对患者实行整体化，个性化的护理，就要对患者进行全面的评估。有计划地收集资料，系统的分析认识患者的健康状况，通过对已取得的各种资料与已有的客观标准对比，将患者的情况作出大概推断，全面细致的分析。综合考虑患者生理、心理、社会文化等多层面的情况。护士在对精神分裂症患者进行护理评估时应注意：由于精神分裂症疾病的特殊性，要求护理工作更侧重于患者的心理、社会功能的评估；要关心和了解患者的需求；重视患者家属、朋友、同事提供的信息，重视确立护理诊断的优先次序，应将患者安全放在首位。注意患者的感受；由于患者对自身的精神疾病缺乏自知力，难以正确反映病史，护士在评估收集资料时要充分运用治疗性人际关系、会谈、观察技巧，从生理、精神状况、社会心理等方面观察分析，周密计划，以保证患者安全及各方面需求的满足。

【主要护理诊断】

1. 营养失调：低于机体需要量 与幻觉、妄想、极度兴奋、躁动、消耗量过大及摄入量不足有关。

2. 有冲动、暴力行为的危险（对自己或他人） 与命令性幻听、评论性幻听、被害妄想、被控制妄想、精神运动性兴奋、缺乏自知力等有关。

3. 生活自理能力缺陷 与运动及行为障碍、精神衰退导致生活懒散有关。

4. 睡眠型态紊乱 与妄想、幻听、兴奋、环境不适应、睡眠规律紊乱等有关。

5. 思维过程改变 与思维内容障碍（妄想）、思维逻辑障碍、思维联想障碍等有关。

6. 不合作 与自知力缺乏、思维障碍有关。

【护理措施】

1. 安全和生活护理

(1) 提供安静、舒适、安全的住院环境：严格执行各项护理操作规程和病区安全管理制度，病情严重者放置于重病室，护士24小时重点监护。

(2) 建立良好的治疗性人际关系：掌握不同患者的接触交流技巧，建立个案化护理。尊重、关心、同情理解患者，满足合理要求，使患者感到温暖、亲切可信赖，在此良好的护患关系基础上，患者会主动倾诉内心活动，容易接受护士的劝慰。

(3) 日常生活护理：帮助患者制订日常生活计划，养成良好的生活卫生习惯，定期更换衣裤、理发、剃须、洗头、洗澡、修剪指甲、早晚刷牙、女患者清洗会阴等。新入院患者做好卫生处置、洗澡、更衣、理发、灭虱后再入病室；卧床者床上沐浴；定时翻身、按摩、预防压疮；随季节变化增减衣物。

(4) 饮食护理：进餐一般采用集体用餐（分食制）方式，安排患者固定餐桌，定位入坐，有秩序排队进餐。进餐过程中注意观察，防止倒食、拒食、暴饮暴食、藏食，并提醒患者细嚼慢咽，防止噎食、窒息意外。

(5) 大小便护理：每天观察患者的大小便排泄情况。便秘者给予缓泻剂或清洁灌肠，鼓励患者平时多饮水、多食粗纤维、蔬菜、水果、多活动；对排尿困难或尿潴留者先诱导排尿，无效时遵医嘱导尿；对卧床者定时提供便器；对认知功能障碍者除定时陪送到卫生间外，还需训练患者养成规律的排便习惯。

(6) 睡眠护理：为患者提供良好的睡眠环境，减少或祛除影响患者睡眠的诱发因素，督促其养成良好的睡眠习惯，建立有规律的生活，减少白天卧床。对入眠困难、早醒、失眠者，了解分析失眠原因，避免睡前兴奋、焦虑、紧张和看刺激性的电视，必要时药物诱导，保证足够的睡眠。

2. 病情观察

(1) 严密观察患者的病情变化：了解幻觉、妄想的内容，注意相应的情感反应，发现异常、意外情况立即报告医生做好抢救准备。

(2) 随时掌握病情变化：对重点患者做到心中有数，特别是对情绪低落、严重自杀倾向者要专人24小时监护，其活动范围纳入工作人员视野，避免独住一处。严密观察、重点交班、重点监护。

(3) 加强巡视：掌握住院患者冲动攻击暴力行为发生的先兆。如患者出现躁动不安、神情紧张、攻击辱骂性行为、不满、气愤、挑剔、抗议、摔东西等失控行为时进行积极有效的护理干预，必要时行保护性措施。当暴力行为出现时，医护人员立即疏散围观患者，迅速控制场面，解除患者手中危险品，将患者转移到隔离而安静的房间，给予适当的肢体保护或根据医嘱进行对症治疗。

(4) 一旦发生患者出走，立即报告医生，组织力量及时寻找并通知患者家属。外走回归后，应了解患者的心理反应及出走企图和经过，认真记录，不要责怪埋怨患者，更不要惩罚和施加精神压力，制订防范措施，防止再次出走。

(5) 一旦患者发生自杀、自伤等意外时应立即隔离患者，并与医生合作共同实施有效的抢救措施。做好自伤后的心理安慰，加强沟通，鼓励患者说出内心的真实感受，了解心理变化，制订针对性防护措施。如抢救失败、患者死亡，应详细记录事件的经过、时间、地点、工具、当时在场人员、具体受伤情况、抢救经过等。记录应真实、完善、准确无误、字迹清楚、签全名。并保留现场物证，封存病历，避免法律纠纷。

3. 特殊护理

（1）兴奋躁动：对兴奋躁动者应加强护理工作责任心，掌握患者的思想动态，预防兴奋躁动的发生。①尊重患者，建立良好的护患关系，满足合理要求，预防激惹性刺激；②密切观察病情变化，观察暴力行为发生的特点，对有兴奋躁动征兆者及时处理，减少兴奋躁动引起的伤害事故；③已出现兴奋躁动者，给予保护性护理措施；④积极治疗，尽量缩短兴奋过程；⑤对持续躁动者，防止过度兴奋导致患者脱水、躯体衰竭和并发症的发生。加强生活护理，保证营养的摄入，观察生命体征变化。加强基础护理，维持水、电解质、酸碱平衡。

（2）幻觉的护理：①密切观察病情：善于从患者的言语、表情、行为表现中了解幻觉出现的时间、频率、内容、规律。对受幻觉支配出走、冲动、伤人、毁物者安排重症观察室，专人监护，防止意外发生。②日常生活护理：对整日自言自语、自问自答、沉浸在病态体验中影响其日常生活者给予帮助，督促其按时就餐、饮水，满足其机体基本需要。③运用正确的护理技巧：耐心倾听，给予同情和安慰，稳定其情绪，不要过早指明患者病态表现，不要争论，防止患者隐瞒病情。不要引导患者反复、重复病理体验，以免强化病理联想，使症状更加顽固。④护士应尽量保持冷静，不受患者的病态情绪影响，针对患者行为做出适当反应。如患者出现恐惧、紧张、躯体不适、不眠时，多关心患者，让其先平静下来，观察其情绪上的转变并加以照顾，让患者感受到安全感，减轻症状。⑤了解幻觉的类型、性质，消除幻觉产生的病理基础，鼓励和督促患者参加各种工娱疗活动、文体活动，体验现实生活，分散注意力，减少幻觉出现的频率。⑥病情好转后，在适当时机，对其病态体验提出合理解释，帮助其认识疾病，促进康复。

（3）妄想的护理：①接纳患者，建立信任关系。主动与其交流，掌握其妄想内容，说服劝解，稳定情绪，限制其活动范围。②观察病情变化，加强防范。外出做必要检查时，一定要有工作人员陪护，避免外走。③对症护理：患者出现焦虑不安或冲动行为时，积极采取防范措施，必要时行保护性制动护理。症状活跃期，护士不可贸然触及患者妄想内容，唐突询问。患者主动诉说病情时，护理人员不要过多加以干涉，更不要与其争辩。为了缓和症状，可根据其个人特长参加工娱疗活动，以分散患者的注意力。护士不要在患者面前议论是非或低声交流，以免患者猜疑，强化妄想内容。当妄想涉及同室病友时，应及时将患者隔开，避免再次接触。当工作人员涉及妄想对象时，切忌作过多解释，尽量减少接触，并注意安全。④被害妄想患者认为饭中有毒而拒食，可采取集体进食，任选饮食与其他病友一起进餐，解除疑虑。⑤预防激情发作和暴力行为：护理人员避免与患者争辩妄想的正确性，注意接触交谈方式，耐心引导患者，分散其注意力，预防激情发作和暴力行为。⑥加强心理护理：关心体贴患者，满足合理要求，让患者感到被重视、被接纳。选择合适时机向患者宣传精神卫生知识，帮助患者了解认识疾病特点，并鼓励患者表达对治疗的感受，促进康复。

（4）木僵的护理：应加强基础护理，防止并发症，避免压疮、吸入性肺炎、口腔溃疡等并发症的发生。①加强基础护理：注意护理工作技巧，多关心体贴患者，做好皮肤护理，按时翻身，保证床铺的整洁、干燥、平整，按摩肢体，活动关节，预防压疮、肌肉萎缩及足下垂。②保证营养和水分的供给：多数木僵患者长期拒食，应尽量劝说耐心喂食。拒食者给予鼻饲，维持营养、水、电解质能量代谢平衡。③掌握木僵患者的特点：即在夜深人静或安静时，患者可在床上翻身或活动肢体，有时还主动进食，或去厕所小便。如工作人员对患者小声耳语，有时偶有回答，从而了解病情，观察病情变化，防止木僵患者一过性兴奋导致自伤、伤人、毁物，必要时行保护性措施。④木僵患者无自卫能力，要保证患者安全，防止其他患者对其伤害。有时患者也可突然冲动、伤人、毁物，故宜将患者安置在易观察的病室，采取保护性医疗措施避免在患者面前谈论病情及无关的事情。⑤木僵患者多有蜡样屈曲症状，每次完成治疗和护理工作后，应将患者的肢体放置于舒适的功能位置。加强口腔护理，保证呼吸道通畅，平卧时头偏向侧位。做好大小便护理，根据天气变化，随时增减衣物。⑥护理木僵患者时，态度和蔼，有耐心及同理心。注意"四轻"，即关门轻、操作轻、说话轻、走路轻。减少不良刺激，减少对患者的干扰，减轻症状，早日康复。

（5）抑郁症状护理：参见第六章有关内容。

4. 用药护理　精神分裂症患者由于精神症状的影响，给药疗护理工作带来了一些困难，如有些患者无自知力，否认有病，将药物偷偷扔掉；有的自责认为不配接受治疗；或有被害妄想者认为是毒药而拒绝服药；有的企图自杀，积蓄药物而藏药；有的莫名其妙抢药等。因此，精神科的给药治疗护理，除了按一般给药治疗护理常规外，护士应加强药物作用的宣传、解释，加强治疗前的心理护理，了解药物的性能，中毒的临床表现及应急处理，观察药物不良反应：

（1）给药前熟悉病情：患者的精神症状和躯体状况都要心中有数。护理人员要知道给药的目的、药物疗效、常用剂量和可能发生的副作用。按床号顺序排列药签，药剂员摆好药后，护士认真核对，以防发生差错。

（2）服药：服药前准备好适宜的开水、饮水杯。发药时需由 2 名以上护士负责，一人看口腔，一人发开水。发药中应严格执行操作规程，维持好秩序，集中注意力，按顺序发药到手，看服到口，做到准备无误。发药护士必须严格执行"三查八对"制度，认清患者姓名、床号、面貌后再发药，另一护士检查患者口腔、舌下和颊部，证明确实将药咽下方可离开。

（3）发药时，合作者先，不合作者后，若患者睡意蒙眬，必须唤醒后再服药，以免呛咳。对老年患者、吞服困难的患者应一片一片给予吞服，或者碾磨成粉后服下，切勿数片一次吞服，以防喉头梗阻等意外。对拒绝服药者，要耐心劝导，尽量取得合作。对极度兴奋躁动、拒不服药或意识障碍的患者宜鼻饲给药或遵医嘱注射给药，以免发生意外。

（4）肌内注射药物时，必须正确取位臀大肌，两侧交替，进针要深，以利吸收。注射次数多的应局部给予热敷，以免硬结形成。注射后必须卧床休息，谨防直立性虚脱。

（5）药疗过程中随时警惕患者可能出现的冲动行为。治疗车、治疗盘，给药篮都应近身，不得随便放置，以免患者抢药或毁坏发药车、治疗盘等。

（6）给药治疗后及时整理好用物，切勿将注射器、安瓿等物遗留在病房，以免被患者当作自伤、伤人的工具。保证治疗环境安全。

（7）观察疗效及药物副作用，如发现患者有眩晕、心悸、面色苍白、皮疹、黄疸、吞咽困难、意识模糊等，视情况暂缓给药，并报告医生及时处理，作重点观察详细交班。

（8）宣传药物治疗的有关常识，取得患者的合作，以解除顾虑，如药物治疗的意义及注意事项。告诉患者服药后可能出现的口干、乏力、便秘或有些坐立不安等情况是常见的现象，不必紧张；夜间、晨间或午间起床变换体位时动作要缓慢，防止跌倒等。

5. 心理护理

（1）入院阶段：创建安全舒适的住院环境，建立良好的护患关系，取得患者的信任。针对患者的主要问题，如不适应住院环境，患者出现的焦虑、恐惧、紧张，不接受住院治疗引起的精神症状等护理问题。采取主动热情、耐心细致的工作方法，通过护患交流，沟通协调关系、满足需要、减少寂寞，取得患者信任，注重言语交流技巧，体贴尊重接纳患者，注重启发性的提示，仔细关注的倾听，恰如其分的同情，明确解答等，使患者体会到医院的温暖，安心住院，为治疗奠定良好的基础。

（2）治疗阶段：掌握病情动态变化规律，缓解外因刺激，调控消极情绪，以亲切耐心的态度，镇静而温和的言语，了解患者的需要，帮助患者建立社会能接受的行为模式，对患者在幻觉、妄想支配下出现的过激行为要及时疏导和阻止。对不合作的患者，要耐心解释劝说，以认真负责的工作作风、良好的服务态度、娴熟的护理操作技巧、有效的沟通交流感化患者，帮助患者稳定情绪。将患者不配合治疗的行为风险降到最低限度。对严重自杀自伤的患者观察了解其内心体验，帮助患者分析病态的思维方式，根据患者的特点注重调节、控制、疏导、宣泄消极情绪，通过优化情绪提高患者的心理免疫力。鼓励患者参加集体活动，根据病情变化和患者的兴趣爱好，指导患者参加一些简单的工疗、娱疗，如折纸、粘贴、编织、唱歌、绘画、表演、体育比赛等转移患者的病态思维。体现患者生命价值，消除自杀心理，积极配合治疗。

（3）康复阶段：康复期患者的心理变化和精神负担是多种多样的，如疾病对生活的不良影响，担心出院后社会、同事朋友甚至家人不能接纳自己，担心自己能否继续工作、学习、结婚、过正常人的生活等。患者处于自责自卑和抑郁状态中，应重视患者的心理问题，注意使用倾听的技巧，及时做好心理的疏导，同时调用社会保障支持系统力量和家庭关爱，帮助患者度过心理危机，提高价值感和自信心，建立正确的认知过程，调整认知，运用正确的心理防卫方式，改善不良行为，克服自己性格中的缺陷，维护心身平衡，使其在生理、心理各方面都处于接受治疗和管理的最佳状态，达到维护健康、预防疾病、促使康复的目标。

6. 社会交往康复训练　精神分裂症患者的社交能力通常因长期住院与社会隔绝而削弱，加强社交训练的目的在于帮助患者阻止其社交能力的下降，训练从如何表达自己的感受开始，直至如何正确积极的寻求帮助，逐步掌握社交礼仪技能。包括就业行为训练、简单的作业训练、工艺制作训练、职业劳动训练等。

【健康指导】　向患者和家属指导学习精神分裂症的有关知识，如精神病药物知识，预防疾病复发知识，使患者和家属认识到精神分裂症是一类容易复发的精神疾病，教会患者和家属应对各种危机（如自杀、自伤、冲动等）的方法，争取亲友家庭和社会的支持，根据病情安排"假出院"以适应家庭社会生活。

向患者介绍疾病的有关知识，告知患者长期维持药物治疗是精神分裂症康复的重要措施之一，掌握复发的先兆，预防复发、定期门诊复查的必要性。出院后定时复查，在医护人员的指导下坚持服药，纠正不良生活习惯，提高综合性自我护理能力和适应能力。

指导家属学习有关精神疾病知识及如何预防疾病复发的常识。包括疾病的性质特征，药物治疗基本知识，正确地对待患者，为患者提供良好的家庭护理环境，分析解决家庭矛盾与冲突，改善患者在家庭环境中人际关系的方法，给患者提供与家人、社会接触的机会。帮助家属学会简单的观察、识别、判断症状复发，病情波动的早期表现，一旦发现及时就诊。指导家属帮助患者保管药物并监护患者按时按量服药。密切观察病情变化和药物副作用。

（刘磊峰）

复习思考题

1. 简述精神分裂症的主要精神症状。
2. 简述精神分裂症的常见类型及临床表现。
3. 简述精神分裂症的护理诊断和护理措施。

第六章　心境障碍患者的护理

学习要点

心境障碍的护理、临床症状、治疗、预防。

案例分析

李某，男，32岁，工人，已婚，文化程度高中。因两周以来异常兴奋、话多、夸大、易激惹，伴失眠等入院。患者首次发病于1999年3月中旬，无明显原因出现情绪异常愉悦，活动增多，整日忙碌不停，睡眠减少。话多，滔滔不绝，称自己有本事，要当大老板，比当今世界富豪还厉害，有时又无故指责他人，入院后诊断为"躁狂症"，服用氯丙嗪等药物数周后症状消失，能正常生活工作。此后患者曾因疾病复发四次住院治疗，每次均以兴奋话多、活动多、爱管闲事、夸大等为主要症状，一般每次发病历时数周，经碳酸锂、电抽搐等治疗后缓解出院。患者本次于两周前出现整日兴高采烈，忙东忙西，说正在筹办公司，到处贴广告，看厂房，招工人，无控制地购买书籍和办公用品。晚上不停地打电话，画图纸，半夜都不睡觉，毫无倦意。在街上遇到陌生人就主动向别人问好，买烟和酒送给别人，称自己是大老板，有的是钱。当家人不同意其要求时就暴跳如雷，甚至骂人、摔东西。入院后丝毫不认为是住院，否认自己有精神病，说是公司老板来疗养。在病房跑来跑去，很热情地和医生、护士及病友打招呼，说要在病房开学习班。话多，自诉脑子特别灵活，反应敏捷。食欲增加，大小便正常。父母两系三代均无精神病史，幼年发育正常，既往无躯体疾病病史，体格检查及实验室检查均正常。

临床诊断：躁狂症。

心境障碍（mood disorder）又称情感性精神障碍（affective disorder），是以显著而持久的心境或情感改变为主要特征的一组疾病。临床上主要表现为情感高涨或低落，常伴有相应的认知和行为改变；病情重者可有幻觉、妄想等精神病性症状；多数患者有反复发作的倾向，间歇期精神状态基本正常。心境障碍可分为抑郁障碍和双相障碍两个主要疾病亚型。抑郁障碍以显著而持久的心境低落为主要临床特征。双相障碍是指既有躁狂或轻躁狂发作，又有抑郁发作的一类心境障碍。心境障碍还包括以心境高低波动、但幅度不高为特征的环性心境障碍和以持久心境低落的慢性抑郁为主要特点的恶劣心境两种持续性心境障碍。

心境障碍的患病率因性别、年龄、种族、婚姻状况、社会阶层和季节等而有所不同。我国1982年在12个地区的精神疾病流行病学调查显示，心境障碍终身患病率为0.076%；1993年对其中7个地区进行的复查显示其终身患病率为0.083%；西方国家报道的终身患病率一般在2%～25%之间，远高于我国报道的数字，可能与诊断标准、调查方法不同等有关。

心境障碍多为急性或亚急性起病，躁狂发病年龄一般比抑郁早，女性又比男性早，第一次发病以 16～25 岁最多。临床上抑郁发作最常见，好发季节为秋冬季。双相障碍患者仅为单相抑郁的一半。躁狂发作较少见，占全部心境障碍的 5％～10％，好发季节为春末夏初。病程长短不一，抑郁症一般较长，平均为 6～8 个月，躁狂症病程较短，平均为 3 个月左右。多数心境障碍患者预后较好，部分可有残留症状或转为慢性。其预后与反复发作、慢性化病史、阳性家族史、病前适应不良、合并躯体疾病、缺乏社会支持和治疗不恰当等因素有关。

心境障碍的病因与发病机制尚不清楚，大量研究资料提示遗传因素、神经生化因素和心理社会因素等对本病的发生有明显影响。

1. 遗传因素　遗传因素在心境障碍发病中占有重要地位，其影响远甚于环境因素，但遗传方式目前尚不肯定，多倾向于多基因遗传模式。研究表明，在心境障碍患者中，有家族史者为 30％～41.8％。心境障碍亲属患本病的概率为一般人群的 10～30 倍，血缘关系越近，患病概率越高。单、双相患者一级亲属终身患病危险率为 15％～20％。单卵双生比双卵双生的患病率高。

2. 神经生化因素　一些研究初步证实了中枢神经递质代谢异常及相应受体功能改变，可能与心境障碍的发生有关，但意见尚不一致。有假说认为 5-羟色胺（5-HT）功能活动降低可能与抑郁发作有关，有假说认为抑郁发作可能与去甲肾上腺素（NE）功能活动降低有关，去甲肾上腺素功能活动增高则可能与躁狂发作有关，还有假说认为多巴胺功能活动降低可能与抑郁发作有关，增高与躁狂发作有关。目前以 5-羟色胺假说较为肯定。

3. 心理社会因素　应激性生活事件与心境障碍，尤其与抑郁发作的关系较为密切，特别是首次发作的抑郁症较为明显。据报道，抑郁发作前 92％有突发生活事件；在最近 6 个月内有重大生活事件发生者，其抑郁发作的危险率增高 6 倍，自杀的危险率增高 7 倍；离婚家庭中的儿童和青少年中，37％可能患抑郁症。常见负性生活事件如丧偶、离婚、婚姻不和谐、失业、严重躯体疾病、至亲亡故等，均可导致抑郁发作。

第一节　心境障碍的临床特点

一、临床症状

【临床表现】

（一）躁狂发作（manic episode）

躁狂发作的典型临床表现是"三高"症状，即情感高涨、思维奔逸和活动增多，可伴有夸大观念或妄想、冲动行为等。躁狂症状必须持续存在 1 周以上才考虑躁狂症的诊断。

1. 情感高涨或易激惹　情感高涨是躁狂发作的主要原发症状。

（1）典型表现为患者主观体验愉快，自我感觉良好：患者终日沉浸在欢乐的心境中，整日兴高采烈，得意洋洋，讲话时眉飞色舞，喜笑颜开，表情生动，似乎从来没有忧愁和烦恼。

（2）患者高涨的情感具有一定的感染力：患者言语诙谐风趣，常博得周围人的共鸣，引起阵阵欢笑，其愉悦心境与内心体验和周围环境相协调。

（3）部分患者以易激惹的心境为主：会因某种小事而发怒，显得蛮不讲理，好争吵、好斗，语言粗俗而尖刻，甚至出现破坏和攻击行为，但持续时间较短，很快转怒为喜或赔礼道歉。

2. 思维奔逸

（1）联想迅速，涉及内容多而广：患者自觉脑子聪明，反应敏捷，自述"脑子好像机器加了润滑油"、"舌头在和脑子赛跑"。表现为语量大、语音高、语速快、滔滔不绝、口若悬河、出口成章，常因说话过多口舌干燥，声音嘶哑，但讲话的内容较肤浅，凌乱不切实际，方向不确定，常给人以信口开河之感。

（2）话题"随境转移"：即随周围环境改变而转移。有的患者可出现"音联"和"意联"，即按词汇的同音押韵或意义相近来转换话题。

3. 活动增多

（1）精力旺盛：患者自感全身有使不完的劲，整日忙碌不停，无疲倦感；对各种事物都感兴趣，活动明显增多。

（2）被动注意增强：做任何事常常是虎头蛇尾，有始无终，一事无成；爱管闲事，好打抱不平。

（3）对自己的行为缺乏正确判断：如任意挥霍钱财，乱购物，随意将礼物赠送同事或陌生人；社交活动多，主动与人打招呼，随便请客，没有陌生感；注重打扮，行为轻浮，且好接近异性，如女性患者打扮艳丽，说话及行为失去女性羞涩，大胆接触男性。

4. 精神病性症状　部分患者可能出现幻觉与妄想，但多继发于情感高涨，内容多与现实接近，持续时间也不长。幻觉多为幻听，内容大多是称赞自己的才能和权利的，与其情绪相符合。妄想的内容常常与自我评价过高密切相关。患者认为自己是世界上最聪明的，能力最强的，最富有的或最漂亮的。严重时可发展为夸大妄想，自称有显赫的家族或权威的地位，如称自己是"亚洲总统"、"能管理几十个国家"。有的由此派生出被害妄想，认为别人嫉妒他的钱财和地位，要加害于他。

5. 躯体症状　由于患者自我感觉良好，精力充沛，故很少主诉有躯体不适。常表现为面色红润，两眼有神，心率加快。可有食欲增加、性欲亢进、交感神经兴奋症状等。因活动增多，可出现体重下降。患者睡眠需要明显减少但无困倦感，每日只睡 2～3 小时，主要为入睡困难。

儿童和老年患者的症状常不典型。儿童患者情绪和行为症状较单调，多表现为活动和要求增多。老年患者临床上主要表现为易激惹、狂傲、言语增多，有夸大观念及妄想，情感高涨和活动增多等症状多不明显。

（二）抑郁发作（depressive episode）

抑郁发作的典型临床表现是"三低"症状，即情绪低落、思维迟缓、意志活动减退，但现认为这是重度抑郁发作的典型症状。目前认为抑郁发作的表现可分为核心症状、心理症状群与躯体症状群。核心症状包括情绪低落、兴趣缺乏和快感缺失三主征，诊断抑郁状态时至少应包括此三种症状中的一个。抑郁症状必须持续存在 2 周以上，才考虑为抑郁发作。

1. 情绪低落　主要表现为显著而持久的情绪低沉、苦恼忧伤，情绪的基调是低沉、灰黯的。患者终日忧心忡忡，闷闷不乐，无精打采，愁眉苦脸，唉声叹气，甚至有度日如年、生不如死之感，自诉"高兴不起来"、"活着没意思"等。对孩子、挚友失去热情，漠然置之。患者常两眸凝含泪珠，如稍作启诱，便泪如线下。其低落的情绪不为喜乐的环境而改变，即使碰到令人高兴的事也高兴不起来。有时患者也会察觉到自己与别人不同，因而尽力掩饰伪装，称之为“微笑性抑郁”。60%的患者可出现不同程度的焦虑、激越症状，表现为表情紧张、局促不安、惶惶不可终日；或来回踱步、掐手指、拧衣服、揪头发等。典型病例常有晨重暮轻的特点，即情绪低落在早晨较为严重，傍晚可有所减轻，如出现则有助于诊断。

2. 抑郁性认知　患者自我评价低，常有“三无”症状，即无望、无助和无用，具体表现为：

(1) 对过去感到自责自罪：患者往往因自己既往的一些轻微过失或错误过分自责，认为给家庭、社会带来了巨大负担。严重者达到罪恶妄想，回顾过去自感一无是处，罪孽深重。

(2) 对现在感到无用和无助：患者对任何事情只看到消极的一面，感到自己无能力、无作为，连累了家庭和社会。同时产生孤立无援的感觉，觉得既无力自拔，别人也帮不上忙。

(3) 对将来感到无望：想到将来，患者感到前途渺茫，毫无希望，预料将来的自己必将一败涂地，或工作失败，或家庭不幸，或健康恶化，觉得活着毫无意义。

3. 兴趣缺乏　几乎所有患者都有此症状，表现为对以前喜爱的各种活动兴趣显著减退甚至丧失，如患者以前很爱打球，现在却对打球一点兴趣都没有，再也不去球场，常独坐一旁或整日卧床。

4. 快感缺失　患者丧失了体验快乐的能力，不能从平日从事的活动中体验到乐趣。部分患者也会参与一些看书、看电视等活动，但其目的主要是为了消磨时间或希望能从悲观失望中解脱，毫无快乐可言。

5. 思维迟缓　患者思维联想速度缓慢，反应迟钝，思路闭塞，思考问题困难，自觉“脑子好像是机器生了锈转不动”。表现为主动言语减少，语速慢，语音低，应答及交流困难，工作和学习能力下降。

6. 意志活动减退　患者感到全身乏力，做任何事情都很吃力。临床表现为活动减少，动作缓慢，不想做事，不愿和周围人接触交往，不参加外界活动，甚至个人卫生也懒于料理。如原先很勤快的家庭主妇被褥不整理，碗筷不洗，把做这些平常很容易的事认为是极大的负担。病情严重时，发展为不语、不动、不食，可达木僵状态，称为“抑郁性木僵”，但仔细进行精神检查，其表情、姿势和内心体验协调一致，患者流露痛苦抑郁情绪。

7. 自杀观念和行为　患者一方面由于感到生不如死，以自杀寻求解脱，另一方面认为自己罪大恶极，通过自杀惩罚自己。有调查发现，抑郁者的自杀率是正常人的 20 倍，约有 67%的患者有自杀观念，有 10%～15%的患者有自杀行为，有过一次重度抑郁的人群中，最后有 1/6 死于自杀。自杀观念通常逐渐产生，随着症状的加重，自杀念头日趋强烈。患者采取的自杀行为往往计划周密，难以防范，因此应高度警惕。

8. 精神病性症状　一般在抑郁存在一段时间后可出现幻觉与妄想，但抑郁心境缓解后不持续存在。内容可与抑郁心境相协调，如罪恶妄想，伴嘲弄性或谴责性的幻听；也可与抑郁心境不协调，如被害妄想，没有感情色彩的幻听等。同时对疾病缺乏自知力。

9. 躯体症状　患者常有食欲减退、体重下降、便秘、躯体疼痛不适、乏力、性欲减退，甚至阳痿或闭经等。80%的抑郁患者会出现睡眠障碍，主要表现为早醒，一般比往常提早 2～3 个小时醒来，随后再难入睡；有的表现为入睡困难、睡眠浅；少数患者表现为睡眠过多。抑郁患者在早醒的同时常伴有情绪的低潮，醒后睁着眼睛躺在床上，对自己完全丧失信心，处于绝望状态。

儿童和老年患者的抑郁症状常不典型。儿童患者多表现为兴趣减退，不愿参加游戏，学习成绩下降等。老年患者除抑郁心境外，常伴有焦虑，有时也可表现为易激惹和敌意，精神运动性迟缓和躯体不适主诉较为突出，病程较长，易发展为慢性。

 知识链接

抑郁症患者自杀的变异

抑郁症患者的自杀有两种变异：一种叫扩大性自杀，患者会认为活着的亲人也非常痛苦，在将亲人杀死后自杀；另一种可称为曲线自杀，患者由于自杀未遂，而决心杀人，被杀者是陌生人或与患者毫无关系的人，在杀人后患者并不逃走，而往往向公安机关自首认罪，要求立即严惩，这才是患者凶杀的目的。

二、治疗与预防

【治疗要点】 目前心境障碍还无法根治，但通过各种治疗可以减轻或缓解症状，减少并发症及病死率，逐渐恢复患者的社会功能。主要治疗方法包括药物治疗、电抽搐治疗和心理治疗。

（一）药物治疗

目前各类心境障碍均以药物治疗为主，尤其是躁狂与中、重度的抑郁。

1. 躁狂发作 以心境稳定剂为主，必要时可合用抗精神病药和苯二氮䓬类药物。

（1）锂盐：是治疗躁狂发作的首选药物，总有效率约为70%。临床常用碳酸锂，既可用于躁狂的急性发作，也可用于缓解期的维持治疗。碳酸锂起效时间为1周左右。锂盐的血药浓度治疗量与中毒量接近，故须密切观察病情变化和治疗反应，同时定期监测血锂浓度。急性治疗期血锂浓度应维持在0.6～1.2mmol/L，维持治疗期为0.4～0.8mmol/L，血锂浓度上限不宜超过1.4mmol/L，老年患者血锂浓度不宜超过1.0mmol/L，以防锂中毒。

（2）抗癫痫药：当碳酸锂治疗效果不佳或不能耐受其副作用时可选用此类药。目前临床上主要使用丙戊酸盐和卡马西平。许多研究显示丙戊酸盐对急性躁狂发作患者的疗效与锂盐相同，对混合发作、快速循环发作的疗效与单纯躁狂发作的疗效接近。卡马西平适用于锂盐治疗无效、快速循环发作或混合发作的患者。

（3）抗精神病药物：对躁狂时的兴奋、冲动症状，尤其是对伴有精神病性症状如幻觉、妄想、怪异行为等有很好的治疗作用，且起效时间比锂盐快。目前，尤其推荐第二代的非典型抗精神病药，如喹硫平、奥氮平等。

2. 抑郁发作 以抗抑郁药物为主。抗抑郁药物能有效缓解抑郁心境及伴随的焦虑、紧张和躯体症状。抑郁症为高复发性疾病，目前倡导全病程治疗。全程治疗分为急性期治疗、恢复期治疗和维持期治疗。

（1）急性期治疗：目标为控制症状，尽量达到临床痊愈。治疗抑郁症时，一般药物治疗2～4周开始起效，推荐治疗6～8周。如果患者用药治疗6～8周无效，可换用作用机制不同的另一类药物或者加一种作用机制不同的抗抑郁药物。

（2）恢复期治疗：目标为防止症状复燃。治疗至少4～6个月，在此期间，患者病情不稳，复燃风险较大，原则上应继续使用急性期治疗有效的药物，且剂量不变。

（3）维持期治疗：目标为防止症状复发。有关维持治疗的时间意见不一致，目前多数意见认为首次抑郁发作维持治疗为 6～8 个月，若有 2 次以上的复发，特别是近 5 年有 2 次发作者应维持治疗，一般至少 2～3 年，多次复发者主张长期维持治疗。有资料表明以急性期治疗剂量作为维持治疗的剂量，能更有效防止复发。维持治疗结束后，病情稳定，可缓慢减药直至终止治疗，但应密切监测复发的早期征象。

抗抑郁剂在使用过程中应遵循以下原则：①个体化合理用药：全面考虑患者的症状特点、年龄、身体状况、药物的耐受性、是否同时使用其他药物等，并根据患者用药后的情况随时调整药物和剂量；②尽可能单一用药：一般不主张联合用两种以上的抗抑郁药，只有当足量、足疗程治疗和换药无效时才考虑联合用药；③逐渐递增剂量：尽可能采用最小有效剂量，以减少不良反应，提高服药依从性；④足量、足疗程：小剂量疗效不佳时，根据不良反应和耐受情况，增至足量和足够长的疗程；⑤不突然停药：停药时应逐渐减量，突然停用抗抑郁药易导致抑郁反复，并易出现撤药反应；⑥联合心理治疗：在药物治疗基础上辅以心理治疗，可获得更加的效果。

各种抗抑郁药物的疗效大体相当，又各有特点，一般根据患者的疾病特点、既往用药史、药理学特征、躯体情况、药物的不良反应等来选择药物。常用的抗抑郁药物包括传统的三环类及四环类抗抑郁药如丙米嗪、阿米替林等；新一代的抗抑郁药如选择性 5-HT 再摄取抑制剂（SSRIs）的氟西汀、帕罗西汀等；5-HT 和 NE 再摄取抑制剂（SNRIs）的文拉法辛等；NE 和特异性 5-HT 能抗抑郁药（NaSSAs）的米氮平等；单胺氧化酶抑制剂（MAOI）的吗氯贝胺等。新一代的抗抑郁药副作用显著小于传统的抗抑郁药如三环类，目前一般推荐 SSRIs、SNRIs、NaSSAs 作为一线药物选用。此外，抗焦虑药、抗精神病药和其他药物也用于伴有焦虑或精神病性症状的患者。

（二）电抽搐或改良电抽搐治疗

对重症躁狂急性发作、对锂盐治疗无效或不能耐受的患者可使用电抽搐或改良电抽搐治疗（无抽搐电休克治疗），起效迅速，可单独使用或合并药物治疗，一般隔日一次，8～12 次为一疗程。对有强烈自杀观念和行为、抑郁性木僵的患者，电抽搐或改良电抽搐治疗应是首选治疗；对使用药物治疗无效的抑郁症患者也可采用，治疗疗效好，见效快，一般 6～10 次为一疗程，但电抽搐治疗后仍需用药物维持治疗。

（三）心理治疗

常贯穿于治疗的始终，尤其是有明显心理社会因素作用的抑郁发作患者及轻度抑郁或恢复期患者。支持性心理治疗，通过倾听、解释、指导、鼓励和安慰等帮助患者正确认识和对待疾病，主动配合治疗。心理治疗的目的主要在于改变患者的不良认知方式，矫正患者适应不良的行为，改善患者人际交往能力和心理适应功能，提高患者家庭和婚姻生活的满意度，从而消除其不必要的顾虑和悲观情绪，缓解情感症状，促进康复，预防复发。心理治疗的方法有很多种，比较常用的有认知疗法、行为疗法、人际心理治疗、家庭干预等。对于有明显消极自杀观念和行为的患者，应提供及时有效的危机干预措施。

【预防复发】 心境障碍复发的频率因人而异，研究显示，经药物治疗已康复的患者在停药后一年内复发率较高。绝大多数双相障碍患者可有多次复发，若在过去的 2 年中每年都有一次以上的发作，主张长期服用锂盐预防性治疗。锂盐具有双向治疗作用，可有效防止躁狂或双相抑郁的复发，且预防躁狂发作更有效，有效率达 80% 以上。有资料显示第一次抑郁发作后复发几率为 50%，第 2 次为 75%，第 3 次为 100%，因此对抑郁障碍患者需进行维持治疗，预防复发。对第一次发作且药物治疗临床缓解的患者，多数学者主张维持治疗 6 个月到 1 年；若为第二次发作，主张维持治疗 3～5 年；若为第三次发作，主张长期维持治疗。此外，心理治疗和社会支持系统对预防本病复发也具有重要的作用。

第二节　心境障碍患者的护理

【护理诊断】

（一）躁狂发作的主要护理诊断

1. 有对他人实施暴力行为的危险　与易激惹、失去正常的社会控制能力、意识障碍所致谵妄和错乱等有关。

2. 卫生/穿着/进食自理缺陷　与极度兴奋、无暇料理自我有关。

3. 营养失调：低于机体需要量　与兴奋消耗过多、进食无规律有关。

4. 睡眠型态紊乱　与精神运动性兴奋、精力旺盛有关。

5. 自我认同紊乱　与思维障碍的内容有关。

6. 便秘　与生活起居无规律、饮水量不足有关。

7. 不合作　与自知力缺乏有关。

8. 有外走危险　与情绪控制力下降、缺乏自知力有关。

（二）抑郁发作的主要护理诊断

1. 有自伤、自杀的危险　与悲观情绪、自责自罪观念、无价值感有关。

2. 卫生/穿着/进食自理缺陷　与精神运动迟滞、兴趣降低、无力照顾自己有关。

3. 营养失调：低于机体需要量　与自罪自责、食欲下降有关。

4. 睡眠型态紊乱　与情绪低落、沮丧、绝望等因素有关。

5. 自我认同紊乱　与抑郁情绪、自我评价过低、无价值感有关。

6. 个人应对无效　与情绪抑郁、无助感、精力不足、疑病等因素有关。

7. 焦虑　与自卑、自责、无价值感、罪恶感有关。

8. 便秘　与日常活动量减少、胃肠蠕动减慢有关。

9. 社交障碍　与精力和兴趣丧失有关。

【护理措施】

（一）躁狂发作的护理措施

1. 安全和生活护理

（1）为患者提供安静的生活环境：躁狂症患者往往躁动不安，很容易受周围环境刺激，因此，提供一个简单、宽敞、安静的环境，常具有镇静作用，可以稳定患者的情绪，保证患者的休息、睡眠。同时，合理安排好患者的活动，也有利于患者的休息和睡眠。

（2）建立良好的护患关系：患者常常兴奋好动，语言增多。患者诉说的诸多感受，往往并非是真正的内心感受和体验，而是用否认的意念来逃避真正的想法。因此，建立良好的护患关系有利于护患间的沟通和交流，让患者表达内心的真实想法，以利患者情感的稳定、病情的缓解。

（3）饮食护理：按时督促和协助患者进食高营养、易消化的食物及充足的饮水，以满足患者的生理需求。患者由于极度兴奋、精力充沛，整日忙碌于他认为有意义的活动，而忽略了最基本的生理需求，而且由于活动过多使能量消耗较多。

（4）个人卫生护理：引导和鼓励患者按时料理个人卫生及参与做好病室卫生。对患者异常的打扮和修饰给予婉转的指正，教会其更好地体现个人修养和身份。

（5）引导患者朝建设性方向消耗过剩的精力：躁狂症患者往往精力充沛、不知疲倦，且急躁不安、判断力差，易使精力的发泄变成破坏性，可能伤害自己和他人或损坏周围的物品。护理人员可根据患者的病情及医院场地设施等，安排既需要体能又没有竞争的活动项目，如：健身器运动、跑步等。也可鼓励患者把自己的生活"写"或"画"出来，这类静态活动既减少了活动量，又可发泄内心感受。对患者完成的每一项活动，护理人员应予以恰当的鼓励和肯定，以增强患者的自尊，避免破坏性事件的发生。

2. 特殊护理 主要为暴力行为的防范与处理。部分躁狂症患者以愤怒、易激惹、敌意为特征，动辄暴跳如雷、怒不可遏，甚至可出现破坏和攻击行为，护理人员需做好预防和处理。

（1）及时了解每个患者既往发生暴力行为的原因，评估这些原因是否仍然存在，或是否有新的诱发因素出现，设法消除或减少这些因素。

（2）提供安静、宽敞、安全的病房环境，引导患者遵守和执行病区安全管理制度，将冲动、易激惹者与其他患者分开居住与活动。

（3）尽可能地满足患者的合理要求，对于不合理、无法满足的要求也应尽量避免采用简单、直接的方法拒绝，以避免激惹患者。

（4）避免激惹性言语和强制性措施，对其过激言行不辩论，但不轻易迁就，应因势利导，鼓励患者按可控制和可接受的方式表达与宣泄激动和愤怒情绪。

（5）加强巡视，严密监护，注意观察和早期发现暴力行为的先兆，如情绪激动、挑剔、质问、无理要求增多、有意违背正常秩序、出现辱骂性语言、动作多而快等，以便及时采取预防措施。当确定患者有明显的暴力行为先兆时，应立刻按照暴力行为的防范措施处理。

（6）一旦发生暴力行为，应尽快制止，当难以制止时，可予以隔离或约束。

（7）在冲动后做好心理护理，制订切实可行有针对性的防范措施。在解除隔离或约束时，依然要解释隔离或约束的必要性。

3. 用药护理 在用药的过程中，护理人员应密切观察患者的合作性、药物的耐受性和不良反应，特别是对应用锂盐治疗的患者，要注意监测血锂浓度。对恢复期的患者，应明确告知维持用药对巩固疗效、减少复发的意义，并了解患者不能坚持服药的原因，与患者一起寻找解决的办法。

（二）抑郁发作的护理措施

1. 安全和生活护理

（1）环境：提供安静、安全、舒适的病室环境，在疾病急症期，切忌让患者独居一室，严格执行交接班制度、危险物品管理制度和服药检查制度。

（2）保证营养供给：抑郁患者常有食欲减退，甚至受精神症状影响，自责自罪而拒绝饮食。护理人员首先必须了解患者不愿进食或拒食的原因，根据不同情况可制订出相应的对策，给予高蛋白、高热量、高维生素的饮食，以保证患者的营养摄入。如选择患者平时喜爱的食物、陪伴患者用餐、少量多餐、让患者从事一些为别人服务的活动以促进患者接受食物等。若患者坚持不肯进食，则必须采取另外的措施如喂食、鼻饲、静脉输液等。

（3）改善睡眠：抑郁患者的睡眠障碍主要表现为早醒，且醒后难以入睡，而早醒的同时常伴有情绪的低落。患者发生的许多意外事件，如自杀、自伤等，常发生在这个时候。护理人员应教会患者应对失眠和早醒的方法，如入睡前喝热牛奶、洗热水澡等。在清晨应加强巡视，对早醒者应予以安抚，使其延长睡眠时间。

（4）做好日常生活护理：抑郁患者常感到无力、不想做事，甚至连最基本的起居、梳理都感到吃力。护理人员应提供必要的帮助，可以帮患者拟定一个简单的作息时间表，内容包括梳理、洗漱、沐浴等，每天让患者自行完成作息时间表所规定的内容，同时给予积极地鼓励和支持，使患者逐步建立起生活的信心。对重度抑郁，生活完全不能自理的患者，护理人员应协助做好日常生活护理工作。

（5）鼓励患者参与活动：了解患者的兴趣爱好，鼓励参与易完成、有趣味的活动，提高患者的自信心。

2. 特殊护理　主要为自伤自杀行为的防范与处理。

（1）将有自伤自杀危险的患者安置于重点房间，其活动范围不离开护理人员的视线。对有严重企图者，应严加防范，禁止其单独活动与外出，禁止在危险场所逗留。

（2）严密观察病情，加强沟通，对患者的言语、行为和去向等情况应随时做到心中有数，及时辨认出患者自杀意志的强度与可能性及可能采取的方法，及早发现自杀先兆。

（3）一旦发生自伤自杀等意外，应立即隔离患者，实施抢救措施，并做好相应的心理护理。

3. 心理护理　主要目的是改善患者的抑郁情绪。

（1）建立良好的护患关系：抑郁患者往往情感低落、对任何事物都失去兴趣。因此，护理人员在与患者相处时会备感困难，需要具有高度的耐心和同情心，理解患者痛苦的心境。

（2）建立有效的护患沟通：在与患者交谈时，应保持稳定、温和与接受的态度，适当放慢语速，允许患者有足够的反应和思考时间，并耐心倾听；与患者交谈时，应避免使用简单生硬的语言，更要避免使用训斥性的语言，以免加重患者的自卑感；也不要过分认同患者的悲观感受，避免强化患者的抑郁情绪。

（3）培养正性的认知方式：在交谈中，尽量选择患者感兴趣的或较为关心的话题，鼓励和引导他们回忆以往愉快的经历和体验，用讨论的方式抒发和激励他们对美好生活的向往。当患者对自己或外界事物不自觉地持否定的看法（负性思考）时，护理人员必须协助患者确认这些负性思考，然后设法打断这种负性循环，协助患者回顾自身的优点、长处或成就，以增加患者对自身或外界的正向认识。

（4）教会正确的应对方式：积极地营造和利用一切个人或团体的人际交往机会，改善患者以往消极被动的交往方式，逐步建立积极健康的人际交往方式，增加社交技巧。另外，还应改善患者处处需要别人关照和协助的心理，并通过学习和行为矫正训练的方式，改变患者的病态应对方式，建立新的应对技巧，为患者今后重新融入社会、独立处理各种事物创造良好基础。

【健康指导】

1. 生活指导　指导患者及家属料理患者的个人卫生、合理饮食等，提高患者的自理能力。鼓励患者多参与活动，教会患者应对睡眠障碍的一些方法，指导患者控制和疏泄自己高涨或抑郁的心境。

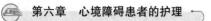

2. 疾病知识指导　选择适当的时机，运用良好的沟通技巧，向患者讲解有关疾病的知识，让患者认识到自己的情感失态是病态，并能从主观上主动调整自己的思想、情感和行为。同时，向患者讲解维持用药对巩固疗效和防止复发的重要性、药物的作用及可能出现的不良反应，使患者能主动配合治疗。随着病情的好转，教会患者克服性格弱点，正确对待疾病和面对未来。

（杨　娟）

❓复习思考题

1. 什么叫心境障碍？
2. 如何预防和制止躁狂症患者暴力行为的发生？
3. 如何预防和制止抑郁症患者自杀行为的发生？
4. 如何帮助抑郁症患者改善抑郁情绪？

第七章 神经症患者的护理

 学习要点

　　神经症患者的护理、临床表现、治疗、病因、发病机制；应激相关障碍患者的护理、临床表现、治疗、病因、发病机制。

案例分析

　　张先生，39岁，中学教师。近五年来，由于工作紧张，压力大，逐渐出现失眠，表现为入睡困难，需两三个小时才能入睡，睡后易惊醒，多梦。白天昏昏欲睡，精神差，易疲劳，记忆力减退，工作效率降低，常感觉心有余而力不足，情绪易烦躁。近因职称晋升受阻，内心十分压抑，失眠加重，有时彻夜不眠，心慌、胸闷、腹胀、眼花、头痛，没有食欲。自认为病情十分严重，忧心忡忡，四处求医治疗。躯体和神经系统检查、实验室检查未发现异常。临床诊断：神经衰弱。

第一节　概　　述

　　神经症（neurosis），旧称神经官能症，为一组轻性精神障碍的总称。主要表现为焦虑、抑郁、恐惧、强迫、躯体形式障碍或神经衰弱症状的精神障碍。本章依照《中国精神障碍分类与诊断标准》第3版（CCMD-3），简要介绍焦虑症、强迫症、恐惧症、躯体形式障碍、神经衰弱、分离（转换）性障碍等。其中，神经衰弱已作为一个过渡性诊断，临床中很少使用。

　　尽管神经症的各亚型有着各自不同的病因、发病机制、临床表现、治疗要点、病程和预后。但是，它们仍有不少共同之处，有别于其他类别的精神障碍。

一、神经症性障碍的共同特征

　　1. 发病常与患者的心理社会因素有关　如长期而持续的工作压力、人际关系紧张及其他生活事件，甚至不同的社会文化背景对神经症的发生、神经症不同亚型的发生都有关系。

　　2. 病前多有一定的素质与人格基础　神经症常见于性格内向和情绪不稳的人，其个性多具有焦虑素质、刻板、过于严肃、多愁善感、孤僻等特点，在不同的亚型中可观察到各具特点的个性特征。

　　3. 其症状无任何可证实的器质性病变基础　依目前的诊疗手段和技术还未能发现肯定的、相应的病理生理学和组织形态学变化。

　　4. 社会功能相对完好　神经症比重性精神病的社会功能好，一般能自理生活，与正常人相比，患者在坚持学习、工作和人际交往方面相对吃力，效率低下，适应性差，需进行治疗。

5. 患者对自己的病有相当的自知力　他们能够评判自己的病态感受，能分清病态体验和现实环境，并因此而痛苦万分，进而主动求医治疗。

6. 除癔症外，无精神病性的症状。

二、流行病学

神经症是世界公认的一组患病率较高的疾病，1982 年我国 12 个地区的精神疾病流行病学调查，神经症患病率为 22.21‰，其中女性（39.93‰）明显高于男性（4.71‰）；1993 年我国 7 个地区流行病学调查，神经症患病率为 15.11‰，2003 年有关研究报告神经症患病率高达 38.38‰，起病年龄高峰为 20～29 岁，文化程度低、收入低、家庭不和睦、移居者中患病率高。

三、分类

目前神经症分为以下几类：

1. 恐惧症；

2. 焦虑症；

3. 强迫症；

4. 躯体形式障碍；

5. 神经衰弱；

6. 分离（转换）性障碍。

 知识链接

神经症概念的由来与变迁

神经症的一些症状描述，可追溯到两千年前，直至 1769 年，英国医生 William Cullen（1710—1790）首次提出"神经症（neurosis）"这一术语，但在当时其内涵与现代观点相去甚远，几乎囊括了除发热、局部病变和恶病质外的所有疾病。随后，法国精神病院革新运动人 Philippe Pinel 提出神经症可能包括功能性、器质性的或者两者兼而有之。同时一些新的疾病名称也被逐渐归入神经症这一类别中。例如 1861 年 Morel 提出的强迫症（obsessive-compulsive）。1871 年 C. Westphal 提出的广场恐惧症（agoraphobia），1894 年 S. Freud 又将焦虑症加入其中。加上痛症（hysteria）和疑病症（hypochondriasis）这两个古老的神经症诊断术语，至 20 世纪，神经症的概念和内涵逐渐形成，在 20 世纪 70 年代早期，神经症主要包括 7 种障碍，即焦虑症、恐惧症、强迫症、癔症、疑病症、抑郁性神经症、神经衰弱。

第二节　神经症的常见类型与护理

一、焦虑症

焦虑症（anxiety），原称焦虑性神经症（anxiety neurosis），是一种以焦虑症状为主要临床表现的神经症，包括急性焦虑（惊恐发作）和慢性焦虑（广泛性焦虑），常伴有自主神经功能紊乱如头昏、心悸、胸闷、呼吸困难、口干、尿急、尿频、出汗及运动性不安等。焦虑症的焦虑症状是原发的，并非由于实际威胁所致，其紧张、惊恐的程度与现实情况很不相称，并为此十分痛苦。

1982年我国12个地区精神障碍流行病学调查，焦虑症患病率为1.48‰，城乡患病率相近，女性患病率明显高于男性。国外报告为5‰左右，与国内差异较大。在神经症专科门诊中，焦虑症占神经症总数的16.8%。预后与个体素质有关。

【病因与发病机制】

1. 遗传因素　较早的家系学调查发现，焦虑症患者近亲中的患病率为15%，远高于一般居民患病率（5%）。有研究表明，单卵孪生子同病率（5%）明显高于双卵孪生子同病率（2.5%）。

2. 神经生化因素

（1）乳酸学说：有人发现焦虑症患者运动后血液中的乳酸盐水平较对照组高；如果给患者注射乳酸钠则大部分可诱发惊恐障碍；另有研究发现广泛性焦虑和惊恐障碍患者的血乳酸水平均较正常对照组显著增高。

（2）神经递质：中枢去甲肾上腺素（NE）、5-羟色胺（5-HT）、多巴胺（DA）和γ-氨基丁酸（GABA）等几种神经递质系统可能与焦虑症的发病机制有关。研究发现焦虑状态时，血、脑脊液中NE的代谢产物增加，NE水平的增加与惊恐发作的躯体症状（心动过速、心悸等）有关，提示NE的调节障碍可能是惊恐发作的病因；5-HT能系统在背侧中缝核能抑制与焦虑相关的行为，中枢5-HT活动具有保持警觉和控制焦虑作用；DA能系统与情感行为和情感表达有关；GABA则为主要的抑制性神经递质。这四种神经递质在脑内不同部位相互作用，引起脑及躯体各部位功能不同的变化，产生焦虑的各种临床表现。

3. 心理社会因素　心理社会因素在焦虑症的发生中有着重要作用，常为一种诱发因素，无特异性。行为主义理论认为焦虑的发作是通过后天学习而获得的对既往可怕情景的条件性反射，亦即焦虑是害怕某些环境或情景刺激所形成的条件反射。精神分析学派认为过度的内心冲突对自身威胁的结果可以导致焦虑症的发生。

【临床表现】

1. 慢性焦虑症　又称广泛性焦虑症或自由浮游性焦虑，是焦虑症最常见的表现形式。可见于任何年龄段，较多见于40岁之前。缓慢起病，患者以泛化且持久、无明显对象的烦恼、过分担心和紧张不安为特征。主要表现为：

（1）精神方面：过分担心而引起的焦虑体验，是广泛性焦虑症状的核心症状，患者不能明确意识到他担心的对象或内容，而只是一种提心吊胆、惶恐不安的强烈内心体验。

（2）躯体方面：运动性不安（患者小动作增多、不能静坐、搓手顿足，或者自感战栗），肌肉紧张（多表现为紧张性疼痛），自主神经功能紊乱，表现为心悸、出汗、胸闷、呼吸急促、口干、便秘、腹泻、尿频、尿急、皮肤潮红或苍白等。有的患者还可能出现阳痿、早泄、月经紊乱等症状。

（3）警觉性增高：表现为对外界过于敏感、注意力难以集中、易受干扰、难以入眠、睡眠中易于警醒、情绪激惹、易出现惊跳反应。

（4）其他症状：广泛性焦虑症患者常合并疲劳、抑郁、强迫、恐惧、惊恐发作及人格解体等症状，但不是该病的主要临床相。

2. 急性焦虑症　又称惊恐发作，伴濒死感和自主神经功能紊乱症状，突然出现，历时5~20分钟，自行缓解。发作后一切正常、不久后可再发。

（1）惊恐发作：患者在进行日常活动时，突然出现强烈的恐惧感，感到自己马上就要失控（失控感），即将死去（濒死感），这种感觉使患者痛苦万分，难以承受。同时患者会伴有一些躯体的不适，如呼吸困难、心悸、胸痛或不适、眩晕、呕吐、出汗、面色苍白、全身发抖或全身无力等，患者可突然尖叫逃跑、躲藏或呼救。有些患者出现现实解体、人格解体等痛苦体验。10分钟可达到高潮，往往不超过1小时可自行缓解，患者意识清晰，事后能够回忆。

（2）回避及求助行为：在发作时极度的恐惧感使得患者做出各种求助行为，包括向周围人群和医疗机构求救。大约60％的患者在发作间期因担心再次发作无人在侧，或发作时被围观的尴尬，而采取明显的回避行为，如不去热闹的地方，不能独处，甚至不愿意乘坐公共交通工具。

（3）预期焦虑：大多数患者会一直担心是否会再次发作、什么时间会再发作、下次发作会在什么地点等，从而在发作间期紧张不安，担心害怕等明显的焦虑情绪。

 知识链接

焦虑和焦虑症的区别

焦虑，几乎每个人都有过的体验，是即将面临某种处境时产生的一种紧张不安、惊慌恐惧的感觉和不愉快的情绪。正常人的焦虑是建立在现实情况之上的，自己明确知道危险所在，所担心的事情也符合客观规律。而焦虑症患者的焦虑状态则不同，它没有充分理由，经常出现莫名其妙的持续性精神紧张、惊恐不安，并常常伴有头晕、胸闷、心悸、呼吸急促、口干、尿频、尿急、出汗等自主神经紊乱的症状和运动性紧张。即使有一定诱因，其症状的严重程度与诱因明显不相称。

【治疗要点】

1. 心理治疗　心理治疗可以与药物合用，也可以单独使用。心理治疗最常用的有认知治疗、行为治疗或认知行为治疗。认知治疗改变患者对疾病性质的不合理和歪曲的认知，行为治疗如放松训练、系统脱敏等处理焦虑引起的躯体症状。认知行为治疗如认知重建疗法和焦虑控制训练，可以矫正患者对于焦虑的错误认知，减轻患者焦虑的躯体症状。

2. 药物治疗　抗焦虑药既能稳定患者的情绪，又有助于心理治疗，以苯二氮䓬类最常用，如阿普唑仑0.4～0.8mg，每天2～3次；艾司唑仑1～2mg，每天2～3次。亦可选用具有抗抑郁和抗焦虑双重作用的抗抑郁药，如多塞平12.5～25mg，每天2～3次；马普替林12.5～25mg，每天2～3次，惊恐发作时可静脉缓慢注射地西泮。

二、强迫症

强迫症（obsessive-compulsive disorder，OCD）是以反复出现强迫观念、强迫意向和强迫动作为主要表现的一类神经症。特点是患者意识清醒，深知这些强迫症状不合理、不必要，但却无法控制或摆脱，因而焦虑和痛苦。国外报告的患病率为0.1‰～2.3‰（Carey等，1980），我国为0.3‰（1982）。男女患病率近似。患者常有强迫性格，多起病于青春期，常无明显诱因，缓慢起病。

【病因和发病机制】　目前病因及发病机制尚未完全明了，但遗传因素、强迫性人格特征及心理社会因素在强迫症发病中起一定作用。

1. 生物因素　研究显示强迫症与以下生物因素有关：强迫行为的素质与遗传有关，

患者近亲属中的患病率高于一般居民，如患者父母中本症的患病率为5%～7%，双生子调查结果也支持强迫症与遗传有关。5-HT再摄取抑制剂对强迫症有良好疗效，5 HT下降时强迫症状可以减轻，表明5-HT系统功能亢进与强迫症有关；脑损伤、器质性疾病伴有强迫症患者的脑CT检查以及对强迫症患者的正电子发射脑扫描、功能磁共振成像等报告显示，选择性基底节功能失调，即眶额-边缘-基底节的功能失调可以导致强迫症的发生。

2. 个性特征 1/3强迫症患者病前均有一定程度的强迫人格。其特征为拘谨、优柔寡断、节俭、胆小怕事、过分注意细节、好思索、要求十全十美，但又过于刻板和缺乏灵活性等。弗洛伊德学派认为强迫症状是在固着、孤立、退化、反应形式等心理机制作用下，强迫人格的发展。

3. 心理社会因素 强迫症的发生与社会心理因素有一定关系。上海调查资料显示，5%患者病前有精神创伤。当躯体健康不佳或长期心身疲劳、处于情绪紧张、焦虑不安或受到意外事故等精神打击者均可诱发具有强迫性格者出现强迫症。

【临床表现】 强迫症临床表现症状多种多样，既可为某一症状单独出现，也可为数种症状同时存在。在一段时间内症状内容可相对固定，也可随时间的推移，症状内容出现不断改变。根据临床表现，强迫症可分为强迫观念、强迫行为和强迫意向。

1. 强迫观念 即某种联想、观念、回忆或疑虑等顽固地反复出现，难以控制。①强迫联想：反复回忆一系列不幸事件会发生，虽明知不可能，却不能克制，常易激起情绪紧张和恐惧。②强迫回忆：表现为反复而持久地回忆曾经做过的无关紧要的事，虽明知无任何意义，却不能克制自己反复回忆。③强迫疑虑：对自己的行动是否正确，产生不必要的疑虑，要反复核实。如反复检查门窗是否关好，水龙头是否关好，钱物是否点清等。其实患者能意识到事情已经做好了，但仍不放心。④强迫性焦虑：对自然现象或日常生活中的事件进行反复思考，明知毫无意义，却不能克制，如反复思考："房子为什么朝南而不朝北"。⑤强迫性对立思维：两种对立的词句或概念反复在脑中相继出现，而感到苦恼和紧张，如想到"拥护"，立即出现"反对"；说到"好人"时即想到"坏蛋"等。

2. 强迫动作 ①强迫洗涤：反复多次洗手或洗物件，心中总摆脱不了"感到脏"，明知已洗干净，却无法自控，非洗不可。②强迫检查：通常与强迫疑虑同时出现。患者对明知已做好的事情不放心，反复检查，如反复核对已写好的账单、信件或文稿等。③强迫计数：不可控制地数台阶、电线杆，做一定次数的某个动作，否则感到不安，若有漏掉了要重新数起。④强迫仪式动作：在日常活动之前，先要做一套有一定程序的动作，如睡前要按一定程序脱衣、脱鞋并按固定的规律放置，否则感到不安，必须重新穿好衣服、鞋袜再按程序脱下和摆放。

3. 强迫意向 患者体验到一种强烈的内在冲动要去做某种违背自己意愿的事情，但一般不会转变为行动，因为患者知道这种冲动是非理性的、荒谬的，所以努力克制，但内心冲动无法摆脱。如一位母亲在抱自己孩子的时候有种要把孩子扔出窗外的冲动，一位高中生看到异性就想拥抱等。

【治疗要点】

1. 心理治疗 心理治疗对强迫症患者具有重要意义，解释性心理治疗、支持性心理治疗、行为治疗及精神分析，均可用以治疗强迫症。行为治疗中的系统脱敏疗法可逐渐减少患者重复行为的次数和时间。如在治疗一名强迫性洗涤患者时，规定第一周每次洗手不超过20分钟，每天不超过5次；第二周每次不超过15分钟，每天不超过3次；以后依次递减，过程中可配合地西泮和普萘洛尔减轻焦虑。厌恶疗法治疗强迫观念，对药物治疗无效者可试用。森田疗法对强迫症也有效，患者对治疗的精神领悟越深刻，远期疗效越好。

2. 药物治疗　抗强迫作用的药物主要是三环类抗抑郁药和 5-HT 再摄取抑制剂。最有效的药物是氯米帕明，常用剂量为 150～300mg/d，一般 2～3 周开始显效，3～4 周症状明显改善。治疗时间不宜短于 6 个月，部分患者需长期用药。对伴有严重焦虑者可合用苯二氮䓬类药物；对难治性强迫症，可合用心境稳定剂或小剂量抗精神病药物，可取得一定疗效。

3. 其他　电抽搐治疗适用于强迫观念强烈，并伴有浓厚消极情绪者，对症状顽固、久治无效，极端痛苦的患者，可试用精神外科治疗。

三、恐惧症

恐惧症（phobia），原称恐惧性神经症，患者以过分和不合理地惧怕外界某种客观事物或情景为主要表现，明知这种恐惧反应是过分的或不合理的，但仍反复出现，难以控制。恐惧的对象可能是单一的或多种的，如动物、广场、登高或社交活动等。1989 年我国神经症专科门诊中，恐惧症的患病率为 6.7%（长沙）。恐惧症在美国的终生患病率为：广场恐惧症为 6.7%，社交恐惧症为 13.3%，特殊恐惧症为 11.3%。女性多于男性。多数恐惧症患者病程迁延，有慢性化趋势，病程越长预后越差。儿童期起病、单一恐惧者预后较好，恐惧对象广泛的恐惧症预后较差。

【病因和发病机制】　病因未明，可能与下列因素有关：

1. 遗传因素　有关调查研究发现，广场恐惧症具有家族遗传倾向，其近亲发病率较一般人群高近 3 倍，而双生子调查发现 13 对单卵双生子中的 4 对均患有广场恐惧症和（或）惊恐发作，16 对双卵双生子间的同病率却为 0。

2. 生化因素　有人研究发现社交恐惧症患者神经系统的觉醒水平增高，约 50% 患者在出现恐惧时其肾上腺素水平增高。

3. 心理因素　美国心理学家认为恐惧症状的扩展和持续是因为症状的反复出现使焦虑情绪条件化，回避行为则阻碍了条件化的消退。有资料表明，近 2/3 的患者都主动追溯到与其发病有关的某一事件，部分患者会诉说自己曾有受惊吓的经历；性格内向、胆小、被动、依赖，易焦虑、恐惧，有强迫倾向，易发生恐惧症。

【临床表现】　恐惧症通常急性起病，临床表现很多，多以恐惧对象作为疾病名称，通常可归纳为三类：

1. 广场恐惧症（agoraphobia）　又称场所恐惧症，表现为对某些特定场所或环境恐惧，主要是开放的场所或人群聚集的地方，如商城、广场、车站等。患者不仅在公开场所发生恐惧，而且担心不易逃离，或无法获得救助而回避这些环境，常呆在家里，不敢单独出门，重者长期闭门不出，故对患者的社会功能影响较大。多起病于 20～40 岁，女性多于男性。

2. 社交恐惧症（social phobia）　又称社交焦虑障碍，多于 17～30 岁起病，男女发病率无差别。常无明显诱因突然起病，主要特征是害怕被人注视，一旦发现别人注意自己就不自然，不敢抬头、不敢与人对视，不敢在公共场合演讲，集会不敢坐在前面，回避社交。常见的恐惧对象是异性、严厉的上司和未婚妻（夫）的父母亲等，可有脸红、手抖或尿急等症状，可伴有自我评价低、害怕批评，症状可发展到惊恐发作的程度。

3. 特定恐惧症（specific phobia） 指患者的恐惧局限于特定的情境或物体，如害怕接近特定的动物，害怕黑暗、雷鸣、高处、飞行、封闭空间、进食某些东西、目睹流血或创伤，害怕接触特定的疾病等。特定恐惧多发生在童年或成年早期，如不加以治疗，可持续数十年。

 知识链接

幽闭恐惧症

幽闭恐惧症（claustrophobia）是指对封闭空间出现恐惧心理的一种心理疾病，属于恐惧症的一种表现形式。容易恐慌症发作的人，常会产生幽闭恐惧症，倘若在封闭的空间如电梯、厕所、阁楼、甚至狭长的走廊、开动的火车，只要身处其中，就会因为无法逃离这样的情况而感到恐惧，感到呼吸加快、心跳加速、流汗、憋屈、眩晕、恐惧和情绪失控。幽闭恐惧症患者可能会在室内场馆、戏院或电梯中发作，感到呼吸困难。幽闭恐惧症的发生可能与儿童时期的创伤有关，与其他恐惧症一样，可采取使用精神分析疗法和抗焦虑药物治疗。

【治疗要点】

1. 认知行为治疗

（1）行为治疗：对特定恐惧或社交恐惧，认知行为治疗对缓解症状十分有效，首先设计脱敏等级，然后进行放松训练，逐级脱敏，最后暴露在恐惧环境中而不再出现症状。

（2）动力学心理治疗：重点在于探究患者恐惧的幼年原因和象征意义，对大多数患者有效。

2. 药物治疗 目前尚没有严格意义上的消除恐惧情绪的药物，临床一般应用的药物有：

（1）抗焦虑药：苯二氮䓬类、β-受体阻滞剂如普萘洛尔，可缓解焦虑情绪和自主神经症状。

（2）抗抑郁药：三环类抗抑郁药丙米嗪和氯米帕明对恐惧症有一定的疗效，并能减轻焦虑和抑郁症状。SSRIs 类的氟西汀、帕罗西汀等也可缓解恐惧症状。近年报道丙米嗪既有抗抑郁作用，也有抗恐惧作用。

四、躯体形式障碍

躯体形式障碍（somatoform disorders）是一类以持久地担心或相信各种躯体症状的优势观念为特征的神经症。患者常以躯体不适为主诉而就医，因而最初往往就诊于综合医院。尽管各种医学检查的结果都是正常的，医生又反复说明和解释，均不能打消患者对自身症状的看法；由于得不到他人对症状的认可，常伴有焦虑或抑郁情绪。尽管患者症状的发生与不愉快的生活事件或心理冲突密切相关，但患者常常否认心理因素的存在。病程多为慢性波动。它包括：躯体化障碍、未分化躯体形式障碍、躯体形式自主神经紊乱、疑病症和躯体形式疼痛障碍。

美国躯体化障碍的终身患病率为 0.13％，国内尚无明确数据，据一项 3346 例综合医院门诊患者调查显示，躯体化障碍的患病率约为 18.2％。起病年龄多在 30 岁以前，女性多见。一般认为，急性起病、有明显精神诱发因素者预后较好；若起病缓慢、病程持续 2 年以上者，预后较差。

【病因与发病机制】

1. 个性因素 人格缺陷与本病有一定关系，如：自恋倾向、多疑、孤僻、主观、固执，对自身过分关注等性格特点，为本病的发生提供了重要的条件。

2. 心理社会因素 错误的传统观念，过分、不恰当的宣传及以往经历，特别是医源性影响，都有可能导致本病的发生。

3. 其他 青春期和更年期，常会出现自主神经症状，老年人独处时间长、各器官功能衰退，均会导致疑病观念的出现。

【临床表现】

1. 躯体化障碍（somatization disorder） 又称 Briquet 综合征。是一种以多种多样、经常变化的躯体不适症状为主的神经症。可涉及全身各器官系统，各种医学检查均不能证实有任何器质性病变足以解释其躯体症状，常伴有明显的焦虑、抑郁情绪，导致患者反复就医和明显的社会功能障碍。常在成年早期起病，女性多见，病程持续 2 年以上。临床表现除了符合躯体形式障碍的诊断概念以外，还必须以多种多样、反复出现、经常变化的躯体症状为主，在下列 4 组症状中至少有 2 组共 6 个症状：①胃肠道症状（反酸、呃逆、恶心、呕吐、腹痛、腹胀等）；②呼吸、循环系统症状（心悸、胸闷、气短等）；③泌尿生殖系统症状（有尿频、排尿困难，生殖器或其周围不适感，性冷淡等）；④皮肤症状或疼痛症状（痒、麻木感、刺痛、烧灼感、酸痛等）。

2. 未分化躯体形式障碍（undifferentiated somatoform disorder） 患者常诉一种或多种躯体症状，症状具有多变性，临床表现类似躯体化障碍，但不够典型，其症状涉及的部位不如躯体化障碍广泛，也不那么丰富，或者完全不伴发社会和家庭功能的损害，病程在半年以上，但不足 2 年。

3. 躯体形式自主神经紊乱 躯体形式自主神经紊乱，是指一种由自主神经支配的器官系统发生躯体形式障碍所致的神经症样综合征。患者在自主神经兴奋症状（如脸红、出汗、颤抖、心悸等）的基础上，又发生了非特异性、更具有个体特征和主观性的症状，如部位不确定的烧灼感、疼痛感、紧束感等，经检查均不能证明这些症状系相应的器官或系统发生障碍所致，但患者坚持将这些症状归咎于某一器官或系统发生了严重的障碍，为此痛苦，医生反复的解释与保证也无济于事。

4. 疑病症（hypochondriasis） 疑病症即疑病性神经症，特征是患者存在先占观念，坚持认为自己可能患有一种或多种严重进行性的的躯体疾病，正常的感觉被患者视为异常，为此很苦恼。患者把注意力集中在身体的一或两个器官或系统，其关注程度与实际健康状况很不相称，经常诉述不适，并四处求医，但各种客观检查的正常结果和医师的解释均不能打消患者的疑虑。对身体畸形（虽然根据不足甚至毫无根据）的疑虑或先占观念（又称躯体变形障碍）也属于本症。

本病无明显的家庭特点，很少在 50 岁以后首次发病，病程常为慢性波动性。很多患者，特别是轻症患者，仅在基层保健机构或非精神科的医疗机构就诊，转诊精神科常常招致不满；伴发残疾的程度变异很大；某些患者用症状左右或操纵家庭及社会关系，少数患者的社会功能几乎正常。

5. 躯体形式疼痛障碍（somatoform pain disorder） 躯体形式疼痛障碍是一种不能用生理过程或躯体障碍予以合理解释的持续、严重的疼痛。情绪冲突或心理社会因素直接导致了疼痛的发生，经医学检查不能发现相应主诉的躯体病变。患者声称疼痛剧烈，但可能缺少器质性疼痛时所伴有的那些生理反应。躯体形式疼痛障碍的患者主诉最多的是头痛、腰背痛、不典型的面部疼痛和慢性盆腔痛，疼痛可位于体表、深部组织或内脏器官，性质可为钝痛、胀痛、酸痛或锐痛。患者常以疼痛为主诉反复就医，镇痛剂、镇静剂往往无效，而抗抑郁剂可能获意外的功效。不过这一症状的澄清并非易事，必须小心地排除许多相关疾病。发病高峰年龄为 30～50 岁，女性多见，病程迁延，常持续 6 个月以上，并使社会功能受损。

【治疗要点】

1. 心理治疗 心理治疗的目的在于让患者逐渐了解所患疾病的性质，改变错误的观念，解除或减轻精神因素的影响，使患者对自己的健康状态有一个相对正确的评估。目前以支持性心理治疗为本病的治疗基础，同时辅以暗示治疗、工娱治疗。森田疗法对消除疑病观念可能有效，值得试用。

2. 药物治疗 应用精神药物进行对症治疗非常重要，由于患者的症状多样，常合并使用精神药物，如三环抗抑郁剂、SNRI 对躯体形式疼痛障碍有效。另外，对确实难以治疗的病例可以使用小剂量非典型抗精神病药物，如喹硫平、利培酮等，以提高疗效。

在治疗实践中，尚需注意医患关系。对患者的主诉和症状不要急于否认，需认真检查以确定是否存在躯体疾病，以免漏诊误诊、延误治疗。在查明病情的基础上，巧妙机敏地婉拒患者不必要的检查。

五、神经衰弱

神经衰弱（neurasthenia）是以精神易兴奋和脑力易疲劳为主要特点的一组神经症。其特点是脑力工作不能持久；情绪不稳定，易激惹、烦躁；睡眠障碍；不是继发于躯体或其他脑器质性疾病。

该病多数病例发病于 16～40 岁之间，男女性别发病有明显差异，女性高于男性。据全国流行病学调查，总患病率为 13.03‰。青壮年期发病较多，脑力工作者较常见，占门诊就诊神经症患者的半数以上。起病多缓慢，病程可迁延数年，症状呈波动性，时轻时重。预后一般良好，适当治疗能够恢复。

【病因与发病机制】

1. 神经系统功能过度紧张 这是本病最常见的原因。神经衰弱患者的易感素质主要表现为中枢神经系统的两种特性：一是易兴奋性：即患者的反应阈值低，对微弱的刺激都易产生反应，因而敏感、警觉性增高；二是易消耗性：即患者的能量容易消耗，表现为易疲劳，很难长时间思考问题和集中注意力。这两种特性是相关的，因为敏感，即使很微弱的刺激也能引起反应，所以容易消耗能量，引起疲劳。

2. 长期的情绪紧张和思想矛盾 这是诱发神经衰弱的重要原因，凡能引起脑力活动过度紧张如工作、学习负担过重、睡眠不足、长期对工作情绪不满、体力超负荷、亲人死亡、家庭不和睦、事业失败、人际关系紧张、生活节律颠倒及长期心理矛盾得不到解决，这些因素容易使人感到压抑、怨恨、委屈、悲观等负性情感而诱发本症。

3. 个性因素 高级神经活动属弱型或中间型的人，其性格往往表现为自卑、敏感、多疑、胆怯、急躁、主观、依赖、自制力差等，加之以上心理社会因素的长期影响，较无人格缺陷的人群更易发病。

发病机制尚未阐明，巴甫洛夫学派认为：在性格特征或躯体因素基础上，精神因素使中枢神经系统功能长期过度紧张，导致内在抑制功能活动削弱和兴奋相对亢进，从而出现易兴奋、易疲劳状态；也削弱了对皮质下自主神经中枢的控制与调节作用，从而出现各种自主神经功能紊乱的症状。

【临床表现】

1. 精神易兴奋　患者对指向性思维感到吃力，而非指向性思维却很活跃，如一方面，患者看报纸看电视时，不由自主的联想和回忆增多且杂乱，患者感到分心且无法控制；另一方面表现为对声光感觉过敏。

2. 精力易疲劳　为本病基本症状。患者常感精力不足，思维迟钝，工作不能持久、注意力不易集中，脑力劳动效率下降，做事丢三落四。

3. 情绪障碍　神经衰弱的主要情绪症状是易烦恼和易激惹。一方面，患者常感现实问题困难重重，无法解决而烦恼；另一方面自控能力下降，遇事易激动，好发脾气，但事后又后悔，或伤感、落泪。约 1/4 的患者有焦虑情绪。另外约 40% 患者在病程中出现短暂、轻度的抑郁情绪，但汉密尔顿抑郁量表得分多在 10 分以下，一般不产生自杀意念或企图。

4. 睡眠障碍　是患者主诉较多的症状。最常见的是：入睡困难、难以熟睡，多梦、易醒，早醒，再入睡困难，无睡眠感。

5. 其他　患者可有紧张性疼痛，以头痛最多见，往往持续存在，但程度不严重，多无明显固定部位。另外自主神经紊乱症状也较多见，可出现心动过速、心慌、胸闷、消化不良、尿频、多汗、厌食、便秘、月经不调、遗精、早泄或阳痿等。

【治疗要点】

1. 心理治疗

（1）认知疗法：神经衰弱多可找到一些心理冲突的原因，心理冲突的产生除与外界因素有关外，也与患者的心理素质有关；因此，促进患者的认知转变，尤其是帮助患者调整对生活的期望，减轻现实生活中的压力，有较好的效果。

（2）放松疗法：神经衰弱患者多有紧张情绪，也可伴紧张性头痛、失眠等，指导患者运用各种放松方法，如瑜伽、生物反馈训练等，对帮助患者放松、缓解紧张有一定效果。

（3）森田疗法：是治疗本症较为有效的方法之一。神经衰弱患者部分有疑病素质，但求生愿望强烈，森田疗法利用这一精神活力，将患者注意点从自身引向外界，消除患者对自身感觉的过分关注，往往对消除症状有一定效果。

2. 药物治疗　①抗焦虑药：可先用地西泮、阿普唑仑、艾司唑仑；失眠严重者可给予劳拉西泮、三唑仑或催眠药；②抗抑郁药：可选用小剂量三环类；③中医中药：可在辨证论治的基础上选用中药方剂或中药治疗。

3. 工娱治疗和体疗　有助于改善脑神经活动的功能，如体育锻炼、太极拳、跳舞等。

4. 其他　可采用中药、针灸、耳针等方法治疗。

六、分离（转换）性障碍

以往也称癔症、歇斯底里，系由于明显心理因素引起的一种以解离症状和转换症状为主的精神症状。解离症状表现对自我身份识别和对过去记忆部分或完全丧失；转换症状表现为在遭遇无法解决的问题和冲突时所产生的不快心情，以转化为躯体症状的方式出现，但症状与患者的现实不相符，也无可证实的器质性病变。

该病的患病率报告不一。我国 1982 年 12 地区精神障碍流行学调查普通人群本病患病率为 3.55‰，占神经症的 16％，首次发病多在 35 岁以前，40 岁以后初发者少见。女性患病率高于男性，文化落后、经济状况差的地区患病率较高。绝大多数急性起病，病程短暂预后良好。如病程持续超过一年，慢性化的可能较大。

【病因与发病机制】

1. 心理社会因素　国内非常重视心理因素在本病中的致病作用。常见的心理因素为家庭、工作、人际关系等，往往使患者感到委屈、气愤、羞愧、窘迫、恐惧等。这些精神刺激均直接致病或为第一次发病的因素。部分患者多次发病后可无明显诱发因素，而可能通过触景生情，联想呈自我暗示而生病。

2. 遗传因素　本病最早的遗传学研究是 Kraulis 在 1931 年完成的，1957 年 Ljungberg（进行了类似的研究）对 281 例患者的一级亲属进行研究，发现男性亲属的患病率为 2.4％，女性亲属的患病率为 6.4％，高于一般居民的患病率，表明本病与遗传有关。但 Slater 在 1961 年进行的孪生子研究（在 12 对单卵双生子中未见相同的发病者）不支持遗传的假说。Cloninger 等认为本病是一种多因素遗传疾病。

3. 个性因素　患者病前性格特点显著，与本病有明显的关系。此类性格特点是：

（1）情感丰富：情感鲜明强烈但不稳定，容易从一个极端走向另一个极端。总是以自己的情感体验来判断外界事物和指引自己的行为。

（2）自我中心：即处处吸引他人对自己的注意，总是希望自己成为别人注意的中心或成为一个群体的中心，喜欢将自己的意志强加于别人，爱炫耀自己，富夸张、表演色彩。

（3）暗示性高：本病患者具有高度暗示性，表现易轻信，一方面，在一定的环境气氛及情感基础上，对外界某种观念或者某种影响易于接受；另一方面，容易对自身感觉或者某种观念无条件接受，称自我暗示。

（4）富于幻想：指在情感的基础上，想象丰富、生动、活泼，使人产生难以分辨现实与虚幻的印象。可有幻想性说谎现象。

4. 其他　脑外伤及某些躯体疾病可促成发病。

【临床表现】

1. 转换性障碍　患者的躯体症状没有任何可以证实的相应的器质性改变，也常与生理或解剖学原理不符。旁人可以明确感到患者症状带有情绪性，如逃避冲突、对内心欲求或怨恨的指向等，但患者一概否认，有时还会伴有形式不同、数量不等的寻求他人关注的行为。转换性障碍表现为运动障碍与感觉障碍。

（1）运动障碍：包括异常运动、步态异常、肢体麻木、震颤、舞蹈样抽动和瘫痪。①肢体瘫痪：可表现为单瘫、截瘫或偏瘫，伴有肌张力增强或弛缓，无神经系统损害的体征，但病程持久者可有失用性肌萎缩。②肢体震颤、抽动和肌阵挛：表现为肌肉粗大阵挛或不规则抽动，肌阵挛则为一群肌肉的快速抽动，类似舞蹈样动作。③起立不能、步行不能：患者双下肢可活动，但不能站立，扶起需人支撑，否则向一侧倾倒，但通常不会跌伤。也不能起步行走，或行走时双足并拢，或呈摇摆步态。④失音症：患者想说话，但发不出声音，或只能用耳语或嘶哑的声音交谈。

（2）感觉障碍：可表现为躯体感觉缺失、感觉过敏、感觉异常、视觉障碍和听觉障碍。①感觉缺失：可以是半身感觉缺失，也可以表现为呈手套、袜套形感觉缺失，缺失的感觉可为痛觉、温觉、冷觉、触觉，且缺失范围与神经分布不一致。②感觉过敏：皮肤对触摸特别敏感，很轻的抚摸都会感到疼痛不堪。③感觉异常：是指患者在咽部检查无异常的情况下感觉到咽部异物感或梗阻感。④视觉障碍：可表现为失明、管窥、视野缩小等。常突然发生，可也经过治疗，突然恢复正常。患者虽有视觉丧失的主诉，但却惊人地保留着完好的活动能力。⑤听觉障碍：多表现为突然听力丧失，电测听和听诱发电位检查正常。

2. 分离性障碍　又称解离性障碍，是较常见的临床类型，起病常与精神因素有关，病前往往有较明显的人格缺陷。表现为急骤发生的意识范围狭窄、具有发泄特点的情感暴发、选择性遗忘及自我身份识别障碍等。

（1）分离性遗忘：在没有器质性病变或损伤的基础上，突然丧失对某些事件的记忆，被遗忘的事件往往与患者的精神创伤有关，遗忘常具有选择性，也有部分患者表现为丧失全部记忆。

（2）分离性漫游：发生在觉醒状态下，患者突然离开日常生活环境进行旅行。患者给人清醒正常的感觉，能自我照顾、进行简单的人际交往，有明确的目的地，有些病例甚至采取新的身份去完成旅行。此时患者意识范围缩小，自我身份识别障碍，但日常的基本生活（如饮食起居）能力和简单的社交接触（如乘车、购物、问路等）依然保持。往往持续几天，突然结束，清醒均有遗忘。

（3）分离性身份识别障碍：又称双重人格或多重人格，表现为两种或两种以上不同的人格，每种"人格"或"身份"均各有其独特的个性、行为和态度，完全独立，交替出现，互无联系。这种表现也称双重人格。若同一患者先后表现为两种以上的身份则称为多重人格。不同人格间的转换常很突然，对以往身份遗忘而以另一身份进行日常活动，每种人格都较完整，甚至可与患者的病前人格完全对立，首次发作常与精神创伤有关。

（4）分离性精神病：包括分离性木僵和分离性附体障碍。①分离性木僵：往往发生于精神创伤或创伤性体验后，呈木僵或亚木僵状态，但姿势、肌张力等无明显异常，一般数十分钟可自行醒转。②分离性附体障碍：发病时患者意识范围缩小，往往只限于当前环境的一两个方面，处于自我封闭状态。常见亡灵、神鬼附体，从言谈到举止都似被外界力量控制。处于出神状态的人，如果声称自己是和神或已死去的某人在说话，称为附体状态。出神或附体是不由自主、非己所欲的，有别于迷信活动的神鬼附体。

（5）其他分离障碍：除以上类型分离障碍外，临床上还可见到以下特殊类型。①情感暴发：常在与人争吵、情绪激动时突然发作，意识障碍较轻，表现为哭泣、叫喊、在地上打滚、捶胸顿足、撕衣毁物、扯头发或以头撞墙，言语行为有尽情发泄内心愤懑情绪的特点，在多人围观的场合发作尤为剧烈。一般历时数十分钟可安静下来，事后可有部分遗忘。②Ganser综合征：患者有轻度意识模糊，对提问可以理解，但经常给予近似的回答，如患者回答1+1=3，一个手有8个指头等。③童样痴呆：精神创伤后突然表现为儿童样的幼稚语言和动作，患者以幼儿自居，逢人就称"叔叔"、"阿姨"。

3. 分离（转换）性障碍的特殊表现形式　集体发作是本病的特殊形式，多发生于常在一起生活的群体中，如学校、教堂、寺院等。首先为一人发病，围观和目睹者受到感染，在暗示和自我暗示下相继出现类似症状，短时内暴发流行。

【治疗要点】

1. 心理治疗　本病的症状是功能性的，因此，根本治疗应以心理治疗为主，包括暗示、催眠、解释性心理治疗等。暗示治疗时，应把注意的重点放在讨论促发症状的心理因素,利用暗示的治疗效应,减轻或消除患者的症状。也可借助药物进行催眠暗示治疗,使易暗示性增高,治疗效果更好。

2. 药物治疗　根据病情对症选用药物。如失眠、紧张可用抗焦虑药,情感暴发、蒙眬状态可选用地西泮或抗精神病药注射,以尽快恢复意识状态。

第三节　神经症患者的护理

【护理诊断】

1. 认知缺乏　与对情境评价不当有关。

2. 有暴力行为的危险　与焦虑、恐惧、易激惹有关。

3. 焦虑　与焦虑症状,担心再次发作有关。

4. 恐惧　与惊恐发作有关。

5. 个人恢复能力障碍　与精力状态改变有关。

6. 社交障碍　与对社交活动的恐惧和回避有关。

7. 有孤独的危险　与担心发作而采取回避行为方式有关。

8. 自我认同紊乱　与人格转换有关。

9. 睡眠型态紊乱　与严重焦虑引起的生理症状有关。

10. 疼痛或躯体不适　与自主神经功能紊乱、神经症性障碍有关。

11. 舒适度减弱　与疑病症状有关。

12. 皮肤完整性受损　与分离(转换)性障碍有关。

13. 潜在的或现存的自杀、自伤行为　与疾病久治不愈、自卑和无望有关。

14. 潜在或现存的营养失调:低于机体需要量　与焦虑症状导致的食欲差有关。

【护理措施】

1. 安全和生活护理　①安全护理:急性焦虑反应的患者,强迫症状较重的患者均可引起继发性情绪低落,患者可能出现自伤、自杀行为,故对这类患者不能放松其自杀的预防。应为他们提供安全的治疗环境,减少心理压力,缓解内心冲突,病房内应避免自杀工具的存在,避免患者接触刺激性和危险性物品,防范措施及环境设备应完善,并定期实施检查;一旦发现自杀、自伤等意外,应立即隔离保护患者,上报医生实施有效救护措施;做好自杀自伤后心理护理,根据患者心理状况,进一步制订针对性的防护措施,重点交班、重点防范。②饮食护理:患者可能出现食欲减退、体重下降、消瘦等。其原因大多与紧张、焦虑、恐惧、抑郁等负性情绪以及胃肠不适、腹痛、腹胀、恶心、便秘等胃肠功能紊乱有关。因此,应鼓励患者进食,选择易于消化,富于营养,色、香、味俱全的可口食物。③排泄护理:观察大小便情况,患者可能因药物副作用出现便秘,应鼓励患者多食蔬菜、水果、多喝水、多活动,对便秘超过2~3日的患者,可按医嘱给予缓泻剂或进行灌肠等处理。④睡眠护理:睡眠障碍是神经症患者最为苦恼的症状之一。患者常有入睡困难、似睡非睡、易惊醒等,因而白天疲倦常卧于床上。护士应协助患者制订合理的作息制度与计划,鼓励参加病区工娱活动和体育锻炼,减少白天卧床时间,创造良好的睡眠环境,安抚患者情绪,教会促进睡眠的措施,必要时遵医嘱使用镇静催眠药,保证睡眠质量。

2. 特殊护理

（1）焦虑患者的护理：加强与患者的沟通，护士要态度和蔼，注意倾听患者的心声，提问要简单，着重当前问题。对不太合作的患者，护士应耐心等候，给患者足够的时间以做调整，或择期再询问；患者愿意诉说时，要及时给予鼓励，逐步深入，帮助患者识别自己的焦虑情绪，共同来寻找出负性情感发生前有关的事件，制订相应的护理措施。

（2）强迫症患者的护理：注意观察患者症状，适当地控制患者的强迫动作，出现强迫动作时，护士可以用言语或行为帮助患者减少强迫动作的时间和次数，并转移其注意力，缓解症状。

（3）惊恐发作的护理：①患者在惊恐发作时，护士应镇静、稳重，防止将医护人员的焦虑传给患者，立即让患者脱离应激源或改换环境，有条不紊地进行治疗和护理。②惊恐发作急性期的患者，应陪伴在患者身旁，态度和蔼，耐心倾听与安抚，对其表示理解和同情，并可给予适当的安慰。对患者当前的应对机制表示认同、理解。鼓励患者按可控制和可接受的方式表达焦虑、激动，允许自我发泄；如患者表现为挑衅和敌意，要适当限制，并对可能的后果有预见性，针对可能出现的问题，预先制订相应的处理措施。③惊恐发作的间歇期教给患者关于惊恐障碍及其他生理影响的知识能够帮助患者战胜惊恐。患者理解什么是惊恐障碍和有多少人在遭受惊恐障碍的痛苦，能够使他们的症状减轻；运用认知干预的方法，帮助患者辨别出可能诱发惊恐发作的因素，如特殊的情景或者想法。当患者明白惊恐发作是与哪些诱发因素相分离和独立的，这些诱发因素引起惊恐发作的能力就会降低甚至消失；用内感性暴露的方法帮助患者减轻症状；首先让患者反复想象暴露于惊恐发作时体验到的感觉中，比如心悸或者头晕的感觉。其次，教会患者通过控制过度换气或体力活动（比如跑步、疾步上楼以引起心动过速）减轻恐惧感。最后，让患者体会和了解到这些感觉不一定进一步发展成为完全的惊恐发作；教会患者放松技术，以便患者在急性发作时，能够自我控制；做好家属工作，争取家庭和社会的理解和支持。

（4）神经衰弱患者的护理：缓解其精神压力，帮助患者学会放松治疗，增进放松的方法很多，如听舒缓音乐、静坐、气功、慢跑、打太极拳以及利用生物反馈以训练肌肉放松等。

（5）分离（转换）性障碍发作的护理：①分离（转换）性障碍发作及时采取保护措施，同时将患者和家属隔离。不过分关心，不表示轻视，不表现惊慌失措，避免他人围观，以免对患者造成暗示作用，加重症状。②分离（转换）性障碍相关的焦虑反应表现为挑衅和敌意时，须加以限制。如出现情感暴发或痉挛发作，应安置单间，适当约束。③患者出现意识蒙眬时，需加强生活护理和观察，防止发生意外，同时强化其原来身份，促使恢复自我定向。④分离（转换）性障碍性失明、失聪患者，应让其了解功能障碍是短暂的，在暗示治疗见效时，应加强功能训练。⑤在发作间隙教患者放松技术，遵照医嘱使用相应的治疗药物。

3. 用药护理　遵照医嘱给予相应的治疗药物，控制症状发作，对于严重的强迫行为患者、严重的疑病症患者可用少量的抗精神病药。镇静催眠药物对所有具有失眠症状的神经症均有效，但要注意尽可能少量、短时间用药，以免产生对药物的依赖性。督促患者完成药物治疗计划，注意观察药物疗效和不良反应。

4. 心理护理　①建立良好的护患关系：能使患者对医务人员产生信任，对治疗抱有信心。以真诚、理解的态度接触患者，当患者述说躯体不适时，不能简单地否认或评判，应耐心倾听。因为对患者而言，表现的躯体症状并非患者可以控制的，所以耐心倾听让患者感受到自己的痛苦能被护理人员所理解和接受，并得到心理的安慰；②与患者共同探讨解决问题的方法：与患者讨论与疾病有关的应激源，改变应对应激的方式，帮助患者认识这些应激源对个人健康的影响。重建正确的疾病概念和对待疾病的态度，顺其自然，接受症状，转移注意力，尽量忽视它；参加力所能及的劳动。③鼓励患者表达：患者如表达自己的情绪和不愉快的感受，将有助于释放患者内心储积的焦虑能量，为护理创造帮助患者认识自身负性情绪的宣教时机，所以应认真的倾听，鼓励患者正确的情感表达，当患者表达自己的想法和感受时，护士作出一定的反应，表示同情与理解，针对患者表达的问题，制订相应的护理措施。④教会放松技术：交给患者应用意向引导、深呼吸或其他放松技术来逐步放松肌肉。

5.家庭干预和社会功能训练

（1）通过告知和宣教向家属讲解症状及疾病相关知识，帮助家属接受和理解患者的痛苦，减少因患者的怪异行为而感到的羞耻和难堪感受。

（2）鼓励家属参与治疗计划，与患者和家属一起讨论疾病对家庭的影响，帮助患者获得良好的社会及家庭支持系统。

（3）协助患者及家庭维持正常角色行为，提倡家属以平和的心态对待患者，帮助患者改善自我照顾能力，协调患者增强对社会环境和家庭的适应能力，鼓励患者努力学会自我调节，尽早摆脱依赖性。

（4）帮助患者分析现有的人际资源，鼓励患者扩大社会交往的范围，以最大限度地满足自身的心理需求。与此同时鼓励患者积极参加团体治疗，增加人际交往机会，以此获得情感上的支持，消除或减少寂寞、孤独感；鼓励患者加入群众互助团体，发展新的社会支持系统。

【健康指导】 帮助患者或家属正确了解疾病的知识，以免患者和家属担心疾病会演变成精神病或其他疾病，同时还应指导家属做好患者出院后的家庭治疗及护理。因为家庭是患者的主要社会支持系统，一方面可帮助患者缓解压力，另一方面也可能是造成或加重患者压力的根源。协助患者分析可能的家庭困扰，并对存在的困扰进行分析，寻求解决方法。

第四节　应激相关障碍及其护理

案例分析

　　李某，女，35岁，已婚，工人，大专文化。因言行紊乱3小时被送往医院急诊室。患者某晚畏惧回家，途中遇到两名陌生男子，将患者劫持到偏僻小巷内，逼迫患者交出财物。患者当时惊恐万分，欲呼救，但小巷内空无一人。一男子用匕首抵住患者脖子，威胁患者交出财物，否则就杀死她。另一男子则抢夺患者的手包。患者最终被抢走了两千元现金、一部手机和一台MP3。患者深夜回到家中，表情迷茫，不语不动。家人安慰她让她上床休息，却发现患者烦躁不安，双腿抽搐，惊恐万分，自言自语不知所云。被家人送到医院急诊室。经检查未发现器质性疾病，给予镇静治疗并留院观察。第二天患者醒来后仍惊恐不安，满头大汗。经系统治疗3天后，患者言行基本恢复正常。但畏惧独自上街，对当夜发病之事不能完全回忆。经过一段时间的心理治疗后，完全恢复正常。

　　临床诊断：急性应激障碍。

应激相关障碍（stress related disorders）是一组主要由心理-社会（环境）因素引起异常心理反应所导致的精神障碍，也称为反应性精神障碍，包括急性应激障碍、创伤后应激障碍和适应障碍。其共同特点为：①心理社会因素是发病的直接原因；②症状表现与心理社会因素的内容有关；③病程、预后与精神因素的消除有关；④病因大多为剧烈或持久的精神创伤因素，如战争、亲人突然死亡、经历重大灾害事故、罹患重大疾病、被强奸、失恋、家庭矛盾等；⑤一般预后良好，无人格方面的缺陷。

由于应激相关障碍的概念和诊断标准不一致，以及由于该疾病病程短暂、部分病例可自行缓解，因而对该病患病率的统计产生影响，导致不同国家报道的患病率存在一些差异。在我国，据 12 个地区精神疾病流行病学调查，应激相关障碍总患病率为 0.68‰（1984）。单从创伤后应激障碍来看，虽然普通人群 50% 以上的人一生中至少有一次曾暴露于创伤事件，但并不是所有的创伤幸存者都会发展为创伤后应激障碍（PTSD），普通人群中 PTSD 的患病率为 7%～12%。适应障碍的患病情况国外认为较为常见，但无精确的数字统计，据美国 Lowa 的报道，在收入精神机构的 2699 例患者中，有 5% 的患者以适应性反应入院。从患病年龄来看，应激相关障碍的患病年龄分布较广，从少年到老年均可见，尤以青壮年为多见。

【病因与发病机制】　引起应激相关障碍的病因有以下几个方面。

1. 社会环境因素　自然灾害和人为灾害，如战争、洪水、地震、车祸、风暴等严重威胁生命安全和财产巨大损失的灾害，都可引起应激相关障碍。

2. 严重的生活事件　主要包括失恋、分居、离婚、外遇、配偶患病或死亡等。家庭矛盾包括家庭几代成员之间的矛盾，家庭经济上的矛盾以及教育子女等方面的重大分歧等。

3. 个体因素　个体的人格特点、教育程度、智力水平，生活态度和信念以及社会文化背景等，对应激相关障碍的发生发展有着重要影响，如敏感、自我中心、固执等个人易感素质者易发生此病。还与个人当时的健康状态及造成内心冲突的严重程度有关。如慢性躯体疾病、月经期、产褥期、过度疲劳等，在遭受强烈刺激时，较易发生本病。

应激相关障碍的发病机制至今仍未完全阐明。一般认为机体在上述病因造成的应激状态时通过中枢神经系统、神经生化系统、神经内分泌系统、免疫系统等相互作用，影响机体内环境平衡，引起各器官功能障碍、组织结构变化，从而导致各类应激相关障碍的发生，出现一系列生理、心理的改变。生理方面表现为心率增快、呼吸急促。血压增高、肌肉紧张、出汗、尿频；认知方面表现为记忆力下降、注意力不集中；情感方面表现为情绪不稳、焦虑不安、紧张恐惧；行为方面表现为兴奋激越或意志行为减退。

【临床特点】　应激相关障碍分为急性应激障碍、创伤后应激障碍和适应障碍三大类。

1. 急性应激障碍　急性应激障碍（acute stress disorders）又称为急性心因性反应，是指由于遭受急剧、严重的心理社会应激因素后，在数分钟或数小时之内所产生的短暂心理异常。表现为强烈恐惧体验的精神运动性兴奋，行为有一定的盲目性，或者为精神运动性抑制，甚至木僵。如果应激源消除，症状一般历时短暂，在几天至一周内完全恢复，预后良好，缓解完全。

急性应激障碍的临床表现形式丰富，变化多端。可表现为：

（1）以意识障碍为主的表现：多数患者初期表现为"茫然"或"麻木"，伴有一定程度的意识范围狭窄、意识清晰度下降、定向力障碍、不能理会外界的刺激等，也有的会有片言碎语，但言语零乱不连贯，令人难以理解，事后对发病情况出现部分遗忘。

（2）以伴有情感迟钝的精神运动性抑制为主的表现：多数患者出现精神运动性抑制，表现为目光呆滞，表情茫然，呆若木鸡，情感迟钝，少语少动，甚至可达到木僵或亚木僵状态，呼之不应，对外界刺激毫无反应。此型历时短暂，一般不超过一周，事后不能回忆应激性事件。

（3）以伴有强烈恐惧体验的精神运动性兴奋为主的表现：患者表现为激越兴奋、活动过多、心悸、面色苍白等。

（4）部分患者可伴有严重的情绪障碍，如焦虑、抑郁；也可同时伴有自主神经症状，如大汗、心悸、面色苍白。

以上症状可单独出现，也可混合出现，在不同患者的表现上有较大差异。

急性应激障碍出现与否及严重程度取决于个体的易感性和应对方式，因为并非每个人在面临重大打击时都出现这一障碍。

2. 创伤后应激障碍　创伤后应激障碍（post-traumatic stress disorder，PTSD）又称为延迟性心因性反应，是指突发性、威胁性或灾难性生活事件导致个体延迟出现和长期持续存在的精神障碍。其临床表现以再度体验创伤为特征，并伴有情绪的易激惹和回避行为。简而言之，PTSD是一种创伤后心理失平衡状态。其核心症状有三组：

（1）闯入性症状

1）短暂"重演"性发作，即在无任何因素或相关物的影响下，创伤情景经常不由自主地出现在患者的联想和记忆中，或使患者出现错觉、幻觉，仿佛又完全置身创伤性事件发生时的情景，重新表现出事件发生时所伴发的各种强烈情感反应和明显的生理反应，如心跳加快、出汗、面色苍白，持续的时间可从数秒钟到几天不等。此种短暂"重演"性发作的现象称为"闪回"。

2）暴露于创伤性事件相关联或类似的事件、情景或其他线索时，出现强烈的情感痛苦或生理反应。如事件发生的周年纪念日、相近的天气及各种场景因素都可能促发患者的心理与生理反应。

3）闯入性症状还会在睡眠状态中以梦魇的形式出现，表现为患者梦中反复重现创伤性事件或做噩梦。

（2）回避症状：即回避与创伤性事件有关的刺激，以及对一般事物的反应显得麻木，反映了患者试图在生理和情感上远离创伤。主要表现为：

1）回避表现：回避谈及与创伤有关的话题，回避可能勾起恐怖回忆的事情或环境，或不能回忆（遗忘）创伤性经历的某些重要方面。

2）麻木表现：患者整体上给人以木然、淡然的感受。表现为对周围环境的一般刺激反应迟钝，过去热衷的活动也无法激起患者的兴趣，情感淡漠，与人疏远，有脱离他人或觉得他人很陌生的感受；难以体验和表达细腻的情感（如无法表达爱恋）；对未来失去憧憬，如很少考虑或计划未来的学习、工作或婚姻等。

（3）警觉性增高症状：表现为自发性的高度警觉状态，反映患者长时间处于对创伤事件的"战斗"或"逃跑"状态。警觉性过高的症状在创伤暴露后的第一个月最为普遍，表现为睡眠障碍（难以入睡、易惊醒）、易激惹、容易受惊吓，出现惊恐反应，如紧张、恐惧、心慌、心跳、面色苍白、出冷汗等；难以集中注意力等。

（4）临床表现随年龄的不同有所差异，主要为年龄愈大，重现创伤性体验和易激惹症状越明显。成人大多主诉与创伤有关的噩梦、梦魇；儿童因为语言表达、词汇等大脑功能发育尚不成熟等因素限制，常常无法清楚叙述噩梦的内容，仅表现为从梦中惊醒，在梦中尖叫或主诉头痛、胃肠不适等躯体症状。

（5）少数患者可有人格改变或有神经症病史等附加因素，从而降低了对应激源的应对能力或加重疾病过程。

（6）症状通常在创伤后延迟出现，即经过一段无明显症状的间歇期后才发病、间歇期为数日至数月，甚至长达半年以上。症状一旦出现，即可持续数月至数年。大多数患者可自愈或治愈，少数患者由于病前人格缺陷或有神经症病史导致预后不良，迁延不愈或转化为持久的人格改变或社会功能缺损。

3. 适应障碍（adjustment disorder）　是因长期存在应激源或困难处境，加上患者有一定的人格缺陷，产生以烦恼、抑郁等情感障碍为主，同时有适应不良的行为障碍或生理功能障碍，并使社会功能受损的一种慢性心因性障碍。疾病的发生是对某一明显的生活变化或应激性生活事件所表现的不适反应，如更换新的工作、移居国外、离退休后等引起的生活适应性障碍。是一种短期和轻度的烦恼状态和情绪失调，常影响社会功能，但不出现精神病性症状。

根据临床症状不同，可分为以下几种类型：

（1）以焦虑、抑郁等情感障碍为主的抑郁型和焦虑型：

1）抑郁型适应障碍：是成人中最常见的适应障碍表现。主要表现为无望感、哭泣、心境低落等，但比抑郁症轻。

2）焦虑型适应障碍：以惶惑不知所措、紧张不安、注意力不集中、胆小害怕和易激惹为主要表现，还可伴有心慌和震颤等躯体症状。

3）混合型适应障碍：表现为抑郁和焦虑的综合障碍。

（2）以适应不良行为为主的品行障碍和行为退缩型。

1）品行障碍型适应障碍：表现为对他人利益的侵犯或不遵守社会准则和规章、违反社会公德，如逃学、说谎、打架斗殴、毁坏公物等。

2）行为退缩型适应障碍：主要表现为孤僻离群、不注意卫生、生活无规律、尿床、幼稚语言或吸吮手指等。

（3）以上类型均可出现生理功能障碍，如睡眠不好、食欲缺乏、头痛、疲乏、胃肠不适等症状，同时可因适应不良的行为而影响到日常活动，导致社会功能受损。

患者的临床表现可以某一类型为主要症状，也可以混合出现，如情感障碍合并品行障碍出现。部分患者表现为不典型的适应障碍，如社会退缩，但不伴有焦虑、抑郁心境；或社会功能突然下降，但无明显的焦虑、抑郁情绪。

患者通常在应激性事件或生活改变发生后1个月内起病。

病程往往较长，但一般不超过6个月。随着时过境迁，刺激的消除或者经过调整形成了新的适应，精神障碍随之缓解。

【治疗要点】　应激相关障碍的治疗，主要为心理治疗与药物治疗相结合。治疗的关键在于尽可能去除精神因素或脱离引起精神创伤的环境，转移或消除应激源。

1. 心理治疗　是主要的治疗手段，比药物治疗更加持久而有效。心理治疗能够改善患者症状，提高药物疗效，并能巩固治疗效果促使患者早日康复。根据患者病情的特点，选择指导性咨询、支持性心理治疗、精神分析治疗、认知行为治疗等方法。通过疏泄、解释、支持、鼓励、指导等手段，帮助患者摆脱痛苦，认识疾病，面对现实，配合治疗，提高适应能力。

2. 药物治疗 精神症状明显的患者，需要用药物治疗进行对症处理，为心理治疗打好基础。对焦虑、恐惧不安者，可使用抗焦虑药；对抑郁症状突出者，可选用丙米嗪、阿米替林或选择性 5-羟色胺再摄取抑制剂（SSRIs）等抗抑郁药；对有妄想、幻觉、兴奋躁动者，可短期应用抗精神病药物。但要注意，药物剂量不宜过大，疗程应因人而异，一般治疗 3～6 个月。

3. 其他治疗 对于严重抑郁、有自杀自伤行为，或明显冲动、有伤人毁物行为的患者，可采用电抽搐治疗，以迅速控制症状，保证患者和周围人的安全。对于木僵、抑郁等进食较差的患者，可给予补充营养、纠正水电解质平衡等支持疗法。

【护理诊断】

1. 创伤后综合征 与强烈的应激事件的刺激有关。

2. 急性意识障碍 与强烈的应激刺激、应对机制不良有关。

3. 有自杀自伤的危险 与应激事件引起的焦虑、抑郁情绪有关。

4. 有暴力行为的危险 与应激事件引起的兴奋状态、冲动行为有关。

5. 有外伤的危险 与意识范围狭窄、兴奋躁动、行为紊乱有关。

6. 迁居应激综合征 与居住环境改变有关。

7. 恐惧 与经历强烈的应激、反复出现闯入症状有关。

8. 焦虑 与长期面对应激事件、主观感觉不安、无法停止担心有关。

9. 睡眠紊乱 与应激事件导致的情绪不稳、主观感觉不安、无法停止担心、环境改变、精神运动性兴奋有关。

10. 个人应对无效 与应激持续存在有关。

11. 环境认知障碍综合征 与应激引起的对周围环境认知的不正确有关。

【护理措施】 应激相关障碍的护理包括生理、心理和社会功能等多方面的综合护理措施，由于应激源不同、患者表现不同，因此不同类型的患者，其护理各有所侧重。对急性应激障碍的患者，护理的重点在于保障患者的安全，满足患者的基本生理需要及稳定患者的情绪。对创伤后应激障碍患者的护理主要在疾病早期，以保障患者安全、消除情绪障碍为主，后期则以帮助其建立有效的应对机制为主。对适应障碍患者的护理，主要在于帮助患者提高对应激的应对能力。

1. 脱离应激源 对于应激相关障碍，最首要的护理措施是帮助患者尽快消除精神因素或脱离引起精神创伤的环境，包括对患者康复后生活或工作方面的指导或安排、必要时重新调换工作岗位、改善人际关系、建立新的生活规律等，以转移或消除应激源，最大限度地避免进一步的刺激和丧失。同时，提供安静、宽敞、温度适宜、色彩淡雅以及陈设简单、安全的环境，减少各种不良环境因素对患者的刺激和干扰。

2. 安全护理 急性应激障碍的患者常常由于意识障碍、精神运动性兴奋、精神运动性抑制等症状导致跌倒、出走、伤人、自伤等安全问题。而创伤后应激障碍患者和适应障碍患者，常常因情绪低落导致自杀、自伤行为。因此，对于以上患者须严加观察和护理，防止各种安全问题发生。具体措施为：

（1）评估患者意识障碍的程度，评估自杀自伤、暴力行为的危险度。

（2）密切观察患者的各种表现，注意有无自杀自伤、暴力行为的征兆出现。一旦发现患者有明显的自杀自伤、暴力行为征兆时，应立即采取措施，保证患者及周围人员的安全。

（3）提供安全舒适的环境，将患者安置于易观察的房间，并保证房间内设施安全、光线明亮、整洁舒适、空气流通。对各种危险品，如刀剪、绳索、药物、玻璃等尖锐物品，需妥善保管。定期进行安全检查，发现危险物品或安全隐患要及时处理，杜绝不安全因素。

（4）对有自杀危险的患者，需加强沟通，掌握其病情、心理活动的变化，并利用各种机会，运用沟通技巧，鼓励患者表达思想、情感，争取动摇和消除患者的自杀意念。对患者的活动范围需控制在护理人员的视线内，避免患者独处，必要时设专人护理。尤其在夜间、清晨节假日等容易发生自杀的时段，更要严加防范。

（5）当患者出现严重的精神运动性兴奋导致行为紊乱、冲动时，给予适当的保护性约束，以保证患者安全。

（6）对意识障碍患者加强观察和护理，限制其活动范围，防止丢失、跌伤或受其他患者的伤害。

3. 生理护理

（1）维持营养、水、电解质平衡：应激相关障碍患者常常由于抑郁情绪不思进食，或者处于木僵、退缩状态而拒绝进食，导致患者的营养状况较差。因此保证患者的正常入量，维持营养、水、电解质平衡是生理护理中的一项重要工作。护理人员可先了解患者的饮食习惯，尽量满足其口味，以促进和提高食欲；或安排患者和其他患者一起集体进餐，或采用少量多餐的方式，也同样可以取得提高其食欲的效果。对抑郁、退缩或木僵状态的患者，必要时需专人耐心劝导并协助喂饭。如上述方法均未奏效，可按医嘱行鼻饲管进食流质食品，或静脉补液，以保证患者进食量。

（2）改善睡眠：睡眠障碍是应激相关障碍患者比较常见的症状，尤其是合并抑郁或焦虑情绪的患者其睡眠障碍更为突出。因此，改善患者的睡眠是一项重要的护理工作。具体措施可参阅第八章心理因素相关生理障碍患者的护理。

（3）协助料理个人生活：木僵或退缩状态的应激相关障碍患者常丧失料理自己日常起居生活的能力，甚至穿衣、梳理、如厕都无法进行。因此，需要护理人员对患者的生活料理提供帮助。对于终日卧床、完全不能自理个人生活的患者，护理人员需要做好各项基础护理，包括口腔护理、皮肤护理、二便护理、会阴护理等，以保证患者的各项基本生理需要得到满足，避免长期卧床所致的并发症如褥疮、口腔溃疡等。当患者的病情开始缓解，意志行为逐步增强时，应鼓励患者自行料理个人卫生。

4. 心理护理

（1）建立良好的护患关系：良好的护患关系是实施心理护理的基础。如果不能与应激相关障碍患者建立良好的沟通与合作关系，心理干预技术则难以实施，从而难以达到干预的最佳效果。与患者建立良好护患关系的措施为：

1）主动接近患者：以真诚、友善的态度关怀、体贴、尊重患者；接纳患者的病态行为，不加批评和指责；无条件的积极关注。

2）耐心倾听，不催促患者回答或打断谈话。

3）操作前耐心解释，以取得患者的合作，减少刺激。

4）运用非语言沟通技巧，如静静陪伴、鼓励关注的眼神，以传达护士的关心和帮助。

（2）给予支持性心理护理：对急性期患者给予支持性心理护理，可使患者的情感得到释放与疏泄，使其情绪尽快稳定，避免因回避和否认而进一步加重损害。具体方法包括：

1）保持与患者密切接触：每日定时或在治疗护理中随时与患者交谈。

2）鼓励表达：鼓励患者倾诉疾病发作时的感受和应对方法。

3）认同接纳：对患者当前的应对机制表示认同、理解和支持，强调患者对应激事件的感受和体验完全是一种正常的反应。

4）合理解释、指导：对患者的症状进行解释，帮助患者认识疾病的性质，解除患者的思想顾虑，树立战胜疾病的信心；对疾病的发生发展情况进行适当的讲解，帮助患者分析疾病的症状和导致不良心境的原因和危害性，使患者认识到恶劣心境有害于身心健康；帮助患者分析病因和如何对待这些病因，如何处理和解决好这些应激源；鼓励、指导患者正确对待客观现实。

5）帮助宣泄：通过鼓励患者用言语描述、联想、回忆、表达及重新体验创伤性经历等，达到让患者宣泄的目的；讨论创伤性事件包括患者的所见所闻、所思所想，减少患者可能存在自我消极评价；鼓励患者按可控制和可接受的方式表达焦虑、激动，允许自我发泄，如来回踱步、哭泣等，但不过分关注。

6）坚定信心：帮助患者强化疾病可以治愈的信念。

7）鼓励患者参加活动：根据患者的承受能力安排适当的活动，让患者多与他人交往，分散其对创伤体验的注意力，减轻孤独感和回避他人、环境的行为。

（3）帮助患者纠正负性认知：积极的、建设性的思维方式可以改变自己对问题的看法，减轻应激与焦虑水平。当患者情绪稳定时，心理护理可进一步加深，采取认知治疗方法帮助患者分析和了解自己的心理状态，认识与情绪抑郁和适应障碍有关的心理因素，纠正自己的负性认知，并建立积极的应对策略。

1）首先帮助患者找到自己的负性自动思维。通过提问、指导患者想象或角色扮演来探寻在负性情感反应和创伤之间起中介作用的歪曲认知，并要求患者归纳出其中一般规律，自己找出认知上的错误。

2）告诉患者其认知评价（即各种想法）是如何导致不良情绪反应和行为表现的。

3）指导患者通过现实检验来发现自己的消极认知和信念是不符合实际的，并找出认知歪曲与负性情感的关系，从而矫正这些认知障碍。

（4）暴露疗法技术：暴露可以通过想象实现，也可以是真正进入于某种情景，如在车祸后重新乘车或驾驶车辆，让患者面对与创伤有关的特定情景、人、物体、记忆或情绪。反复的暴露可使患者认知到他/她所害怕和回避的场所已经不再危险，以帮助患者面对痛苦的记忆和感受，控制情绪，理性处事，正视现实，最大限度消除不合理理念。

（5）帮助患者学习应对技巧

1）教会患者管理焦虑的方法，以更好地应对应激。主要的方法有：放松训练（系统的肌肉放松）、呼吸训练（学习缓慢的腹式呼吸）、正性思维（用积极的想法替代消极的想法）、自信训练（学会表达感受、意见和愿望）、思维阻断法（默念"停"来消除令人痛苦的想法）。

2）帮助患者学习以问题解决法处理压力情景。

3）帮助患者学会处理应激的技能。①选择性忽视：有意不去注意自己的挫折和精神痛苦，对创伤性事件不去感知，不接触、不回忆；②选择性重视：重视自己的优点和成绩，以自己的长处比他人的短处；③改变原有的价值系统：用一颗平常心去看待事物，不与他人对比、不计较得失、学会放弃，接受自己的长处与缺点；④改变愿望满足的方式：放弃目前难以实现愿望的方法，采取其他方式满足愿望；⑤降低自己的期望值：将自己的期望值降低，使之更符合现实；⑥转移刺激：用运动、户外散步、听音乐、看电视、与人交谈等方式，转移自己对应激的注意力。

4）帮助患者运用社会支持系统应对应激：帮助患者知道有哪些人现在或过去能关心、支持自己，以帮助患者寻求适当的支持系统或社会资源；指导患者重新调整和建立社会支持，鼓励患者调动一切可以利用的社会支持资源，减轻自己的应激反应，促进身心康复。

【健康指导】 帮助患者和家属学习疾病知识，使患者和家属对应激相关障碍的发生有正确的认识，消除模糊观念引起的焦虑、抑郁。帮助家属理解患者的痛苦和困境，做到既要关心和尊重患者，又不过分迁就或强制患者。指导家属协助患者合理安排工作、生活，恰当处理与患者的关系。

（郭彦丰）

复习思考题

1. 神经症有哪些共性特征？
2. 目前神经症分哪几类？
3. 神经症的主要临床表现有哪些？
4. 神经症的护理诊断有哪些？如何进行健康指导？
5. 应激相关障碍包括哪些？其临床表现是什么？
6. 简述应激相关障碍的护理措施。

第八章　心理因素相关生理障碍患者的护理

 学习要点

进食障碍、睡眠障碍、性功能障碍，以及三种障碍患者的护理、临床表现、治疗、病因、发病机制。

心理因素相关生理障碍（physiological disorder related to psychological factors）指在病因方面以心理—社会因素为主要原因，临床方面以生理障碍或精神障碍为主要表现形式的一组疾病。本章主要讲述进食障碍、睡眠障碍和性功能障碍患者的护理。

第一节　进食障碍患者的护理

 案例分析

王某，女，15岁，因食欲不振、消瘦1年前来就诊。患者1年前自感肥胖开始减肥，进食量由少量主食（50～100g），逐渐发展到只进食水果、蔬菜和坚果。同时间断服用番泻叶，并过度增加体育运动。10个月前，该患体重下降至36kg，仍自觉肥胖，继续节食减肥，方法同前。6个月前，体重下降至30kg，同时出现闭经、双下肢浮肿，就诊于当地医院，行多项检查发现子宫萎缩、贫血。给予对症治疗，体重增加至34kg后出院。3个月前，患者再次行节食减肥，间断出现乏力、头晕症状，因个人原因未再次就诊。现求系统治疗前来我院。

既往体健，无吸烟、饮酒史，无特殊疾病史，无特殊用药史。

体格检查：血压94/62mmHg，心率96次/分，呼吸22次/分，身高160cm，体重33kg，面色灰黯，毛发稀疏，身体极度消瘦，皮下脂肪极少，皮肤干燥、弹性差，乳房萎缩，双下肢轻度浮肿。

精神检查：神清语明，接触被动，精力不集中，无幻觉、妄想等精神病性症状。自认父母家教严格，自幼父母过度关注。述以前自己很胖，现在不太胖了，否认自己有病，父母认为她有点瘦，是他们让她来看病的。承认近来情绪不太稳定，常因小事和家人吵架。病前性格：胆小、听话、容易紧张、敏感，非常关注他人对自己的评价，缺乏主见。

临床诊断：神经性厌食。

问题：

1. 该患者护理诊断/合作性问题是什么？

2. 对该患者如何进行饮食护理？

进食障碍（eating disorders）是指在心理因素、社会因素与特定的文化压力等因素交互作用下导致的进食行为异常，主要包括：神经性厌食、神经性贪食和神经性呕吐等。

【病因与发病机制】

1. 生物学因素　生物学因素的研究主要集中于神经内分泌功能和中枢神经递质的改变。研究发现，家族史有抑郁症、酒依赖、肥胖或进食障碍的人群中，进食障碍发生的危险性明显增高。

2. 心理因素　进食障碍患者性格多具有敏感、脆弱、情绪不稳定、依赖性强、对自我要求严格的特点；具有强迫性及神经质倾向，有的存在边缘性人格问题。神经性厌食与家庭环境中的不良因素密切相关，如家庭教育方式不当、过多保护和干涉、家庭不和或解体、父母嗜酒等也有一定的作用。

3. 社会文化因素　发病率上升与追求苗条的审美文化有关。

【临床表现】

1. 神经性贪食（bulimia nervosa）　是指发作性、不可抗拒的摄食欲望和行为，每次摄入大量食物，为防止体重增加和担心发胖的恐惧心理，又自我反复采取各种方法（诱吐或使用导泻剂）来减轻体重为主要临床特征。发病年龄多在18～20岁，女性多见。可与神经性厌食交替出现，多数是神经性厌食的延续，发病年龄较厌食症晚。

2. 神经性呕吐（psychogenic vomiting）　又称心因性呕吐，是以反复发生于进食后的呕吐为主要特征，体重减轻不显著，无害怕发胖和减轻体重的想法，无导致呕吐的神经和躯体疾病。神经性呕吐患者无食欲障碍，无明显恶心及其他不适，呕吐常呈喷射状，常与心情不愉快、心理紧张、内心冲突等心理—社会因素有关，可发生于任何年龄，男女均可发病，年轻女性多见。部分患者可有癔症性人格，易受暗示，通常在遭遇不良刺激后发作，无明显器质性病变，可有害怕发胖和减轻体重的想法，但体重无明显减轻，体重保持在正常体重的80％以上。

3. 神经性厌食（anorexia nervosa）　是指个体担心发胖而故意节食，以致体重显著下降。其核心症状是对"肥胖"的恐惧和对自身形体的过分关注。常见于青少年女性，尤其在初、高中女学生中发病率最高。其主要临床表现为主动拒食或过分节食，导致体重逐渐减轻，体形消瘦、皮肤干燥、脱发、便秘及神经内分泌的改变，严重者器官功能低下、水电解质失衡不能纠正时可导致死亡。此类患者往往合并抑郁、强迫等情绪障碍，甚至自杀观念。

【治疗要点】　治疗的目标是纠正营养状况，重建正常的进食行为。治疗方案包括对症治疗、药物治疗和心理治疗几个方面。

1. 对症治疗

（1）躯体治疗：主要针对不同并发症进行对症处理。如供给高热量饮食，补充各种维生素及微量元素，防止脱水，电解质紊乱和营养缺乏导致的衰竭和死亡。

（2）促进饮食与营养：厌食症餐前肌注胰岛素可促进食欲，但要防止低血糖反应，加强营养；贪食症控制暴食行为，打破恶性循环，建立正常进食行为。

2. 药物治疗　抗抑郁药、抗精神病药、胰岛素低血糖疗法、锂盐等均可使用，虽不能直接改善患者怕胖的观念，但对患者的恐惧、易激惹、沮丧等情绪可有明显疗效，可间接促使患者的行为改变，另外也可以适当选用一些中医食疗。

3. 心理治疗　患者对医护人员的信任和配合是治疗成败的关键环节，通过了解其发病诱因，给予支持性心理治疗、认知治疗、行为治疗和家庭治疗。认知治疗主要针对患者的体相障碍，进行认知行为纠正。行为治疗主要采取阳性强化法的治疗原则，把物质和精神奖励相结合，重建正常的进食行为。家庭治疗可以通过调整家庭成员的相互关系，改变不良的家庭动力模式，系统的家庭治疗有助于缓解症状、改善抑郁情绪及减少复发。

【护理诊断】

1. 营养失调：低于机体需要量　与限制或拒绝进食或分解代谢增强有关。

2. 不合作　与情绪不稳定或自主神经功能异常有关。

3. 有感染的危险　与营养不良、异物滞留、机体免疫能力低下有关。

4. 恐惧　与精神受到强烈刺激有关。

5. 体温过低　与中枢性体温调节失常有关。

6. 体液过多　与生理性水肿或液体摄入量过多有关。

7. 便秘　与过分焦虑的情绪及排便无节律有关。

8. 知识缺乏　缺乏与健康相关的营养方面的知识有关。

9. 身体意象紊乱　与社会文化因素、心理因素导致对身体形象看法改变有关。

10. 有暴力行为的危险　与患者的应对方式不良有关。

【护理措施】

1. 生活护理

(1) 饮食护理：①提供良好的进餐环境，可集体进餐，餐前适当休息和注意水分的摄入；②制订进食计划，向患者讲解体重异常的危害，解释治疗目的，根据患者的饮食习惯、文化、宗教、经济情况、家庭饮食方式等情况制订患者的每天食谱及进食量，并根据患者的体重情况不断修改食谱及进食量；③督促监测患者进食，必要时给予静脉营养，准确记录进食量；④监测体重；⑤及时干预因执行饮食和运动计划所产生的冲突和压力，如患者发脾气，与护理人员和病友发生矛盾、争执，拒绝接受治疗计划等。

 知识链接

神经性厌食进食监测

1. 鼓励患者按计划进食，对厌食严重者，进食、进水速度尤其要注意，需从小剂量开始，逐渐缓慢增量，食物性质也应从流质、半流质、软食逐渐过渡到普食，可使患者胃肠道能逐渐适应，不出现饱胀感。

2. 体重恢复过程以每周增加 0.5～1kg 为宜，过快易导致急性胃扩张和急性心衰。

3. 就餐速度不宜过快或过慢，以 15～30 分钟为宜。进食时和进食后需严密观察患者，防止患者采取引吐、导泻等清除行为。

(2) 排泄护理：①出现便秘应找出便秘的相关因素，可采取外用缓泻剂；②训练患者良好的排便习惯，每天保证足够的进食量，并提供富含纤维的食物。

2. 对症护理

(1) 有感染危险：①保持病房的清洁卫生，并将患者与感染性疾病患者隔离，给予富含营养的饮食，提高机体免疫力；②做好患者的口腔、皮肤、外阴的护理，密切监测患者的生命体征，必要时遵照医嘱对症处理；③患者若出现贫血则需增加休息，严重贫血者需卧床休息，注意预防感染，发现异常及时采取相应的护理措施。

(2) 不合作：①密切观察患者的进食量、活动量及其与疾病的关系，当症状有所改善时及时肯定与表扬，增强患者对治疗的信心；②评估不合作的原因，建立良好的护患关系，允许患者参与治疗护理计划的制订；③向患者讲解有关疾病的知识，以取得患者的主动配合，避免使用强制性措施，以免增加患者的抵触情绪。

(3) 体温过低：①监测生命体征尤其是体温的变化；②保持病室的温度和湿度的适宜，做好患者的保暖护理。

（4）体液过多：①评估患者出现水肿的部位、程度、发展速度以及引起水肿的原因。②保护好水肿的肢体，避免受到损伤。③让患者适量活动，经常变换体位。④适当限制液体摄入，减少饮水量；尽可能减少静脉输液量；均衡合理的膳食，保证适度的蛋白质和盐分的摄入。⑤遵照医嘱静脉给予白蛋白、氨基酸、脂肪乳等治疗，密切观察有无过敏反应。⑥详细记录每天出入量、监测体重及电解质的有关指标。

3. 心理护理　①评估患者恐惧的来源并设法减少或消除这些因素；②患者恐惧时在旁陪伴安慰，鼓励患者表达恐惧的感受，教会患者运用放松等技巧正确应对恐惧；③必要时遵从医嘱给予适当的药物治疗，减轻不适体验；④注意鼓励患者学习新的行为方式，帮助患者建立正常的进食行为模式，及时对患者的进步给予肯定，以增强患者对治疗的信心。注重其情绪反应以及生理障碍背后所隐藏的情绪冲动，如有无抑郁、自杀的危险，帮助患者掌握切实可行的应对策略，预防复发。

【健康指导】　根据患者知识的需要点，制订健康指导的内容目标，组织学习讨论营养学、美学、生理学、营养与健康方面的知识。讲解有关疾病的病因、相关因素、预防措施、治疗护理知识，提供与疾病有关的健康信息。向患者及家属进行健康指导宣传，传授有关新陈代谢、营养摄入量、健康体重的标准和营养状况判断的知识。

第二节　睡眠障碍患者的护理

 案例分析

夏某，男，21岁，大二学生，因嗜睡进行性加重1年入院。（瞌睡发作）

患者1年前无明显诱因出现嗜睡，以白天上课时为明显，不能很好地完成学业，患者自尊心受到伤害，很苦恼，自行口服提神醒脑药物后，症状未见明显好转。此后，嗜睡症状逐渐加重，表现为走路、进餐时入睡，因个人原因，一直未予诊治。现为求系统治疗，就诊于我院。既往体健，无吸烟、饮酒史，无特殊疾病史，无特殊用药史。查体：面色疲倦，精神困乏，注意力不集中。余查体未见明显阳性体征。

诊断：嗜睡症。

问题：

1. 该患者的护理诊断/合作性问题是什么？

2. 对该患者应采取哪些应对措施？

睡眠障碍是指在睡眠过程中出现的各种心理行为的异常表现。睡眠障碍通常可分为四大类：睡眠的发动与维持困难（失眠）、白天过度睡眠（嗜睡）、发作性睡病（醒觉不全综合征）、睡眠中的异常活动和行为（睡行症、夜惊症、梦魇症）。

【病因】　睡眠障碍表现多样，有些病症病因至今未清。在睡眠障碍中以失眠最多见，其常见原因有：①生理因素：饥饿、疲劳、性兴奋等。②环境因素：环境嘈杂、居住拥挤或突然改变睡眠习惯等。③心理因素：生活和工作中的各种不愉快事件造成焦虑、紧张、抑郁时出现失眠。另外，此类患者往往对自身健康要求过高，过分关注。④睡眠节律改变：如起居无常、频繁改变工作时间、跨时区旅行等。⑤药物和食物因素：酒精、咖啡、药物依赖等。⑥精神障碍：各类精神疾病大多伴有睡眠障碍，失眠可以是精神症状的一部分。⑦各种躯体疾病。⑧其他：如年龄、遗传和发育因素等。

【临床表现】

1. 失眠症（insomnia）　是指睡眠的始发和维持发生障碍致使睡眠的质和量不能满足个体正常需要的一种情况。表现形式有难以入睡、睡眠不深、睡后易惊醒、多梦、早醒，或醒后不容易再入睡等，醒后有不适感、疲乏或白天困倦等，还有表现为睡眠感缺失，即患者体验不到睡眠的感觉，患者诉说自己彻夜不能入睡，但家人却能听到患者的酣睡声，其中以入睡困难最多见。由于长期失眠带来的上述不适以及对失眠的担心常常引起情绪沮丧、紧张、焦虑不安、个性改变等。

2. 嗜睡症（hypersomnia）　是指白天出现困乏睡眠过多。并可不分场合甚至在需要十分清醒的情况下，也出现不同程度的嗜睡。患者并无夜间睡眠时间减少，也并非由于药物、酒精、躯体疾病或精神疾病等原因引起。过多的睡眠引起显著痛苦或社交、职业等功能损害，常伴有认知和记忆障碍，甚至意外事故发生率高，患者会因此出现情绪低落，甚至被他人认为懒惰、不求进取而造成严重的心理压力。

3. 发作性睡病（narcolepsy）　也称醒觉不全综合征，是一种原因不明的睡眠障碍，主要表现为长期警醒程度降低和不可抗拒的发作性睡眠。表现为白天有不可抗拒的短暂睡眠发作，发作时常在1～2分钟内进入睡眠状态，一般持续数分钟至十余分钟。睡眠发作前常有不可抗拒的困倦感，部分患者可无发作征兆，从相对清醒状态突然陷入睡眠。每天均可发作数次，发作后可自然醒转或被他人唤醒，清醒后有数小时的精神振奋。

4. 睡行症（sleep walking disorder）　曾称梦游症，指患者处于睡眠中尚未清醒时起床在室内或户外行走或做一些简单活动的睡眠和清醒同时存在的意识改变状态。多发生于入睡后的2～3小时内，通常双目向前凝视，大多不说话，询问也不回答，可有一些复杂的行为如倒水、抽烟、吃东西、开抽屉等，难以被唤醒，常常维持数分钟到数十分钟，历时数分钟至半小时，然后自行上床，再度入睡，次日通常无法回忆。多发生在儿童，男孩多见，可伴有夜惊症和遗尿症。目前病因不清。

5. 夜惊症（sleep terror）　指反复出现从睡眠中突然醒来并惊叫的症状，常发生在夜间入睡2～3小时内，以极度恐惧和惊恐表情和动作为特征，伴有强烈的语言、运动形式和自主神经系统的高度兴奋状态。患者表现为在睡眠中突然惊叫、哭喊、身体扭动或坐起、表情恐惧、大汗淋漓、心率增快、呼吸急促、瞳孔扩大等。每次发作持续1～10分钟。发作时意识模糊，有暂时的定向障碍，清醒后不能回忆。多见于儿童，以5～7岁为最多。

【治疗要点】

1. 一般治疗　首先要弄清睡眠与觉醒障碍的特点、规律及引发原因；调整和改善睡眠环境；培养良好的生活习惯。

2. 心理治疗　认知治疗可以帮助患者正确认识睡眠障碍的症状及后果，减少消极情绪；行为治疗方法如放松训练、刺激控制训练和自由想象训练，可以帮助患者以新的、良好的睡眠行为方式代替原来不健康的睡眠行为方式；还可提供一般性的支持性心理治疗。

3. 药物治疗　通常镇静催眠药物可作为治疗失眠症的辅助手段，但应注意避免长期用药，一般以1～2周为宜，防止药物依赖的形成；低剂量中枢兴奋剂可用于嗜睡症的对症治疗。

【护理诊断】

1. 有外伤的危险　与精神障碍或遭遇生活事件等精神应激因素有关。

2. 睡眠型态紊乱　与环境改变、睡眠节律或精神障碍等有关。

【护理措施】

1. 睡眠护理　观察：①患者的睡眠型态有无早醒、睡眠维持困难、入睡困难、睡眠时数、入睡方式、深度、辅助药物等，消除或减轻其诱发因素以及减少发作次数。②安排有助于睡眠、休息的环境。③纠正不良习惯，重建规律、有质量的睡眠模式。④有计划地安排活动及治疗护理，尽量减少对患者睡眠的干扰，减少睡前的活动量；睡前不要喝咖啡、浓茶等；洗热水澡；避免睡前阅读小说或看惊险的电视节目等。⑤对于睡眠严重障碍的患者，遵照医嘱给予镇静安眠药物，并密切观察患者用药后的治疗效果和不良反应。

2. 安全护理　①评估患者睡眠环境中的危险因素，并加以防范；②认真评估患者异常睡眠的表现形式及发作的危险因素；③对于异常睡眠发作频繁的患者特别是儿童不能单独居住，以便及时发现患者的异常睡眠，防止外伤发生；④减轻白天的劳动强度，减少精神刺激；⑤发作频繁者可遵照医嘱给予安定药物睡前服用。

3. 心理护理　结合患者的实际情况展开，对失眠患者的护理重在心理护理，帮助患者认识失眠，运用支持性心理护理和认知疗法帮助患者了解睡眠的相关知识，并引导患者以正确的态度对待失眠，解除患者心理负担，纠正恶性循环状态，对嗜睡症、睡行症、夜惊等患者的护理主要侧重于保证患者症状发作时的安全，并消除患者和家属的恐惧心理。

【健康指导】　讲解引起睡眠困难的主要因素，教会患者自我处理失眠的各种措施，如放松技术、暗示疗法等；指导患者正确服用镇静安眠药，说明服用药物的注意事项及不良反应。

第三节　性功能障碍患者的护理

性功能障碍（sexual dysfunction）是一组与心理—社会因素密切相关的性活动过程中的某些阶段发生的性生理功能障碍。由于其症状持续或反复存在，致使个体不能有效地进行他（她）所期望的正常性行为，不能产生满意的性交所必需的生理反应和体会不到相应的快感，并影响了患者的日常生活和社会功能，患者为此感到明显的痛苦。常见的非器质性功能障碍有阳痿、早泄、阴冷、性交疼痛、性欲减退、性高潮障碍、阴道痉挛等。

【病因】　性功能障碍的病因比较复杂，包括器质性、功能性、药源性等多种因素。多由患者的个性特点、生活经历、应激事件、心理社会因素以及躯体状况等相互作用的结果。

【临床表现】

1. 阳痿（impotence）　是指成年男性在性活动的场合下有性欲要求，但不能产生或维持满意性交所需的阴茎勃起或勃起不充分或持续短暂，以致不能插入阴道完成性交过程，但在手淫、睡梦中或与性对象性交时可以勃起。

阳痿分为原发性和继发性，从未完成性交的阳痿为原发性阳痿，与躯体先天解剖结构异常或神经系统原发性损害有关。既往有正常性生活而出现勃起障碍者为继发性阳痿，常与躯体疾病、药物等因素有关。另外，仅仅在某种特定情况下出现的勃起障碍称为境遇性阳痿，与性环境、性伴侣、性行为时的情绪状态、性的创伤经历等心理因素有关。阳痿患者常感到沮丧、悲观和挫败感，也因此影响夫妻关系。性发育不充分或年龄过大都可能出现阴茎不能有效勃起，因此，CCMD-3 的诊断范围是 20～65 岁。另外，大部分男性均经历过短暂或偶尔不能勃起的现象，持续 3 个月以下不能做此诊断，同时要排除其他器质性原因。

2. 早泄（premature ejaculation）　指持续地发生性交时射精过早，在同房时阴茎进入阴道之前，或正当进入阴道时，或进入阴道不久尚未充分勃起即发生射精，早于本人意愿，无法控制，随后阴茎疲软，致使性交双方都不能得到性快感或满足。早泄多数由于心理原因所致，与年龄、性伴侣的状态以及近期性活动的频度等也有一定关系。几乎每一个男性都曾有过早泄的经历，偶尔在一些特定场合出现者属于正常现象。因此只有持续 3 个月以上的射精过早并排除器质性原因方可诊断。

3. 阴冷（female failure of genital response）　指成年女性有性欲，但难以产生和维持满意的性交所需要的生殖器的适当反应，如阴道的湿润差和阴唇缺乏适当的膨胀，以致阴茎不能顺利地插入阴道。

4. 性交疼痛（dyspareunia）　指性交过程中或之后引起男性或女性生殖器疼痛。具体表现为在性交过程中男性感到阴茎疼痛或不舒服，女性阴道在性交的全过程或在阴茎插入很深时发生疼痛。这些疼痛的产生并非由于生殖器的器质性病变，不是由于阴道痉挛或阴道干燥缺乏润滑性，也不是药物、躯体情况的直接生理效应所致，而是与焦虑、紧张等心理因素密切相关，多见于敏感、焦虑、强迫个性的人。也有部分女性是由于性交前的准备工作不充分如无拥抱、爱抚等而致阴道润滑不足，男性的性交疼痛主要是由于生殖道的感染和激惹所致。性交疼痛常使双方性交过程产生不愉快，甚至影响夫妻间正常的性生活和互相感情。

5. 性欲减退（sexual hypoactivity）　也称性冷淡，指成年人持续存在性兴趣和性活动的降低甚至丧失。主要表现为对性活动不易启动，对配偶或异性缺乏性的要求，性思考和性幻想缺乏，即使为满足自己配偶的性要求而勉强凑合，也体会不到一点性快感。当个体持续或反复出现性欲下降或缺乏，并且排除年龄、躯体等因素造成的个体差异时，即可诊断为性欲减退。性欲减退常导致夫妻关系紧张、婚姻危机甚至家庭破裂。

【治疗要点】
1. 心理治疗　对于起病与心理精神因素关系密切的患者可对其采取心理治疗，方法包括：认知疗法、家庭治疗、婚姻治疗、行为治疗、精神分析治疗等。认知疗法是帮助患者增强对性行为的正性感受和满意度，并消除负性性行为，建立新的适应行为；家庭治疗是着重调整家庭中各个成员之间的人际关系；婚姻治疗是帮助调整夫妻二人之间的关系，增进夫妻感情；行为治疗是夫妻双方共同参与的性感集中训练，夫妻双方通过渐进的相互触摸身体，使注意力集中在对触摸的感觉中，并从中体验愉悦，降低了患者对性交是否成功的关注和焦虑；精神分析治疗着重于处理患者的恋父或恋母情结。

2. 药物治疗　枸橼酸西地那非片治疗阳痿有效。它的作用是在有性欲及性刺激的情境下发挥的。枸橼酸西地那非片不能增强性欲，也不能解决心理问题，所以它只能是心理治疗的辅助方法。

3. 其他治疗　激素替代疗法用于治疗内分泌异常。

【护理诊断】
1. 无效性生活型态　与怕怀孕、对生活应激缺乏有效应对及性伴侣关系紧张有关。
2. 焦虑　与长期不能获得满意性生活有关。
3. 个人应对无效　与性问题长期存在有关。

4. 知识缺乏　缺乏性相关知识。

【护理措施】

1. 寻找影响患者性功能的因素以及患者对性和性生活的认知水平，帮助患者理解生活压力与性功能的关系，讨论变通解决问题的方法，提高对性生活的认识。

2. 了解患者性问题的表现、程度和持续时间，协助创造良好的家庭环境，提高配偶对性生活积极的态度，从而改变患者压抑、低自尊、内疚恐惧或厌恶的情绪。

3. 解答患者的疑问，让患者对于自己的疾病有一个正确的认识，鼓励患者树立战胜疾病的信心。

4. 帮助患者寻找增加性满意度的方法，提供相关资料，有效提高性欲或消除性交疼痛。

【健康指导】

1. 加强患者性相关知识的了解，增进夫妻间的感情交流，杜绝一切影响夫妻生活的因素。

2. 积极治疗躯体疾病，减少使用对性功能有影响的药物，消除负性性行为，建立新的适应行为，预防性功能障碍的发生。

（刘　虹）

复习思考题

1. 神经性厌食症的诊断要点有哪些?
2. 简述神经性厌食症患者常见的性格特点有哪些。
3. 进食障碍患者恐惧的相关因素有哪些?
4. 引起失眠的主要原因有哪些?
5. 常见睡眠障碍有哪些，应采取哪些护理措施?
6. 对性功能障碍患者心理治疗的方法是什么?

第九章 人格障碍与性心理障碍患者的护理

 学习要点

人格障碍和性心理障碍的护理、临床表现、治疗、病因、发病机制。

第一节 人格障碍患者的护理

 案例分析

王先生，母亲为精神分裂症患者。自幼得不到母爱，由祖母抚养。8岁上小学，学习成绩一般，21岁到工厂上班。从小性格内向，不愿与人交往，倔强、固执、争强好胜，易发火。他26岁结婚，爱人为小学教师，性格开朗、好交朋友，工作责任心强，关心爱护学生。婚后二人感情尚好，妻子由于工作等原因提出过两年后再要孩子，王先生表示同意，但内心有些想法。工作责任心强的妻子，常提前上班或晚下班，对此他产生怀疑，认为妻子作风不好，与单位领导有不正当关系。为此，经常争吵，毁物，跟踪妻子，遇有妻子与男同志打招呼、交谈，则认为"她与外人有不正当关系"，在妻子回家后，即行讯问，若回答含糊，则大吵大闹，甚至做出冲动行为。事后他也后悔，知道对妻子的怀疑毫无根据，应当相信爱人。遇到一点不顺心的事，则大发脾气，无法控制。

临床诊断：偏执型人格障碍。

人格障碍（personality disorder）是指人格特征明显偏离正常且根深蒂固的行为方式，具有适应不良的性质，其人格在内容上、质上或整个人格方面异常，由于这个原因，患者遭受痛苦和（或）使他人遭受痛苦，或给个人或社会带来不良影响。人格的异常妨碍了他们的情感和意志活动，破坏了其行为的目的性和统一性，给人以与众不同的特异感觉，在待人接物方面表现尤为突出。人格障碍通常开始于童年或青少年，除少数患者成年后可能在程度上有所改善外，多数患者一直持续到成年甚至终生。

值得注意的是，人格障碍和人格改变不能混为一谈。人格偏离正常系由躯体疾病（如脑病、脑外伤、慢性酒精或其他药物成瘾或依赖）所致，或继发于某种精神障碍时，称为人格改变。

 知识链接

人 格

人格，又称个性，是个体在社会与生活环境中一贯表现出的行为模式。个体心理活动各方面（认知、情感、意志行为）的特点。更主要是情感活动及意志行为方面所表现的特点，构成了一个人的个性或人格。人格特征就是不论时空变化仍保持相对稳定的思维、认知、反应和交往方式。其规律性的基本特征：稳定性、整体性、独特性、倾向性、意志特征与行为方式的选择性、认知能力特征。

【病因与发病机制】 人格障碍的病因迄今仍不明确，一般认为是在素质基础上受环境因素影响的结果。

1. 生物学因素

(1) 遗传因素：家系调查资料提示先证者亲属中人格障碍的发生率与血缘关系呈正相关，血缘关系越近，发生率越高。双生子与寄养子调查结果都支持遗传因素起一定作用的观点。

(2) 脑发育因素：研究发现情绪不稳定型性格障碍的人有较多的神经系统软体征，神经心理学测验也提示轻微脑功能损害。研究发现常有攻击行为的男人中，57%具有异常脑电图，且多表现在前颞区，可能与网状激活系统或边缘系统有关。

(3) 染色体异常：47,XYY 综合征和 47,XXY 综合征患者中人格障碍的患病率非常高。

2. 心理因素 童年时期生活经历对个体人格的形成具有重要作用。重大精神创伤或刺激，如父母离异、家庭关系紧张、家庭教育方式不当等对儿童人格的发育有着不利的影响，并可最终导致人格障碍。

3. 社会因素 在人格障碍的形成上占有极为重要的地位。儿童的大脑发育未成熟，有较大可塑性，强烈的精神刺激会给儿童的个性发育带来严重影响，不合理教养可导致人格的病态发展，缺乏家庭正确教养或父母的爱是发生人格障碍的重要原因。健康的社会是避免发生精神破裂的屏障，恶劣的社会风气和不合理的社会体制可影响儿童的心身健康，导致人格障碍。

【临床表现】 根据 ICD-10，常见人格障碍的主要表现如下：

1. 偏执型人格障碍（paranoid personality disorder） 以猜疑和偏执为特点。始于成年早期，男性多于女性。表现：①对周围的人或事物敏感、多疑、不信任，把别人的好意当恶意。②无端怀疑别人要欺骗、利用或伤害自己，或有针对自己的阴谋，而过分警惕与抱有敌意。③遇挫折或失败时，则推诿客观，埋怨、怪罪他人，夸大对方缺点或失误，强调自己有理，易与他人发生争辩、对抗。④易有病理性嫉妒观念，怀疑恋人有新欢或伴侣不忠。⑤易记恨，对自认为受到轻视、侮辱、不公平待遇等耿耿于怀，而有强烈的敌意，甚至有回击、报复之心。⑥易感委屈。⑦评价自己过高，自命不凡。总感自己怀才不遇、不被重视、受压制、被迫害，甚至上告、上访，不达目的不肯罢休，对他人的过错不能宽容，固执地追求不合理的权力或利益。⑧忽视或不相信与己想法不符的客观证据，因而很难用道理或事实来改变患者的想法。

2. 分裂型人格障碍（schizotypal personality disorder） 以观念、行为、外貌装饰奇特、情感冷漠、人际关系明显缺陷为特点。男性略多于女性。表现为：①面部表情呆板，对人冷漠，对批评和表扬无动于衷，缺乏情感体验，甚至不通人情；②常不修边幅，服饰奇特，行为古怪，不能顺应世俗，目的不明确或行为不合事宜；③性格明显内向或孤独、被动、退缩，与家庭和社会疏远，独来独往，除生活或工作中必须接触的人外，基本不与他人主动交往，缺少知心朋友；④言语结构松散、离题，用词不妥，模棱两可，繁简失当，但非智能障碍，系由文化程度所致；⑤爱幻想，别出心裁，脱离现实，有奇异信念（如相信心灵感应、特异功能、第六感觉等）；⑥可有猜疑、牵连、偏执观念及奇异感知体验，如一过性错觉或幻觉等。

3. 社交紊乱型人格障碍（dissocial personality disorder） 也称反社会型人格障碍

(antisocial personality disorder)，以行为不符合社会规范，经常违法乱纪，对人冷酷无情为特点。男性多于女性。主要表现为价值观念取向与常人不同，缺乏法纪观念。如：①经常旷课、旷工，不能维持持久工作或学习；②对家庭亲属缺乏爱和责任心，不抚养子女或不赡养父母，待人冷酷无情；③经常撒谎、欺骗，以获私利或取乐；④缺乏自我控制，易激惹、冲动，并有攻击行为，如斗殴；⑤无道德观念，对善恶是非缺乏正确判断，不吸取教训，无内疚感；⑥极端自私，以自我为中心，往往是损人利己或损人不利己，以恶作剧为乐，无羞耻感，故使其家属、亲友、同事、邻居感到痛苦或憎恨。本型患者往往在少儿期就出现品行问题，如：①经常说谎、逃学、吸烟、酗酒、外宿不归、欺侮弱小；②经常斗殴、赌博、偷窃、故意破坏他人或公共财物，无视家教、校规、社会道德礼仪，甚至出现性犯罪行为，或曾被学校除名或被公安机关管教等。以上各种特征中应当强调的是综合症状，即由总体人格构成而不是由某一单独行为决定。

4. 情绪不稳型人格障碍（emotionally unstable personality disorder） ICD-10 将冲动型和边缘型人格障碍合并称为情绪不稳型人格障碍。此类人格障碍有一个突出的倾向，即行为不计后果，伴有情感不稳定。事先进行计划的能力差，强烈的愤怒暴发常导致暴力行为。

（1）冲动型人格障碍（impulsive personality disorder）：以情感暴发，伴明显行为冲动为特征。男性明显高于女性。常表现：①人际关系强烈而不稳定，时好时坏，几乎没有持久的朋友；②激情发作时，对他人可做出攻击行为，也可自杀、自伤；③在日常生活和工作中同样表现出冲动性，缺乏目的性，缺乏计划和安排，做事虎头蛇尾，很难坚持需长时间才完成的某一件事；④情感不稳，易激惹，易与他人发生冲突，可因点滴小事暴发强烈的愤怒情绪和攻击行为，难以自控，事前难以预测，发作后对自己的行为虽懊悔，但不能防止再发。

（2）边缘型人格障碍（borderline personality disorder）：是一种人际关系、自我意识和情感的不稳定，并有明显冲动性的普遍模式，可有自伤行为，也可出现一过性的精神病性症状，而这种情况应该是在童年或青春期就开始的，不是成年以后才出现的。边缘型人格障碍有四个方面的特征，即"不稳定的人际关系，不稳定的情绪，不稳定的自我意象和明显的冲动性"。边缘型人格障碍的突出表现是人际关系、情绪、自我意象的不稳定和行为的冲动性，持久的空虚、孤独感及一些短暂的精神症状，这种所有"不稳定表现"的"稳定不变"的模式就是边缘型人格障碍的基本特点。

5. 表演型人格障碍（histrionic personality disorder） 既往称为癔症性人格障碍，以过分感情用事或夸张言行以吸引他人注意为特点。此种人格障碍以中青年女性多见。表现：①爱表现自己，行为夸张、做作，犹如演戏，经常需要别人注意，为此常哗众取宠、危言耸听，或在外貌和行为方面表现过分；②情感体验较肤浅，情感反应强烈易变，常感情用事，按自己的喜好判断事物好坏；③常渴望表扬和同情，经不起批评，爱撒娇，任性、急躁，胸襟较狭隘；④爱幻想，不切合实际，夸大其词，可掺杂幻想情节，缺乏具体真实细节，难以核实或令人相信；⑤自我中心，主观性强，强求别人符合其需要或意愿，不如意时则强烈不满，甚至立即使对方难堪；⑥暗示性强，意志较薄弱，容易受他人影响或诱惑；⑦喜欢寻求刺激而过分地参加各种社交活动，甚至于卖弄风情，喜爱挑逗，给人以轻浮的感觉。

6. 强迫型人格障碍（compulsive personality disorder） 以过分的谨小慎微、严格要

求与完美主义，及内心的不安全感为特征。男性是女性的 2 倍。常表现为：①对任何事物都要求过严，循规蹈矩，按部就班，否则感到焦虑不安，并影响其工作效率；②常有不安全感，往往穷思竭虑或反复考虑，对计划实施反复检查、核对，唯恐有疏忽或差错；③拘泥细节，甚至对生活小节也要程序化，有的好洁成癖，若不按照要求做就感到不安，甚至重做；④主观、固执，要求别人也要按照他的方式办事，否则即感不愉快，往往对他人做事不放心；⑤遇到需要解决问题时常犹豫不决，推迟或避免作出决定；⑥过分沉溺于职责义务与道德规范，责任感过强，过分投入工作，业余爱好较少，缺少社交友谊往来，工作后常缺乏愉快和满足的内心体验，相反常有悔恨和内疚；⑦常过分节俭，甚至吝啬。

7. 其他类型　如依赖型人格障碍（dependent personality disorder）、焦虑型人格障碍（anxious personality disorder）等。焦虑型人格障碍特征是一贯感到紧张、提心吊胆、不安和自卑，总是需要被人喜欢和接纳，对拒绝和批评过分敏感，因习惯性地夸大日常处境中的潜在危险，所以有回避某些活动的倾向。依赖型人格障碍特征是依赖、不能独立解决问题，怕被人遗弃，常感到自己无助、无能和缺乏精力。

【治疗要点】　迄今为止，人格障碍尚无特殊的治疗方法，采取各种相应的治疗措施，仅能改善或限制其不良行为，并且需要医患双方均有毅力，进行长期治疗。

1. 心理治疗　心理治疗对人格障碍很有帮助，通过深入接触，同障碍者建立良好关系，帮助其认识自己的个性缺陷，进而使其明白个性是可以改变的，鼓励他们重建健全的行为模式。可成立治疗性团体，制造一种健康的生活和学习环境，让人格障碍者在团体中，通过有益的活动，控制和改善自己的偏离行为，纠正既往习得的不良习惯，建立适当人际关系。

2. 药物治疗　无特效药物能治疗人格障碍，药物治疗只能对症治疗，改善症状，但不能解决根本问题。治疗主要针对冲动、攻击行为、情绪不稳等极端行为。对冲动型人格障碍伴有脑电图改变者可试用苯妥英钠或卡马西平；反社会型人格障碍出现兴奋躁动时，可给予抗精神病药；对具有焦虑表现者可用抗焦虑药物等。药物治疗一般不主张长期和常规使用。

【主要护理诊断】

1. 有暴力行为的危险　与缺乏自我控制、情绪不稳易激惹、冲动有关。

2. 偏执观念　与无道德观念、对善恶是非缺乏正确判断有关。

3. 个人调适不良　与缺乏信任感、操纵行为有关。

4. 自我概念紊乱　与自卑、不安全感、社交改变有关。

5. 社交障碍　与社会行为和社会价值不被接受，与无责任、爱心及冲动行为有关。

【护理措施】

1. 安全护理　提供安全、安静的环境，避免各种激惹因素，安定患者的情绪，有药物滥用者应观察其行为反应和戒断症状，并提供急性解毒药，保证患者的用药安全。按规定定时巡视病房，及时发现病情变化，并做好护理记录。同时，护士也应注意自己的安全，做好自我保护。

2. 生活护理　根据患者的病情确定护理等级、饮食种类，合理地安排患者的生活起居。同时应向患者详细介绍病室情况及各种规章制度。加强患者的生活管理，按时让患者休息、服药，熟记患者的面貌，督促患者参加集体活动，培养患者养成良好的卫生习惯。

3. 心理护理

（1）主动接触患者，体现对患者的尊重和关怀，了解其心声，理解其感受，满足其合理需求，以取得信赖。

（2）在良好的护患关系基础上，适时以诚恳的态度明确地告知患者，不能接纳其反社会行为，与患者讨论、分析不良行为对人对己的危害性，并鼓励其改进。

（3）要求患者尊重他人的人格和人权，不能只考虑满足个人需要，学会凡事要为别人着想，逐步做到能根据实际情况适当延迟满足个人的欲望。

（4）创造条件让其表现个人的合理行为。当理想的行为出现时，及时给予鼓励和肯定，逐步学会适当的人际交往和培养正向情感。

（5）帮助患者建立正确的价值观和人生观，树立信心，努力纠正自身的个性缺陷。帮助患者练习和增进社交技巧，如会谈技巧、交友技巧等，增进人际关系。

4. 特殊护理

（1）与患者商讨制订行为限制的条例，告知违规的后果，增强其自控能力，防止发生冲动行为。

（2）鼓励患者用语言表达愤怒和敌意，指导患者用社会所能接受的方式表达内心感受。

（3）当患者出现暴力行为先兆时，应有相当数量的工作人员出现在患者周围，展示力量以暗示患者要克制自己的行为。

（4）当患者出现冲动行为时，要及时用简明的言语、坚定的语调劝说患者，可采取保护性隔离，必要时加以约束；按医嘱给予镇静药物；向患者讲解目前所作处理的必要性；对于暴力行为，工作人员必须采取坚决和一致的态度，以及相应护理措施。

5. 康复治疗和护理　提供适宜的环境，制订特定的规则和限制，定期召开会议，开展集体治疗，使患者学习按规范进行日常生活、人际交往、参加工作、劳动等，以利于建立起新的行为模式。

【健康指导】

1. 生活指导　一般来说，与人格障碍形成密切相关的品行障碍，在童年或少年阶段即可出现，并贯穿整个生命过程。因此，预防尤为重要。应重视儿童早期教育，家庭、幼儿园、学校要对孩子的不良行为及时纠正；社会应大力开展心理健康知识的宣传，实现家庭和睦，使孩子在民主和谐的家庭气氛中健康成长；学校教育要提倡团结友爱、互相帮助；社会要创造一个良好的人际关系和生活氛围，从而有利于人格的健康成长和不良行为的纠正。

2. 疾病知识指导　人格障碍的特点决定了患者行为方式的改变非常缓慢。治疗及护理的目标应注重长期目标。短期目标必须与现实情况相符合。若治疗期间未达到目标，应将情况介绍给家属和社会相关机构，使治疗能继续下去。

第二节　性心理障碍患者的护理

性心理障碍又称性变态，泛指以两性性行为的心理和行为明显偏离正常，并以这类性偏离作为性兴奋、性满足的主要或唯一方式为主要特征的一组精神障碍。特征是：有变换自身性别的强烈欲望（性身份障碍）；采用与常人不同的异常性行为满足性欲（性偏好障碍）；不引起一般人性兴奋的人物或情景，对患者有强烈的性兴奋作用（性指向障碍）。除此之外，与之无关的精神活动均无明显障碍。不包括单纯性欲减退、性欲亢进及性生理功能障碍。

【病因与发病机制】　性心理障碍表现形式多种多样，关于其形成原因目前并无一致看法。

1. 生物学因素　在关于同性恋研究中发现有少数患者内分泌异常或性染色体畸变。有学者认为人体最初胚胎发育具有双性的基础。同性恋的生物学基础可能与这些原始双性结构的残余及异性性激素的残余有关。

2. 心理因素　心理因素可能在性心理障碍的病因学中占主导地位，弗洛伊德认为性变态与其性心理发展过程中遇到挫折走向歧途有关。父母对子女的性教育失当与社会不良影响也具有重要意义。出于自身的喜好和期待，有些父母有意无意地引导孩子向异性发展，如将男孩打扮成女孩或将女孩打扮成男孩。自幼生长于异性的包围圈中容易导致儿童心理朝异性化方向发展。

3. 社会因素　性心理障碍的产生与文化背景有一定的关系。如有的社会认为同性恋伤风败俗，有的社会对同性恋行为相对宽容。

【临床表现】

1. 性身份障碍　主要指易性症，患者对自身性别的认定与解剖生理上的性别特征呈持续性厌恶的态度，并有改变本身性别的解剖生理特征以达到转换性别的强烈愿望（如使用手术或异性激素），其性爱倾向为纯粹同性恋。

易性症患者少见，其发病率约为1/10万。其中又以男性多见，男女之比约为3∶1。

易性症患者往往为自己的性别而深感痛苦，为自己不是异性感到遗憾。病情严重者渴望自己是异性或坚持自己是异性。男性患者期望自己长成女人，明确表示阴茎和睾丸令人厌恶或即将消失。男性患者约有1/3结婚，即使结婚，离婚比例亦较高。而女性患者明确表明厌恶女装并坚持穿男装，否定自己的女性解剖结构，有的表示即将长出阴茎，不愿意乳房发育或月经来潮，有的偷偷地甚至公开地上男厕所并取立位排尿。

2. 性偏好障碍

(1) 恋物症：在受到强烈性欲和性兴奋的联想驱使下，反复收集异性使用的某种物品。几乎仅见于男性。所恋物品均系异性身体接触的东西，如胸罩、内裤、鞋袜、月经带、饰物等。通过抚摸闻嗅这类物品，并伴有手淫获得性满足，所恋物品成了性刺激的重要来源或获得性满足的基本条件（对刺激生殖器官的性器具的爱好不属恋物症）。一般说来，他们对未曾使用过的物品兴趣不大，往往喜欢用过的甚至是很脏的东西，且一般并不试图接近物品的主人，对异性本身并无特殊的兴趣，一般不会出现攻击行为。这些表现至少已持续6个月才下诊断。

(2) 异装症：是恋物症的一种特殊形式，表现对异性衣着特别喜爱，反复出现穿戴异性服饰的强烈欲望并付诸行动，由此可引起性兴奋。当这种行为受抑制时可引起明显的不安情绪。几乎仅见于男性，患者并不要求改变自身性别的解剖生理特征。这种表现至少已持续6个月。

(3) 露阴症：反复多次在陌生异性面前暴露自己的生殖器，伴有性唤起或手淫，以达到性兴奋的目的，但没有性侵犯行为施加于对方。这种表现至少已存在6个月。几乎仅见于男性，多发生在青春期。如在中老年首次出现，应疑及器质性原因。

(4) 窥阴症：反复窥视异性裸体或亲昵行为或他人的性活动，以满足引起性兴奋的强烈欲望,可当场手淫或事后回忆窥视景象并手淫,以获得性满足。没有暴露自己的愿望,也没有与受窥视者发生性交的愿望。除窥视行为本身,一般不会有进一步的攻击和伤害行为。几乎仅见于男性。观看色情影片、录像、画册等获得性的满足,不属于本诊断。

(5)摩擦症:男性患者在拥挤场合或乘对方不备之际,伺机以身体某一部分(常通过反复地靠拢异性,紧密接触和摩擦自己的阴茎)接触和摩擦女性身体的某一部分,以达到性兴奋的目的。没有暴露自己生殖器的愿望,也没有与摩擦对象性交的要求。这种行为至少已存在6个月。

(6)性施虐与性受虐症:以向性爱对象施加虐待或接受对方虐待的一种性活动的异常偏好,作为性兴奋的主要手段。其手段为鞭打、绳勒、撕割对方躯体等,甚至可造成伤残或死亡。提供这种行为者为性施虐症。以接受虐待行为来达到性兴奋者为性受虐症。这种行为至少已持续6个月才下诊断。

(7)混合型性偏好障碍:最常见的组合是恋物症、易装症及施虐—受虐症。应根据对性偏爱的不同类型,以及对个人的重要性依次列出各种并列的亚型。

3. 性指向障碍 性指向障碍系指起源于各种性发育和性定向的障碍。从性爱本身来说不一定异常,但某些人的性发育和性定向可伴发心理障碍,例如个人不希望如此或犹豫不决,为此感到焦虑、抑郁及内心痛苦,有的试图寻求治疗加以改变。

(1)同性恋:系指正常生活条件下,从少年时期就开始对同性成员持续表现性爱倾向,包括思想、感情及性爱行为。对异性虽可有正常的性行为,但性爱倾向明显减弱或缺乏,因此难以建立和维持与异性成员的家庭关系。男性同性恋者偏重于追求性乐趣,女性同性恋者偏重于追求情感。有同性恋行为的两个人,可能只有一个是真正的同性恋者,另一个为异性恋者。如果双方都是同性恋者,那么在性行为中,会轮流更换主动位置,而在心理上他(她)们都会认定自己处于主动地位。同性恋的被动一方有矫治成功的可能性,而主动的一方矫治成功的可能性很小。

(2)双性恋:系指正常生活条件下,从少年时期就开始对同性和异性两种成员均持续表现性爱的迷恋倾向,包括思想、感情及性爱行为,因此难以建立和维持和谐的家庭关系。

【治疗要点】

1. 性心理教育

(1)儿童期性别角色教育:性别角色的健康指导,应从四个方面着手:给予正确的角色期盼和性别角色装扮,使子女能根据自己的服饰、颜色等装扮来识别性别角色;要予以正确的性别角色行为引导,根据儿童性别特点开展有益于性别形成的游戏活动,从小形成与性别角色相适应的男子汉与姑娘行为;给予相应性别角色的知识教育(性知识、性道德)和心理诱导;家长要认真扮好自身的性别角色,给子女做好榜样。

(2)性知识教育:青少年时期性知识教育是至关重要的课题。青少年甚至大学生的性知识目前主要来源于科普书刊和文艺宣传,极少得到父母及社会的关注和指导。针对不同年龄段青少年,应进行有关性生理、性心理、性解剖、恋爱婚姻等方面的知识教育。

(3)性道德教育:性道德是指规定每个人性行为的道德规范。性道德标准应具备自愿的原则、无伤原则、爱的原则。具备性道德观念,可以正确控制生理本能表现出的性要求,可以使自己的恋爱及以后的家庭组成沿着健康、美好的方向发展。

2. 性心理咨询与治疗

（1）评估：首先应排除器质性原因。医生应克服同患者谈性问题时的羞怯，语言应接近患者，恰如其分，避免用生僻的专业术语或较庸俗的语言，应详细了解患者的一般情况、个人史及性问题的过去史（早期性体验、性知识学习史、过去与现在的性行为及夫妻关系）。

（2）治疗：①行为治疗的方法以指导和练习为主，治疗时常需要将伴侣请来，单独或成双进行治疗。对于心理动力学因素上较清楚的性心理障碍行为，建议进行围绕着冲突和改变结构的心理治疗。②对伴有攻击行为或伴有较强的自我伤害的性心理障碍者，可进行激素治疗（所谓的一时性药物阉割）。对青少年或年轻人的性心理障碍行为不适于激素治疗。③对易性症，患者一般期望接受激素治疗，或用手术改变性别，其他的治疗建议多被强烈拒绝。用性激素进行治疗（一般男患者用雌二醇，女患者用睾酮），可使患者感到卸掉了负担。手术改变性别如今已有了肯定的评价。一些人手术后有令人满意的发展过程，另一些人术后效果不理想或带来不幸的后果。④同性恋，心理治疗不是针对同性恋本身，而是对于冲突、自我不和谐的性体验。同性恋者的亲属常常寻求转为正常化的可能性，对此可提供一些科普的性教育资料，以减轻负担，达到理解。

【护理要点】　性心理障碍者，以变态性行为获得快感。这些行为有悖于道德和法律观念。因此，多具有隐匿性。即使本人感觉到是一种病态，也不积极求医。有的导致犯罪，受到法律的制裁。有的被配偶或亲人发现后，强迫去就医，因这种行为被揭露，常表现为抑郁、焦虑、自责心境等。护理要点主要有：

1. 安全护理　性变态患者多自卑及唯唯诺诺，不敢主动与护士接触。在与患者的接触过程中，护士既要大方，又要严格要求，要求患者在住院期间克制自己病态行为，不能侵犯周围患者，遵守法律及道德规范。

2. 生活护理　合理地安排患者饮食及睡眠，在治疗期间应适当安排患者参加工娱治疗，注意观察患者病情变化，一旦发现患者出现性变态行为应立即报告医生给予及时处理。

3. 心理护理　对于性变态行为，只要患者愿意治疗，护士首先要向患者宣传法制观念，要让患者明白，性变态行为是违法行为，破坏社会风俗道德，而且触犯法律；其次要告诉患者想取得治疗的成功，还必须有毅力，对治疗是否有决心和信心是治疗成败的关键。另外还要引导性变态者向正常性行为的方向发展，如对于同性恋者要设法解决或消除对异性恋的障碍，使其性对象从同性身上转向异性，对异性发生性兴趣，逐渐亲近，直至结婚。帮助患者分析造成自己性变态的根源，向患者宣讲社会伦理道德规范，并加以正确引导及解释。

4. 特殊护理　针对护理对象的抑郁、焦虑、自责心境等，作出恰当的护理诊断，制订可行的护理计划（短期目标和长期目标）、护理措施，并及时评价结果，从中找出新的问题等。这一护理过程是一个动态的长期过程。

5. 健康指导　性心理障碍者不能长久住院，因此护士要向其家属及亲人宣教有关护理（心理护理、行为护理）知识，以巩固疗效。

（于丽丽）

❓复习思考题

1. 简述偏执型、反社会型及分裂型人格障碍的临床特点。
2. 简述人格障碍患者的护理要点。
3. 简述性心理障碍患者的护理要点。

第十章 儿童及少年期精神障碍患者的护理

 学习要点

儿童及少年期精神障碍的护理、临床表现、治疗、病因、发病机制。

儿童及少年期正处在生长发育的重要阶段，其躯体和心理易受到遗传、环境、社会及教育等多种因素的影响，导致发育障碍、行为偏异或心理精神障碍。由于在发育阶段所表现的技能损害为认知、语言、运动和社会能力，构成了智能的总体水平下降，如未能及时诊断、治疗，会影响下一阶段的精神发育，并可继发其他精神障碍。提高对儿童精神障碍的认识，早期发现、及时治疗和护理具有十分重要的意义。

根据 ICD-10，儿童及少年期精神障碍包括精神发育迟滞、言语和语言发育障碍、广泛性发育障碍、注意缺陷与多动障碍、品行障碍、抽动障碍、特发于儿童及少年期的情感障碍等。本章简要介绍几种临床常见的儿童及少年期精神障碍的临床特点和护理。

第一节 精神发育迟滞患者的护理

 案例分析

患者女性，8 岁，小学二年级学生。因学习成绩差就诊。患者 7 岁入小学，老师发现患者上课时能安静听课，但反应慢，记忆力差，经常不能独自完成课堂作业，需要老师辅导。在家里也需要母亲辅导才能完成家庭作业。学习成绩每学期都不及格。在学校尊敬老师，与同学和睦相处，遵守纪律。在家性格温顺，很听话，能从事整理被子、扫地等家务。患者系第一胎，母孕期正常，分娩时发生脐带绕颈。2 岁以后开始学步，2 岁半开始学喊"爸爸妈妈"。4 岁时进幼儿园，但自我照顾能力比其他同龄儿童差。过去无重大疾病史。父母非近亲结婚。无精神和神经疾病家族史。躯体检查无阳性体征。精神检查时合作，安静，能认真回答问题，语言表达简短。韦氏儿童智力测验智商 63，言语智商 61，操作智商 64。

临床诊断：精神发育迟滞。

精神发育迟滞是指个体在发育阶段（通常指 18 岁以前），由于生物因素、心理因素、社会环境因素等各种原因导致精神发育迟滞或受阻，临床表现为智力明显低下和社会适应能力缺陷为主要特征的一组疾病。据世界卫生组织（1985 年）调查结果显示，本病的患病率为 3%。1993 年我国 7 个地区流行病学调查 9～14 岁儿童，本病的患病率为 2.84%。

【病因与发病机制】 精神发育迟滞的病因复杂，大致可概括为两类：

1. 生物学因素

（1）遗传：染色体畸变及先天性代谢缺陷症，如唐氏（Down）综合征、先天性卵巢发育不全（Turner）综合征等，基因异常均可导致精神发育迟滞。

（2）感染：孕产期感染能对胎儿大脑造成损伤。

（3）产时：早产、难产、缺氧等严重疾病，各种并发症，如先兆流产、妊娠高血压、前置胎盘、母亲妊娠年龄偏大、长期心理应激、分娩过程中脑损伤、产程延长、脐带绕颈均可造成中枢神经系统损害。

（4）产后：出生后中枢神经系统感染、核黄疸、新生儿肝炎、败血症、颅脑损伤、营养不良、中毒，均可使儿童大脑功能损害。导致智力低下和社会适应不良。

2. 社会心理因素 发育期的社会环境因素，特别是婴幼儿期的教育、心理都会影响脑发育。狼孩、猴孩的研究证明：婴幼儿期文化教育机会的剥夺，给脑正常发育带来的损害是以后任何精心教育也无法补救的。流行病学调查发现低智商常与社会经济水平低、父母文化低、住房拥挤、家庭环境不稳定等有明显关系。

【临床表现】 根据 ICD-10，使用适当的标准化智商测验，精神发育迟滞的临床表现与智力缺陷程度密切相关。WHO 根据智商 IQ 将精神发育迟滞分为以下四个等级。

1. 轻度 约占全部精神发育迟滞的 85%，在学龄前期的智力发育、说话、走路均比同龄儿童缓慢。勉强能小学毕业，但多不能进入中学，智商在 50~69 之间，成年以后可达到 9~12 岁的心理年龄。患者在幼儿期即可表现出智力发育较同龄儿童迟缓，如语言发育迟滞，词汇不丰富，理解能力和分析能力差，抽象思维不发达，适应社会能力低于正常水平。学习能力、技巧和创造性均较正常人差。读写、计算和抽象思维能力比同龄儿童差，显示学习困难，学习中机械记忆尚可，理解记忆困难，数学尤为困难。经过特殊教育可从事简单非技术性工作，可学会一定谋生技能和家务劳动，其智力水平和社会适应能力得到提高。

2. 中度 约占精神发育迟滞的 10%。在学龄前能学会简单生活用语，但词汇贫乏，不能表达较复杂的内容，不易与同龄儿童建立合群关系，进入小学后发现其接受与理解能力均较同龄儿童差，能计算个位十位数的加减法，难以进入较高年级学习。经适当训练，能学会一些简单劳动，生活需人督促和照顾，缺乏自发性。情绪波动，不易控制。身体较小，面容较特殊，智商在 35~49 之间，成年以后可达到 6~9 岁的心理年龄。能做简单的家务劳动，但质量差、效率低。部分自理日常简单的生活，成年时期不能完全独立生活。少数患者伴有躯体发育缺陷和神经系统异常的体征。

3. 重度 占精神发育迟滞的 3%~4%，从小就发现有躯体及运动功能发育迟缓，在监护下生活，不能进行生产劳动。智商在 20~34 之间，成年以后可达到 3~6 岁的心理年龄，社会适应能力明显缺陷，日常一切生活均须别人照顾，不知危险和防御。言语发育明显障碍，或只能学会一些简单的词句，不能理解别人的言语。运动功能发育受限，严重者不能坐、立和走路。不能接受学习教育。常伴有癫痫、先天畸形。因发生感染或罹患躯体疾病而早年夭折。

4. 极重度 出生时即有躯体和神经系统异常，一般不能学会走路与说话，只能发出类似叫人的简单声音。智商在 20 以下，成年以后可达到 3 岁以下的心理年龄，终生需别人照料，无法接受训练。约占精神发育迟滞的 1%~3%，其躯体特征：皮肤松弛、全身发育障碍、巨人症、侏儒症或病态肥胖等；头颅畸形：巨颅、尖颅、小颅等；面部畸形：耳低位、唇裂、腭裂，四肢和生殖器官畸形等。视觉障碍、听觉障碍和先天性心脏损害等较为常见。

【治疗要点】 精神发育迟滞一旦发生难以逆转，因此重在预防和早期发现、早期诊断、早期训练治疗。其原则是以教育训练为主，药物治疗为辅。对某些精神发育迟滞类型病因明确者，在特殊教育训练的同时，应针对不同的病因，对症治疗，促进或改善脑细胞功能，以防止病情发展，有利于康复。

【主要护理诊断】

1. 自我防护能力下降　与智能低下，缺乏对安全、危险的鉴别能力有关。

2. 有受伤危险　与低智能、认知功能障碍有关。

3. 生活自理能力缺陷　与智力发展水平低下、认知功能障碍有关。

4. 营养失调　与低智能、不知饥饱、暴饮暴食有关。

5. 社交障碍　与智能低下、丧失语言能力及缺乏社会行为能力等有关。

6. 角色冲突　与智能低下，需要照顾增多有关。

7. 语言沟通障碍　与语言发育障碍和听力障碍有关。

【护理措施】

1. 安全护理　保护低智能儿童的安全是护理工作的重要一环。提供安全、安静的环境，居室陈设应简单实用。随时检查金属制品、易碎易破物品、有锋利缺口的物品、火机、药品等。患儿的活动范围也应有所限制，禁止攀爬、打闹等危险活动，避免自伤、摔伤、碰伤、烫伤等意外。

2. 生活护理　评估患者的生活功能，按程度分别进行生活能力的训练，由简到繁，重复强化，帮助患者保持现存的自理能力。轻度精神发育迟滞的孩子生活尚能自理，中、重度以上患儿生活自理困难，理解能力差，常需别人监护。但在患儿的生长发育期，他们的智力及其他精神活动还在逐渐发展，所以，训练尤其是在幼年期非常重要。

3. 教育培训　教育培训使其自食其力，减轻社会和家庭的负担。但劳动技术教育必须适合患者的智力水平和动作发展水平，注重现实性和适应性，重视安全教育以及个别差异性。

(1) 日常生活技能训练：轻度精神发育迟滞的孩子生活尚能自理，中、重度以上患儿生活自理困难，理解力差，常需要别人监护。首先从自我生活服务培养开始，如洗脸、穿衣、吃饭、扫地等，逐渐进入社会生活服务劳动技术的培养。在实际的劳动中进行日常工具的性能和使用方法的教育，进而到职业技术教育，并根据患者心理、生理和疾病上的差异，掌握每个人的特点进行选择职业的指导。

(2) 品德教育：由于患者认识水平低，对事物的分析能力差，常常不能预见自己的行为后果，应激能力差，会出现一些不自觉或不符合社会要求的行为和活动，甚至导致犯罪行为。因此要注重患者的品德教育。尊重患者与严格要求相结合，集体教育与个别教育相结合，同时还要注意患者的生理、心理特点，充分了解每位患者的缺陷，对不同情况不同处理，爱护和保护患者的自尊心，把缺陷行为和不道德行为严格区别开来，对患者尽量少批评、少惩罚，多给予表扬和鼓励。

(3) 患儿的营养及饮食：合理喂养，提倡母乳喂养，适时添加辅食，对某些遗传性代谢性疾病，可通过严格饮食控制防止或减轻症状。如苯丙酮酸尿症的患儿采用低苯丙氨酸饮食（如大米、玉米、淀粉、蔬菜、水果等），限制含丰富苯丙氨酸饮食摄入（如小麦、蛋类、肉、鱼、虾、乳品等），早期进行合理饮食治疗，可使患儿生长发育较正常，并可使已有的病理变化消失。维持正常的营养代谢：提供易消化、营养丰富的软食或半流质饮食，不提供煎炸、坚硬、团状食物及煮鸡蛋等。

(4) 排泄护理：患者受疾病影响，不能自行管理排泄，护士要观察患者的排泄情况，防止尿潴留、尿失禁、腹泻、便秘和肠梗阻等异常。

（5）睡眠护理：患者在疾病影响下，睡眠节律可发生颠倒，夜间常吵闹不入睡，护士要做好睡眠护理。

4. 教育训练　由学校教师、家长、临床心理治疗师以及职业治疗师相互配合进行。由简单内容开始，逐渐增加其复杂性，尽量培养其独立生活的能力，以利日后能自食其力。主要有：①个性化训练，培养自我照顾生活的能力；②音乐训练，提高语言交流能力；③集体训练，培养社交技巧和情绪的稳定性；④ Pr（行为矫正）训练，培养躯体运动技巧；⑤沙盘游戏，培养学习技巧（读与写等）。

【健康指导】

1. 避免近亲结婚，加强孕期保健，妊娠期间注意营养，避免接触有害化学物质，戒烟、戒酒、绝对禁止摄入毒品，避免服用可能致畸药品，避免接触放射线；预防病毒及原虫感染；防止中枢神经系统疾病。

2. 帮助家长了解正常儿童心理发育规律，对儿童的动作、行为、语言进行早期观察。帮助家长判断孩子是不是与同龄儿童有比较大的差异，如果发现落后，则需做智力测验。

3. 指导家庭成员认识患者的症状，掌握疾病的性质，减少对疾病的恐惧心理和对孩子的自责感、内疚感。帮助患者保持生活功能的训练方法。

4. 指导家庭成员了解患者所服药物的名称、剂量、服药方法及药物的常见不良反应，坚持治疗的重要意义。

（付文霞）

第二节　儿童孤独症患者的护理

 案例分析

　　王力，男，3岁半，其母亲反映在患儿几个月大的时候便觉得与其他的小孩有所不同，与母亲缺乏亲密感，即便是在吃奶的时候也从不看母亲的脸，也不抚摸母亲的乳房。大一点时不愿和小朋友玩耍，对人的亲热称呼不予理睬。1岁半时会叫爸爸和妈妈，也会说一些简单的话。后来反而不说话了，即便是以前会说的话也不说了。喜欢看电视里的天气预报、部分食品广告，喜欢玩文具盒，若有人欲将文具盒拿走，则大声尖叫。
　　临床诊断：孤独症。

儿童孤独症是一种广泛性发育障碍，起病于婴幼儿期，在3岁以前出现发育异常和（或）受损。临床表现：社会交往障碍、语言发育障碍、兴趣狭窄和行为方式刻板。男孩发病比女孩高3~4倍。

 知识链接

γ-氨基丁酸与孤独症

　　国际儿童医学博士 Ph. D William Shaw 指出，γ-氨基丁酸是控制脑内神经元兴奋性的关键递质，若浓度升高将过度刺激大脑中枢神经元，使之丧失信号传导功能，大脑无法正确处理神经刺激，产生功能性障碍，从而导致孤独症的出现。

【病因与发病机制】 尚不清楚,可能与以下因素有关:

1. 遗传 遗传因素对孤独症的作用已趋于明确,估计遗传度在90%以上。

2. 围生期因素 围生期各种并发症,如产伤、宫内窒息等。

3. 免疫系统异常 T淋巴细胞数量减少,辅助T细胞和B细胞数量减少、抑制-诱导T细胞缺乏、自然杀伤细胞活性减低等。

4. 神经生化 研究发现孤独症患者的单胺系统,如5-羟色胺(5-HT)和儿茶酚胺发育不成熟,松果体-丘脑下部-垂体-肾上腺轴异常,导致5-HT、内啡肽增加,促肾上腺皮质激素(ACTH)分泌减少。

【临床表现】 根据ICD-10,儿童孤独症常见的主要表现如下:

1. 语言交流障碍 患者语言发育明显落后于同龄儿童,语言交流障碍是孤独症的重要症状,通常在两岁和三岁时仍然不会说话,4~5岁开始说单词、简单的句子,如常用"你"和"他"来代替自己,说话语句平淡,缺乏抑扬顿挫和感情,不会主动找人交流。或者在正常语言发育后出现语言倒退,在23岁以前有表达性语言,随着年龄增长逐渐减少,甚至完全丧失,终身沉默不语或在极少数情况下使用有限的语言形式及内容异常,如模仿语言、刻板重复语言或语法结构;部分患儿会背儿歌、广告词,但用于交流的语言很少。语言感受和表达运用能力均存在某种程度的障碍。

2. 社会交往障碍 患者不能与他人建立正常的人际关系。在婴儿期表情贫乏,缺乏期待父母和他人拥抱、爱抚的表情或姿态,也无享受到爱抚时的愉快表情,甚至对父母和别人的拥抱、爱抚予以拒绝。分不清亲疏关系,不能与父母建立正常的依恋关系,患者与同龄儿童之间难以建立正常的伙伴关系,在幼儿园多独处,不喜欢与同伴一起玩耍;看见一些儿童一起做游戏时,无观看兴趣或去参与的愿望。不主动接触他人,也不能全身心投入到集体活动之中。

3. 兴趣狭窄、行为刻板 患儿对于正常儿童所热衷的游戏、玩具都不感兴趣,而喜欢玩一些非玩具性的物品,如瓶盖或观察转动的电风扇等,并且可以持续数十分钟、甚至几个小时而没有厌倦感。患者固执地要求保持日常活动程序不变,如每天吃同样的饭菜,出门走同样的路线,在固定时间和地点解大小便,上床睡觉的时间、所盖的被子都要保持不变。若这些活动被制止或行为模式被改变,患者会表示出明显的不愉快和焦虑情绪,甚至出现反抗行为、发脾气。患者可有重复刻板动作,如反复拍手、转圈、用舌舔墙壁、跺脚等。

4. 智能障碍 75%~80%的孤独症儿童中伴有不同程度的精神发育迟滞。智能损害模式具有特征性,即智能的各方面发展不平衡,智力测验显示患儿的操作智商高于语言智商,一些患儿有较好的机械记忆力、空间视觉能力、患儿能熟记日历、火车时刻表、汉字、车牌号、广告词等。50%左右的孤独症儿童为中度以上智力缺陷(智商小于50),25%为轻度智力缺陷(智商为50~69),25%智力正常(智商大于70),智力水平正常或接近正常者称为高功能孤独症。

5. 其他症状 多数患者有注意缺陷和多动症状,约20%合并抽动症状,12%~20%患儿伴有癫痫发作,其他症状有强迫行为、自伤行为(如咬手腕)攻击破坏行为,违拗、作态、拔毛行为、偏食、拒食。怪癖,视觉、听觉迟钝或过分敏感,对疼痛和外界的刺激麻木,而对狗叫声和光线敏感。拒绝他人拥抱抚摸,对轻微瘙痒不能忍受。

【治疗要点】 迄今为止,儿童孤独症尚无特效治疗方法,针对孤独症患者家庭,仍以教育训练和社会支持性的服务为主。

1. 教育和训练　教育训练和行为治疗是治疗儿童孤独症最有效、最主要的方法。目标是促进患者语言发育，提高社会交往能力，掌握基本生活技能和学习技能。

2. 心理治疗　多采用行为治疗。方法有：①强化训练：以正性强化为主促进孤独症儿童各项能力发展。训练强调高强度、个体化、系统化。②儿童治疗教育课程训练：根据孤独症儿童能力和行为的特点设计个体化的训练内容，对患儿语言、交流以及感知觉运动等各方面所存在的缺陷有针对性地进行教育，核心是增进孤独症儿童对环境、教育和训练内容的理解和服从。③人际关系训练：包括 Greenspan 建立的地板时光疗法和 Gutstein 建立的人际关系发展干预（RDI）疗法。

3. 药物治疗　目前治疗尚无特异性药物，但药物可以改善患者的一些情绪和行为症状，如情绪不稳、注意缺陷和多动、冲动行为、攻击行为、自伤和自杀行为、抽动和强迫症状以及精神病性症状等，药物治疗仍然有效。有利于维护患者自身或他人安全、顺利实施教育训练及心理治疗。药物治疗应遵从小剂量、短疗程原则。

【主要护理诊断】

1. 进食、卫生自理缺陷　与神经精神发育异常、认知功能障碍有关。

2. 营养失调：低于机体需要量　与自理缺陷、行为刻板有关。

3. 有自伤、暴力行为的危险　与认知功能障碍、情绪不稳有关。

4. 语言沟通障碍　与语言发育障碍有关。

5. 社交孤立　与语言沟通障碍有关。

6. 执行治疗缺陷（家庭）　与监护人缺乏疾病知识有关。

7. 保持健康能力改变　与缺乏沟通技巧及个人应对无效有关。

【护理措施】

1. 生活护理　评估患儿的生活自理能力，按程度分别进行进食、排泄、个人卫生等方面不同方式的照顾护理。保证营养和入量，培养按时就餐的饮食习惯；合理安排作息时间，保证患儿充足的睡眠和良好的生活规律。观察患儿的饮食、睡眠、大小便次数、性质及量是否正常，并进行针对性护理干预。做好晨晚间护理，定期为患儿洗澡、更衣、理发、修剪指（趾）甲，随季节变化增加衣物。保证患儿良好的个人卫生。

2. 安全护理　提供安全、安静的治疗环境，保护患儿的安全。特别是对情绪不稳、注意缺陷和多动、冲动行为、攻击行为、自伤和自杀行为、抽动和强迫症状以及精神病性症状等有可能出现暴力行为时，护士应密切观察暴力行为发生的特点，对有兴奋躁动征兆者及时处理，减少兴奋躁动引起的伤害事故。已出现兴奋躁动者，给予保护性护理措施，减少不良刺激，积极治疗，尽量缩短兴奋过程，防止过度兴奋导致患者脱水，躯体衰竭和并发症的发生。加强巡视，掌握患儿冲动攻击暴力行为发生的先兆，避免伤害自身及他人。严密观察、重点交班。并了解兴奋、冲动的原因，避免同类事情的发生，杜绝安全隐患，保证患儿安全。

3. 教育训练　包括父母训练和老师训练，强化保护因素，消除不利因素，增强患儿的社交能力，减少患儿的应激，避免负性强化，限制看电视、玩电子游戏，尤其是与暴力、物质滥用、性行为有关的内容等生活技能训练。

（1）生活技能训练：根据患儿智力以及现有的生活技能状况，制订明确的可行性训练计划，由简到繁，将每个训练计划分成具体训练步骤。如穿衣分为披衣、穿袖、扣纽、翻衣领、整理等几个步骤，要求重复强化，直至患儿能根据指令完成规定动作。对患儿的每一点进步应及时给予言语、行动、表情及物质上的奖励，每天的训练内容根据患儿接受和掌握的程度而定。鼓励患儿持续不断地完成每一项训练内容，切不可半途而废。

（2）语言能力训练：语言交流障碍是孤独症的特征症状之一，将影响患儿的社会适应能力。根据患儿言语能力的水平，选择适当的语言训练内容。在日常生活中边做边学，将语言渗透到生活的每个环节。从认物、命名到表述，从简单的音节到完整的句子，来锻炼患儿用语言表达自己的需要，达到一定程度时，让其参加语音交流游戏，此外，经常带领患儿接触社会、自然环境，如动物园、公园等，使其在感知事物中进行语言功能强化，扩大语言范围。

（3）人际交往能力训练

1）训练注意：眼神对视训练与情感表现相应行为训练。如父母见到患儿立即热情去拥抱他、吻他，抱着他走来走去，并给予亲切、温暖的语言，"如亲爱的小宝贝，快快让爸爸（妈妈）好好亲亲"，即使孩子根本不注意父母亲的言语，也要努力地对着他们的耳朵低声说话，当患儿出现执行命令的行动时，立刻给予行动的鼓励。

2）姿势性语言的学习和表情动作的理解：帮助患儿学习姿势性语言如点头、摇头等，给患儿做出示范，要求其模仿，然后反复训练，直到能理解为止。此后可利用实际动作或画片训练患儿理解身体动作及表情，并对患儿的正确回答及时予以强化，逐渐减少提示，直到正确辨别和理解为止。

3）提高语言交往能力：观察和关心患儿的兴趣、爱好，做他感兴趣的事给他看，待患儿能参加集体游戏时，游戏内容要逐渐注入购物、乘车等日常活动，让患儿扮演不同角色，掌握各种角色的行为方式，学习各种社会规范，使他们逐渐学会如何与他人交往，完成日常活动，之后逐渐延长，反复强化此训练，将使患儿能主动与他人建立关系，改善交往。

（4）行为矫正训练：利用阴性、阳性强化法，系统脱敏法，作业疗法等方法。从简单到复杂，方法要形象生动，具体直观，针对不同行为，采取不同的矫正方法。

1）发脾气、尖叫和自伤行为矫正：尽快找出原因，或带患儿离开原环境，或采取不理睬的态度；待患儿情绪平息后，给予关心和爱抚，对他停止发脾气和尖叫加以表扬，当患儿出现自伤行为时，立即给予制止，如马上抓紧患儿的手，或给患儿戴上手套，并利用情景或利用患儿提出要求时进行语言训练，使患儿在想满足某种要求时，能用语言表达自己的愿望。利用游戏改善交往。

2）孤独行为矫正：父母应熟悉患儿的兴趣和爱好需要，尽量融入孩子们的生活中，让患儿逐步接受大人的帮助，逐步接受外面的世界，同时进行语言训练和社会交往训练，走出孤独。

【健康教育】

1. 对患儿家属进行疾病知识的宣教和针对患儿训练的培训，让父母了解本病的性质，消除他们的恐惧心理和忧郁情绪。

2. 指导家长按照医嘱护理患儿进食、排泄、如厕、洗漱和穿着、服药等。

3. 传授有关药物知识，药物不良反应知识，服药后检查口腔，确保服药到肚。不能随意停药或更换其他精神科药物，发现问题及时处理；实施家庭心理支持治疗。

4. 让父母正视现实，理智接纳患儿，并传授行为矫正、语言训练的方法，使家长能独立操作。掌握基本的训练技巧。

（付文霞）

第三节　注意缺陷与多动障碍患者的护理

注意缺陷与多动障碍（attention deficit and hyperactive disorder，ADHD），又称多动症，是儿童期常见的行为问题，主要特征是明显的注意力不集中和注意持续时间短暂、活动过多和冲动，常伴有学习困难或品行障碍。国内调查此病的患病率为 1.5%～10%，国外报道的患病率为 3%～5%，男女之比为 4∶1～9∶1，男童明显多于女童。

 知识链接

儿童多动症病因研究的历史沿革

早在 1845 年，德国医生霍夫曼第一次将儿童活动过度视作病症。1947 年，斯特劳斯等认为多动症是由脑损伤引起的，故将该症命名为"脑损伤综合征"。格塞尔和阿姆特鲁德在 1949 年对此提出了新的看法，认为这种症状是"脑轻微损伤"的结果。在之后的近二十年间，不少学者在对具有这一病症的患儿实施神经系统检查时发现，约有半数出现轻微动作不协调，以及平衡动作、共济运动和轮替动作等障碍，但没有发现瘫痪等脑损伤引起的其他体征，故认为多动症不是脑轻微损伤的结果，而是由脑功能轻微失调所引起的。于是，1962 年各国儿童神经科学工作者聚会牛津大学，决定在本病病因尚未搞清之前，暂时定名为"轻微脑功能失调"（Minimal Brain Dysfunction），MBD 就是这种病症的英文缩写。1980 年，美国公布的《精神障碍诊断和统计手册》（DSM-Ⅱ）中，将此命名为"注意缺失障碍"（Attentional Deficit Disorder），简称 ADD。

【病因与发病机制】

本病的病因与发病机制尚不清楚，可能与以下因素有关：

1. 患儿母亲在孕期或围生期有较多并发症和大量吸烟或酗酒史。

2. 遗传因素　患儿父亲、血缘兄弟有较多多动或注意不集中表现；双生子中单卵双生子的患病率较高；亲属中酒精中毒、反社会人格及癔症者患病率较高。

3. 神经生理生化　脑电图检查发现患儿多有中枢神经系统成熟延迟或大脑皮质觉醒不足的特点，提示本病具有生物学基础。神经生化研究认为本病患儿存在神经递质及酶的异常。

4. 中毒　严重的铅中毒可产生致命的中毒性脑病、痴呆等神经系统损害。

5. 社会、家庭和心理因素　均可为发病的诱因，并影响病程的发展和预后。

【临床表现】

1. 注意障碍　是本病的最主要症状。患儿注意难以持久，易受外界刺激而分心，做事往往有始无终，或不断地从一种活动转向另一种活动。

2. 活动过多和冲动　与年龄不相称的活动过多为特征性表现。婴儿期可表现为不安宁、过分哭闹、活动增多。长大入学后，上课不安静听课，不能较长时间静坐，常在座位上扭来扭去，过分多动或小动作多，难以从事安静的活动或游戏。自我控制力差，做事不假思索，不顾后果。话多、讲话不注意场合。情绪不稳定，容易过度兴奋，易出现反抗和攻击性行为，也易受挫折而出现情绪低落。

3. 神经和精神的发育异常　患儿精细动作、协调动作、空间位置觉等发育较差，如翻掌、对指运动、系鞋带和扣纽扣不灵便，视-听转换困难、听觉综合困难、空间位置感觉障碍等神经系统体征。还可伴有言语发育迟滞、言语异常等。

4. 学习困难　因多动和注意障碍，上课时不能专心听课，做作业也心不在焉，常伴有学习困难，成绩低下。

5. 品行障碍　约半数患儿合并品行障碍，表现为攻击性行为，好发脾气，小学时期就经常逃学，擅自离家出走或逃跑，故意损坏公共财物、他人财产，虐待动物，挑动或参与斗殴（不包括兄弟姐妹打架）；对他人进行躯体虐待（如捆绑、刀割、针刺、烧烫等），持凶器（如刀、棍棒、砖、碎瓶子等）故意伤害他人，或故意纵火。从家里或外面盗窃大量钱物，或勒索、抢劫他人，或入室抢劫钱财，或强迫他人发生性关系。

【治疗】

1. 药物治疗　主要应用中枢兴奋剂，如哌甲酯（Ritalin）、右苯丙胺（Dexedrine），匹莫林（Pemoline）等，服用后可使患儿注意涣散状况有所改进，攻击性行为减少。但药物只能短期缓解部分症状，对于疾病给患者及其家庭带来的一系列不良影响则更多依靠非药物治疗方式。

2. 心理治疗　主要有行为治疗和认知行为治疗。行为治疗是根据患儿的主要症状进行具体分类，对于不良的社会心理因素，常用正性强化、行为矫正、观察学习，或消退法。认知行为治疗用于大龄患儿，帮助认识造成不良行为的原因以及用正确的认知来纠正错误的认知行为。

3. 躯体训练　可帮助患儿控制冲动和攻击行为，使其听从指导，增强自尊和自信心。

4. 针对父母的教育训练　主要对家长的心理教育和教养技巧训练。采用单个家庭或小组的形式。内容包括：给父母提供良好的支持性环境，让他们学会解决家庭问题的技巧，学会与孩子共同制订明确的奖惩协议，有效地避免与孩子之间的矛盾和冲突，掌握正确使用阳性强化方式鼓励孩子的良好行为。

【主要护理诊断】

1. 有对自己、他人施行暴力行为的危险　与患儿情绪不稳、易冲动有关。

2. 社交障碍　与注意障碍、活动过度有关。

3. 进食、卫生自理缺陷　与注意缺陷、活动过度有关。

4. 知识缺乏　与智力下降及监护人缺乏疾病知识有关。

5. 儿童的品行障碍、违法犯罪行为　与自私、对立违抗、挑衅有关。

6. 营养失调：低于机体需要量　与活动过度有关。

【护理措施】

1. 安全和生活护理

（1）提供安全、安静、舒适的病室环境，病室内物品应简化，避免患儿因动作不协调导致损伤，限定患儿做有危险隐患的游戏。

（2）提供合理的营养。

（3）规定合理的作息时间，保证充足的睡眠。

（4）培养患儿良好的生活习惯，在生活中培养患儿专心的习惯。

2. 心理护理

（1）关爱患儿，与其建立良好关系，提高其自尊心、价值感，并争取家长及老师的主动配合。

（2）按医嘱进行心理治疗和行为治疗。

3. 特殊护理 对品行障碍和攻击行为等，可采取按指令做事，促使更好地自控、自律和自尊，也可进行感觉统合训练。对品行障碍和攻击行为的护理措施，可参考本章第四节内容。

4. 用药护理 对需要用药物治疗的患儿，指导遵医嘱按时服药，密切观察服药情况，以及服药后的表现，提高患儿的依从性。

【健康指导】

1. 集体健康指导 将有相同问题的儿童集中在一起，发挥大家相互之间积极一面的影响和作用，避免和化解消极方面；训练和帮助患儿的人际沟通和应对技巧。

2. 家庭和学校健康指导

（1）对疾病认知的指导：加强对患儿家长的教育，使家长面对事实，认识多动症的孩子比一般正常儿童难管教，从实际出发，不要过高要求，并多采用赞扬、鼓励等正性强化方式。

（2）干预措施指导

1）培养患儿集中注意力，给患儿创造一个安静宽松的环境。如手工的训练、画图画、角色扮演、自我表扬等方法，改善和矫正患儿行为问题。

2）稳定患儿情绪，耐心指导患儿做好每件事。如遇有急躁情绪时要正确引导，不要激怒患儿，在条件允许的情况下让患儿做完一件事，并给予奖励。满足患儿的活动需要，对他们过多的精力要给予宣泄的机会。

3）安排躯体训练项目。如安排健美操、游泳、棋类等活动，培养孩子的耐性（控制冲动和改善行为），增强自我控制能力。

4）培养患儿社会适应能力，让患儿多与具有同情心的儿童接触，体验正常儿童的情感体验，提高社会交往技能，纠正其不良行为。

5）做到生活规律化。家长、教师督促患儿遵守作息制度。在儿童吃饭、做作业时，家长要控制环境，不要主动去分散他们的注意，以培养患儿专心致志的好习惯。

6）对学习困难的患儿采取特殊训练方法，并进行必要的职业咨询和训练，使患儿充分发掘自己的潜能，提高学习成绩。

（付文霞）

第四节 青少年品行障碍患者的护理

 案例分析

> 王军，男，11岁，四年级学生，学习一般，父母忙于生意无暇管理，从小由奶奶养大，视为心肝宝贝，给很多零花钱，整日零食不断。父母觉得他读书还可以，花钱多一点无所谓。可最近生意亏本，欠很多债务，没零花钱给他，花钱如流水的王军不习惯了，他开始动脑筋弄钱，先是在妈妈的钱包"拿"一些，再去"拿"爸爸的。终于被发现，狠狠地被揍一顿，有所收敛，但爱花钱恶习难改，就注意邻居家，偷了邻居家的手机，结果被抓住了。
>
> 临床诊断：品行障碍。

品行障碍（conduct disorders）指儿童少年期反复出现持久的反社会性行为、攻击性行为和对立违抗性行为，这些异常行为严重违反了相应年龄的社会道德准则和规范，较之正常儿童的调皮或少年的逆反行为更为严重。国内调查发现患病率为 1.45%～7.35%，男性高于女性，男女之比 9：1，患病高峰年龄为 13 岁。品行障碍主要由生物学因素、家庭因素和社会环境因素相互作用所致。

【临床表现】　主要为 18 岁以下儿童或少年反复出现违反社会道德准则或纪律，侵犯他人或公共利益的行为。较常见的有：

1. 反社会行为　指一些不符合社会准则和道德规范的行为。表现为从家里或外面盗窃大量钱物，或勒索、抢劫他人，或入室抢劫钱财。有猥亵行为，或强迫他人发生性关系。对他人进行躯体虐待（如捆绑、刀割、针刺、烧烫等），持凶器（如刀、棍棒、砖、碎瓶子等）故意伤害他人，或故意纵火。小学时期就经常逃学，有时擅自离家出走或逃跑，或不顾父母的禁令在外过夜。

2. 攻击性行为　表现为对他人的财产或人身进行攻击。故意损坏公共财物、他人财产，虐待动物，挑动或参与斗殴（不包括兄弟姐妹打架）；采用折磨、打骂、威胁或长期骚扰等手段欺负他人；虐待小动物、残疾人或弱小的人。女性患者常表现为言语性攻击，男性则表现为躯体性攻击。

3. 对立违抗性行为　以自我为中心，常说谎，怨恨他人，怀恨在心或心存报复；常拒绝或不理睬成人的要求，长期不服从某些规定；常与成人争吵，与父母或老师对抗；自私，好支配和指责他人，缺乏同情心，缺乏人际关系的协调性和友谊感；好发脾气，难以接受批评，好为自己辩护，故常被伙伴厌恶。

4. 合并问题　可有构音不清、运动不协调、言语表达能力差，阅读困难、智商偏低、注意力不集中和多动遗尿等表现。社会退缩行为：与别人接触时，往往踌躇、害羞、内向，突出表现为退缩，工作、学习和社交活动减少，但无明显抑郁与焦虑情绪。

　知识链接

从生活常见现象看品行障碍

说谎　是由多种因素导致的，可以是同龄人效仿、模仿成人或外界压力的结果，60% 的学龄儿童是在逃避父母惩罚的恐惧心理支配下说谎的。

外逃　学龄儿童外逃，已构成一个严重的社会问题。起源于多种因素：受到惩罚或学生集体的孤立，学习中遇到严重挫折等。初次出现外逃如果处理妥当，真正解决了认识问题并消除了误解和隔阂，可以防止此类现象的重犯。

偷窃　在学龄前期或学龄早期即可出现。儿童开始偷窃的对象常常是父母、兄弟姐妹、同学或同伴的钱物。开始偷窃时，儿童担心、害怕、羞怯的感觉并存，一旦偷窃成功又未引起成人的足够重视和教育，儿童的胆量和欲望便会增大，偷窃的技巧也就会越来越高。偷窃有些是因人格病态、脑损伤或智力发育不全造成的，这种类型的偷窃与具有社会道德意义的偷窃有质的不同，应该加以严格区分。

破坏公共设施　有复杂的家庭和个人背景。有些年幼的儿童由于无知、情绪激动甚至在好奇心的支配下，严重损坏家中的物品及周围环境时，父母的态度如何，对儿童以后的行为影响很大。如果父母说理批评，循循善诱，则儿童的破坏行为可以消除在萌芽状态。

攻击行为　分直接攻击和转向攻击两种类型。前者是对构成挫折的人或事物的直接进攻；后者是在慑于对方权势、碍于个人身份或对挫折来源不清楚的情况下的变相进攻。攻击行为多见于男孩，学龄前发生率最高，学龄期逐渐减少，至青春期形成第二个高峰。儿童的攻击行为主要表现为遭受挫折后，焦虑不安，暴怒发作，伤人损物，尤其是对父母蛮横无理。

【治疗要点】　品行障碍患者的治疗原则是以心理治疗为主，药物治疗为辅。

心理治疗主要包括家庭治疗、行为治疗和认知疗法等。家庭治疗通过改善亲子关系，纠正父母错误的教育方式及负面的榜样引导作用。行为治疗采用阳性强化法来消除孩子的不良行为。认知疗法通过让患者发现自己的问题从而找到解决的方法。针对品行障碍患者所出现的情绪、行为问题可采用对症的药物来控制其症状。

少部分患者预后较好，大多数预后不良。部分患者的行为问题会一直持续到成年，给就业、婚姻、人际关系等方面带来很大困难，其中约半数会出现违法犯罪行为或反社会人格障碍。

【主要护理诊断】

1. 儿童的社会退缩行为　与焦虑、社交技能缺乏有关。

2. 儿童的攻击行为　与冒险、情感易激动有关。

3. 儿童的品行障碍、违法犯罪行为　与自私、对立违抗、挑衅有关。

4. 父母不称职　与家庭破裂或不当的教育方式有关。

【护理措施】

1. 对儿童的退缩行为，要减少或消除其焦虑情绪，灌输社交技能，逐步增加社交活动量，形成良好的社交行为模式。

2. 对品行障碍和攻击行为等，可采取：

（1）不理睬的方法，使患儿感到得不到注意而减少攻击行为。也可让患儿观察其他有攻击行为的儿童被惩罚或禁止，或将这类儿童置身于无攻击行为的儿童之中，由此减少其攻击行为。

（2）鼓励患儿参加合作游戏或集体游戏，强化良性行为。

（3）遵医嘱进行行为治疗，如：正向强化法，即在良性行为之后加以强化，促进其适应社会和亲社会行为，消除不良行为；消退法，即用漠视、不理睬等消退方法来减少和消除儿童的不良行为。

【健康指导】　包括父母训练（提高家长的识别和处理能力，正确认识疾病，如何协调家庭关系等）和老师训练（协助家长观察患儿表现，强化在家庭中所取得的成绩，提高老师识别和处理问题的能力等），强化保护因素，消除不利因素，如增强患儿的社交能力，减少患儿的应激，避免负性强化，限制看电视、玩电子游戏，尤应限制与暴力、物质滥用、性行为有关的内容等。

（张淑萍）

第五节　儿童少年期情绪障碍患者的护理

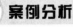 **案例分析**

一8岁患儿，2个月前母亲因工作需要出差3天，此后患儿总怕母亲离开自己，上学、上课不能安心，听课时发呆。中午也要跑到母亲单位去找。当老师问她上课为什么不安心时，患儿突然哭了起来，说："想找妈妈，怕妈妈走了。"以后发展到不上学，一步也不离开母亲，怕母亲离开自己，母亲多次保证，患儿仍不放心，怕母亲欺骗自己，后由母亲陪同到心理专科门诊治疗。2周后痊愈，未再复发。

临床诊断：儿童分离性焦虑障碍。

儿童少年期情绪障碍（emotional disorders of childhood and adolescence）是指特发于童年时期的焦虑、抑郁、恐惧、羞怯、强迫等异常情绪。异常情绪的发生与心理社会因素、儿童的发育和境遇有一定关系。最常见的是儿童青少年焦虑障碍（anxiety disorder of childhood or adolescence），可分为儿童青少年期分离性焦虑障碍、回避型障碍和过度焦虑障碍，焦虑是其主要临床特征。对前两种障碍来说，焦虑症状主要发生于特定的情境中；而在后一种障碍里，患者在各种情境中均可表现出焦虑症状，他们自身感到痛苦或影响到其日常的学习和生活，病程较短。国内调查结果显示儿童少年期各类情绪问题发生率为17.66%，中学生的情绪障碍发生率为36.77%。儿童少年期情绪障碍在儿童少年期精神障碍中占第二位，仅次于儿童行为障碍，城市多于农村，女孩比例明显高于男孩。

【病因与发病机制】　具体病因不明确。可能和以下因素有一定关系，如遗传易感素质、家庭教养方式不当、家庭结构缺陷、学习或生活条件改变、躯体疾病或者一些心理应激因素等，均可使儿童容易产生情绪问题。

1. 遗传易感素质　如幼儿期敏感、胆怯或过分依赖、易于焦虑等。父母将遗传基因传递给子女，子女不仅继承了父母的体形外貌，也继承了个性和情绪反应特征。该病的发生多是由于患儿具备遗传性易感素质（如情绪不稳定和内向型性格），加上外环境共同作用的结果。据调查研究结果显示，双生子同病患病率为47%，患儿家族中有相同病者占16.9%。

2. 家庭教养不当　如对儿童过分保护、过分放纵、过于苛求或严厉惩罚等。

3. 家庭结构缺陷　如父母离异、单亲家庭、儿童由其他人抚养等。

4. 学习或生活条件改变　如由普通学校转入重点学校或班级，使学习成绩下滑；家庭经济状况遇到危机等。

5. 躯体疾病困扰　尤其是罹患各种慢性疾病。

【临床表现】

1. 儿童分离性焦虑障碍（separation anxiety disorder of childhood）　是指儿童与其依恋的对象分离时所产生的一种过度焦虑情绪，依恋对象一般为其母亲、父亲、祖父母或其他照顾者。其临床主要特征是过度焦虑，担心与亲近的人分离。一旦分离，此类儿童会焦虑到极度恐慌的程度，这种反应远远超出其身心发展水平，且这种焦虑状态至少持续两周。该病多起病于6岁以前，患儿表现为过分担心与自己的依恋对象分离，或害怕自己在与依恋对象分离后可能遇到各种伤害，甚至再也无法相见。患有分离性焦虑障碍的儿童一旦离开家或自己熟悉的地方，就会感到浑身不舒服或极度不安，如害怕在学校、不愿去朋友家过夜等。当与其依恋的人分离后，他们会被一种强烈的、极度的恐惧所占据，即害怕其依恋的人患上疾病或发生事故。除此之外，此类儿童还害怕一些动物、怪兽或他认为对其自身或家人有危险的情境。患有分离性焦虑障碍的儿童难以独立入睡，往往坚持家人陪同睡觉。每次与自己的依恋对象分离时不愿意上学或者出现恶心、呕吐、头痛等躯体症状。也可以表现为一些过度的情绪反应，如发脾气、烦躁不安、哭喊、淡漠、社会性退缩或反复出现与分离有关的噩梦。

2. 儿童恐惧症（phobic disorder of childhood）　以学龄前儿童为主，表现为对普通事物产生过分恐惧，或者日常生活中的事物虽有一定危险性，但此类儿童所表现出来的恐惧状态远远超过了客观实际存在的危险程度。当此类儿童遇到恐惧对象时，可出现恐怖情绪并可产生相应的回避行为，从而影响其正常学习和生活。恐惧情绪是儿童期最常见的一种心理现象。一般来说，此类儿童恐惧持续的时间较持久，但大多数儿童会随着年龄的增长，恐惧自行消失或减弱。另外，在不同的年龄阶段，此类儿童所恐惧的对象和内容也不同，如幼儿期主要是害怕与亲人分离，害怕陌生环境和陌生人，害怕某些昆虫和动物，害怕黑暗，害怕闪电雷击，害怕凶恶面孔的怪人等，而青春期则是对社会情境的恐惧。

3. 儿童社交焦虑障碍（social anxiety disorder of childhood）　大多发生在5～7岁的儿童，主要表现在他们对新环境或陌生人所产生的焦虑、恐惧情绪以及回避行为，而与相对来说比较熟悉的人在一起时社交关系良好。当此类儿童面对陌生人或处于新环境时可出现持续地紧张不安，过分尴尬、羞怯，过分关注自己的行为，甚至还可能会出现身体不适、痛苦、哭闹或缄默不语、退缩。此类儿童因此不愿意去陌生环境、接触陌生的人，甚至拒绝到公共场所或上学。

4. 儿童广泛焦虑症（generalized anxiety of childhood）　其基本特征是患儿过度、不现实的焦虑、担心，症状至少持续半年或更长。患有广泛性焦虑症的儿童可表现为：极度地不自然、忸怩；担心未来的事情，如考试、发生伤害的可能性等，甚至担心已经发生过的事情；在有些情况下，伴随焦虑症状的躯体表现非常明显，如呼吸困难、抱怨嗓子有肿块、头痛，肌肉紧张、睡眠紊乱等。儿童少年期广泛性焦虑的主诉症状及自主神经症状和成人相比较少。

5. 儿童强迫症（obsessive-compulsive disorder of childhood）　此类患儿大约占儿童心理门诊的10%。在强迫思维方面，可表现为强迫性回忆及强迫性穷思竭虑，患儿可以反复回忆一些无关紧要的事情，如听过的歌曲、为什么"书"叫书；在强迫行为方面，可表现为强迫洗涤、强迫检查和强迫计数等。一般而言此类儿童的强迫症状不明显。

【治疗要点】　儿童少年期情绪障碍的治疗原则以心理治疗为主，药物治疗为辅。

1. 心理治疗

（1）支持性心理治疗：又称一般心理治疗；这是目前国内最普遍采用的一类心理治疗方法。主要通过耐心倾听患儿的诉说，同情患儿的痛苦体验，消除顾虑，以帮助患儿控制感到不安全和失败的心情；也要帮助患儿消除各种不利因素，如适应环境困难或适应较慢的儿童，要防止太多环境的变迁，并且要让他们有足够长的时间去适应。对有焦虑倾向的父母，要帮助他们认识父母自己的个性缺陷可能对儿童产生的不良影响。

（2）行为治疗：以巴甫洛夫经典条件反射原理及班杜拉的行为学习理论为指导，来消除或纠正患儿的异常或不良行为。包括系统脱敏法、阳性强化法、冲击疗法和示范法等。

（3）家庭治疗：改变父母不良的教养模式，改善不良的生活习惯，加强和孩子的沟通和交流，多给孩子情感上的鼓励和支持。

2. 药物治疗　通过使用一些药物可以减轻患儿痛苦，为心理治疗创造一定的条件。常用药有：抗焦虑药如地西泮，抗抑郁药如氟西汀、帕罗西汀、舍曲林等。以上药物副作用有口干、多汗、震颤、视物模糊等；开始使用时应小剂量并缓慢逐渐加量，病情缓解后应逐渐减药，不宜长期用药。

【主要护理诊断】

1. 有暴力行为的危险　与缺乏自我控制、情绪不稳易激惹、冲动有关。

2. 儿童的社会退缩行为　与焦虑、社交技能缺乏有关。

3. 个人调适不良　与缺乏信任感、操纵行为有关。

4. 自我概念紊乱　与自卑、不安全感、社交改变有关。

5. 社交障碍 与社会行为和社会价值不被接受，与无责任感、无爱心及冲动行为有关。

6. 父母不称职 与家庭破裂或不当的教育方式有关。

【护理措施】

1. 安全护理 提供安全、安静的环境，避免各种激惹因素，安定患者的情绪。

2. 生活护理 协助患者摄入足够的营养；保证充足睡眠；密切观察生命体征；鼓励、陪伴患者参加作业劳动、体育、文艺等群体活动，让患者感受到与他人受到同等尊重，自己未被遗弃，并通过集体活动感染和学习到他人的良好行为。

3. 心理护理

（1）主动接触患者，体现对患者的尊重和关怀，了解其心声，理解其感受，满足其合理需求，以取得信赖。

（2）在良好护患关系的基础上，耐心倾听儿童的诉说，对他们表示同情、关心、鼓励，逐步训练儿童去适应环境，增强他们的信心并逐渐克服心理障碍。

（3）创造条件让患儿表现个人的合理行为。当理想的行为出现时，及时给予鼓励和肯定，逐步学会适当的人际交往和培养正向情感。

（4）帮助患者建立正确的价值观和人生观，树立信心，努力纠正自身的个性缺陷。帮助患者练习和增进社交技巧，如会谈技巧、交友技巧等，增进人际关系。

4. 康复治疗和护理 提供适宜的环境，制订特定的规则和限制，定期召开会议，开展集体治疗，使患者学习按规范进行日常生活、人际交往、参加工作、劳动等，以利于建立起新的行为模式。

【健康指导】 从小对儿童就应采取正确的教育方式，讲理性、讲科学，不能以神怪等恐怖手段教育儿童；培养儿童勇敢、稳定情绪。儿童患病后要倾听、关心、理解患儿。耐心听取患儿诉说内心体验，对他们的痛苦适当地表示同情，指导他们去适应环境，增强克服情绪障碍的信心。注意尽量消除环境中的不利因素，避免过多的环境变迁。

（张淑萍）

❓复习思考题

1. 精神发育迟滞的概念是什么？
2. 孤独症的临床表现有哪些？
3. 儿童多动症应如何护理？
4. 青少年品行障碍的临床表现包括哪些？
5. 对品行障碍和攻击行为可采取哪些护理措施？
6. 简述情绪障碍的临床表现。
7. 简述情绪障碍的护理措施。

第十一章 精神科治疗的观察与护理

学习要点

　　精神障碍的药物治疗与护理；无抽搐电痉挛的治疗与护理；重复经颅磁刺激的治疗与护理；心理治疗及在护理中的应用；工娱治疗及护理；中医药和针灸治疗的护理；精神障碍的社区护理与家庭护理。

第一节 精神障碍的药物治疗与护理

案例分析

　　患者女性，18岁，高三学生。学校老师发现她近段时间突然变得孤僻，不爱与人交往，上课总是自言自语，有时突然大声笑谈或尖叫。老师觉得不对劲找她谈话，她却说她能听到某某同学的心声，会趁她不注意的时候要杀害她。后与家长联系到精神专科医院就诊，确诊为"精神分裂症"入院治疗。经一段时间的药物治疗后，患者出现焦虑不安、情绪激动、静坐不能，自觉吞咽困难。

　　患者用药后为何出现这些症状？应如何处理？

　　精神障碍的药物治疗是指通过应用精神药物（psychotropic drugs）改变患者病态行为、思维和心境的一种治疗手段。精神药物按临床作用特点一般分为以下几类：①抗精神病药（antipsychotics drugs），主要用于治疗精神分裂症和预防精神分裂症复发，控制躁狂发作及其他精神病性精神障碍；②抗抑郁药（antidepressants drugs），主要用于治疗情绪低落、消极、悲观等抑郁状态；③心境稳定剂（mood stabilizers），又称抗躁狂药（anti-manic drugs），主要用于治疗躁狂症，以及预防躁狂或抑郁发作；④抗焦虑药（antianxiety drugs），主要用于治疗紧张、焦虑和失眠。

一、抗精神病药

（一）抗精神病药分类

　　1. 典型抗精神病药物　典型抗精神病药物又称传统抗精神病药物，主要与多巴胺 2 受体（D_2 受体）结合，竞争性地抑制多巴胺功能，通过减弱多巴胺中脑-边缘通路的过度活动，进而改善精神分裂症的幻觉、妄想、兴奋等阳性症状；治疗中可产生锥体外系反应和催乳素水平升高等不良反应。代表药物有氯丙嗪、氟哌啶醇等。

　　2. 非典型抗精神病药　非典型抗精神病药除了作用于 D_2 受体外，还对 5-羟色胺受体（5-HT 受体）有明显的阻断作用，可以间接降低中脑-皮质和黑质-纹状体多巴胺通路中的5-HT 活性，增加多巴胺的传递，从而逆转这些药物的 D_2 拮抗作用，改善精神分裂症的思维贫乏、社交活动退缩、情感淡漠等阴性症状，降低锥体外系反应和催乳素水平升高等不良反应。代表药物有氯氮平、利培酮和喹硫平等。

（二）抗精神病药的临床应用

抗精神病药的治疗作用主要包括：①消除/改善精神病症状，如幻觉、妄想等；②激活或振奋作用（改善阴性症状）；③非特异性镇静（控制激越、兴奋、躁动或攻击行为）；④巩固疗效、预防发作。

1. 适应证　精神分裂症、分裂情感障碍、躁狂发作、偏执性精神障碍以及其他伴有精神病性症状的精神障碍。

2. 禁忌证　严重的心血管疾病、肝脏疾病、肾脏疾病以及有严重的全身感染时禁用，甲状腺功能减退和肾上腺皮质功能减退、重症肌无力、昏迷、血液病、闭角型青光眼、既往同种药物过敏史也禁用。白细胞过低、老年人、儿童、孕妇和哺乳期妇女等应慎用。

3. 用药方法

（1）急性期治疗：用药前首先排除禁忌证，做好常规体格检查和神经系统检查以及血常规、血生化和心电图检查。首次发作、首次起病或复发、加剧患者的治疗均应视为急性期治疗。此时患者往往以兴奋躁动、幻觉妄想、联想障碍、行为怪异及敌对攻击等症状为主。对于合作的患者，给药方法以口服为主。大多数情况下，对于症状较轻者，通常采用逐渐加量法，从小剂量开始，一般1～2周逐步加至有效治疗量。对于症状比较严重，无自知力，不愿或甚至拒绝服药的患者，常采用注射给药。注射给药应短期应用，注射时应固定好患者的体位，避免折针等意外，一般采用深部肌内注射。急性期的治疗疗程一般为6～8周，但是不同的患者，症状的缓解程度不一，恢复时间长短不定。

（2）维持治疗：抗精神病药物的长期维持治疗可以显著减少精神分裂症的复发。维持剂量比治疗剂量低，维持治疗的疗程长短根据不同的病例有所差别。对于首发、缓慢起病的精神分裂症患者，维持治疗时间至少需要2～5年。反复发作、经常波动或缓解不全的精神分裂症患者常需终身治疗。

（三）临床常用的抗精神病药

1. 氯丙嗪（又称冬眠灵）　氯丙嗪是临床上应用最早的抗精神病药，1952年开始应用于临床治疗精神分裂症和躁狂症。起效快，抗精神病作用显著，镇静作用也较强。主要用于治疗急、慢性精神分裂症，心境障碍的躁狂发作，尤其对精神运动性兴奋、幻觉、妄想、思维障碍、躁狂性兴奋、行为离奇等疗效显著。此外，还具有镇吐、降温等作用。不良反应以锥体外系反应最为突出。

2. 氟哌啶醇　口服吸收快，药理作用与氯丙嗪相同。主要特点为抗精神病作用强，疗效好，显效快。主要用于精神分裂症。对于改善阳性症状疗效显著，常用于治疗不协调精神运动兴奋、幻觉、妄想、思维联想障碍、敌对情绪、攻击行为。不良反应以锥体外系反应最常见，长期使用可引起迟发性运动障碍。

3. 氯氮平　氯氮平口服吸收快，药理作用广泛，具有多受体阻断作用。对精神分裂症的阳性症状、阴性症状均有较好疗效。适用于急、慢性精神分裂症。较少引起锥体外系反应，最严重的不良反应是易引起白细胞减少。

4. 利培酮　利培酮口服吸收快、完全，适用于急、慢性精神分裂症，可改善阳性症状、阴性症状、情感症状和认知功能,对激越、攻击行为、睡眠障碍效果较好。易引起高催乳素血症、体重增加、锥体外系副作用。

5. 喹硫平　喹硫平的化学结构类似于氯氮平,能明显改善精神分裂症的阳性症状,尤其对老年患者效果好,耐受性好,同时可以缓解阿尔茨海默症伴有的精神和行为症状,治疗阴性症状的疗效与利培酮、奥氮平相当。

（四）常见不良反应与处理

大多数抗精神病药会产生不同程度的不良反应,特别是长期使用或大剂量使用的时候,更易出现药物的不良反应(表11-1)。药物引起的不良反应除了药物因素外,还与患者的年龄、性别、遗传因素、过敏体质等有关。

表 11-1　典型抗精神病药与非典型抗精神病药的镇静、不良反应与剂量

分　类	药　名	镇　静	直立性低血压	抗胆碱能作用	锥体外系反应	成人治疗剂量
典型抗精神病药物	氯丙嗪	+++	+++	+++	++	300～600mg/d
	氟哌啶醇	+	+	+	+++	10～20mg/d
	羟哌氯丙嗪	++	+	+	++/+++	30～60mg/d
	舒必利	+	+	+	+	600～1200mg/d
非典型抗精神病药物	氯氮平	+++	+++	+++	0	200～400mg/d
	利培酮	+	+	0	++	2～6mg/d
	奥氮平	++	++	++	+	5～20mg/d
	喹硫平	+++	++	+	0	150～750mg/d
	齐拉西酮	+	+	0	+	80～160mg/d
	阿立哌唑	+	+	0	+	10～30mg/d

注:0 表示轻微或无;"+"～"+++"表示由弱至强。

1. 锥体外系反应　最常见,主要表现为:

(1) 药源性帕金森病:又称类帕金森病。多数出现在治疗2周后,发生率30%。

临床表现:与帕金森病患者一样,主要表现为静止性震颤,以上肢远端多见,如手部的节律性震颤,呈"搓丸样"动作;其次还表现为肌张力增高,出现肌肉僵直,呈现"面具脸",走路时双手不摆动、前冲步态,呈"慌张步态",严重者可出现吞咽困难、构音困难、全身性肌强直类似木僵;有的还表现为运动不能,自发活动少,姿势少变。

处理措施:若病情稳定,可减量用药;也可遵医嘱换用其他锥体外系反应轻的药物;或采用抗胆碱能药物治疗,如苯海索(安坦)、东莨菪碱。

(2) 急性肌张力障碍(acute dystonia):出现最早,绝大多数发生在刚开始用药的三四天之内,多见于儿童及青年男性。

临床表现:动眼危象、痉挛性斜颈、吞咽困难、角弓反张、躯干或肢体的扭转性运动,甚至呼吸肌痉挛引起呼吸困难、窒息等,持续时间数秒至数小时,多反复出现。

处理措施:立即安抚患者,遵医嘱予抗胆碱能药物、抗组胺类药物或苯二氮䓬类药物治疗。最有效的治疗方法为肌内注射东莨菪碱0.3mg,一般20分钟见效。

(3) 静坐不能:在治疗1～2周后最为常见,发生率50%,以氟哌啶醇发生率最高。

临床表现:轻者主要表现为心神不宁和坐立不安,反复走动或原地踏步。重者出现来

回走动、焦虑不安、易激惹、恐惧甚至冲动性自杀。

处理措施：轻者以安抚为主，重者遵医嘱予减量，或应用抗胆碱能药（如苯海索每次2～4mg，每日 3 次）、苯二氮䓬类药物（如阿普唑仑每次 0.8～1.6mg，每日 3 次）。

（4）迟发性运动障碍：多见于持续用药几年后，极少数可能在几个月后发生，用药时间越长发生率越高，以不自主、有节律的刻板式运动为特征，临床上称为口、舌、颊三联征（BML 综合征）。目前尚无有效处理方法，重在预防。

 知识链接

口、舌、颊三联征

口、舌、颊三联征（BML 综合征）：表现为口唇及舌头重复、不由自主地运动，如吸吮、鼓腮、舔舌、转舌、咀嚼等，严重时构音不清或影响进食。

2. 心血管系统反应　体位性低血压最为常见，多发生在抗精神病药治疗的初期，肌内注射半小时或口服 1 小时后即可出现降压反应。以氯丙嗪、氯氮平、奥氮平常见。增量较快、年老体弱、基础血压偏低者易发生。

临床表现：突然改变体位时出现头晕、眼花、心率增快、面色苍白、血压下降等表现，易引起晕厥、摔伤。

处理措施：①轻者立即将患者取平卧位或头低足高位，松解领扣或裤带，短时即可恢复，密切观察生命体征，做好记录；②对年老体弱者，应密切观察服药过程中血压变化，及时发现异常告知医生，严重或反复出现低血压者，应及时通知医生，遵医嘱减药或换药；③严重反应者，应立即通知医生采取急救措施，遵医嘱使用升压药，去甲肾上腺素1～2mg，加入 5％葡萄糖溶液 200～500ml，静脉滴注，禁用肾上腺素，因其兴奋 β-肾上腺素能受体，引起血管扩张，加重低血压反应；④患者意识恢复后，护士应做好心理疏导，安抚患者紧张情绪，消除负性体验，同时做好健康教育，嘱其变换体位时，动作要缓慢，特别是起床、如厕时，必须有护士或家属在时进行，应先采用过渡体位——半坐卧位，适应后再起身，如感觉头晕，应及时平卧休息，以防意外发生。

其他常见不良反应有心律不齐、心电图异常，严重者可发生心脏猝死，应密切观察患者生命体征、心电图情况，发现异常告知医生立即予对症处理，严重者减药、停药或换药。

3. 恶性综合征（NMS）　恶性综合征是一种少见的、严重的不良反应。其典型症状是高热、肌强直、自主神经功能不稳定和不同程度的意识障碍，可迅速并发感染、心衰、休克而死亡。恶性综合征的症状持续越久死亡率就越高，因此必须尽早作出诊断，立即停用抗精神病药和其他可疑药物，予抗休克、抗感染、纠正电解质紊乱、物理降温等对症治疗。

4. 代谢和内分泌变化　服用抗精神病药物后往往出现体重增加或肥胖，尤以氯氮平最为突出，原因尚未明确。还可导致性欲减退，催乳素分泌增多，女性患者有时会出现闭经或泌乳。

5. 肝功能障碍　常伴有黄疸，以氯丙嗪治疗初期较多见，一旦出现应立即停药，并积极进行护肝治疗；即使无黄疸表现，也需要定期进行肝功能检查。

6. 其他　其他不良反应如过度镇静或嗜睡、癫痫、皮疹、粒细胞减少（氯氮平多见）、尿潴留、麻痹性肠梗阻等。

7. 超量中毒　患者可出现从嗜睡到昏迷等不同程度的意识障碍，脑电图显示突出的慢波，并伴有严重低血压和心律失常等。除一般的对症抢救措施外，还可以应用哌甲酯10mg肌内注射或静脉滴注。

二、抗抑郁药

抗抑郁药是一类治疗和预防各种抑郁状态的药物，是发展最快的精神药物。抗抑郁药按其机制可分为七类：①三环类抗抑郁药（TCAs）；②单胺氧化酶抑制剂（MAOIs）；③选择性 5-HT 再摄取抑制剂（SSRIs）；④NE/DA 摄取抑制剂（NDRI）；⑤5-HT 和 NE 再摄取抑制剂（SNRI）；⑥5-HT$_{2A}$受体拮抗剂和 5-HT 再摄取抑制剂（SARI$_s$）；⑦NE 和特异性 5-HT 抗抑郁药（NaSSA）。它们多数通过对 5-HT、NE 的再摄取抑制作用，阻断突触后膜的相应受体，促进突触前膜的递质释放，提高突触间隙的 5-HT、NE 的浓度，从而起到抗抑郁作用。

（一）三环类抗抑郁药（TCAs）

三环类抗抑郁药（TCAs）是临床上治疗抑郁症的首选药物之一。1957 年米帕明开始应用于临床，是最早发现的具有抗抑郁作用的化合物。常见药物有三环类丙米嗪、阿米替林、氯丙米嗪、多塞平等，以及在此基础上研究出来的四环类药物马普替林、米胺舍林等。

1. 适应证和禁忌证

适应证：适用于治疗各类以抑郁症状为主的精神障碍，如内源性、非内源性抑郁及其他抑郁状态，亦可用于治疗贪食症、焦虑症、强迫症、某些儿童焦虑恐惧症等。

禁忌证：严重心肝肾疾病、青光眼、尿潴留、前列腺增生、粒细胞减少症、妊娠前三个月等禁用。癫痫、老年人慎用。

2. 药物的选用　米帕明镇静作用弱，适用于迟滞性抑郁及儿童遗尿症。氯米帕明既能改善抑郁也是治疗强迫症的有效药物。阿米替林镇静和抗焦虑作用较强，适用于激越性抑郁。多塞平抗抑郁作用相对较弱，但镇静和抗焦虑作用较强，常用于治疗恶劣心境障碍和慢性疼痛。

3. 不良反应及处理　三环类抑郁药物的大多数不良反应较轻，但有时也影响治疗。

（1）抗胆碱能副作用：常见有口干、便秘、瞳孔扩大、视力模糊、排尿困难和体位性低血压，在用药过程中能逐渐适应，但常在第一周抗抑郁作用尚未充分呈现时出现，患者一般可以耐受，部分患者可因此而中断治疗。其处理，应减少此类药物的剂量，必要时用拟胆碱能药物对抗副作用。

（2）精神活动：用量过大，增量过快时，老年人易于发生谵妄；偶可致幻视和精神症状恶化，也可促进躁郁症患者由抑郁转为躁狂发作；丙米嗪易致焦虑。

（3）心血管副作用：是主要的不良反应。多在用药过量时出现，常见窦性心动过速和直立性低血压。原有心脏病患者有可能产生严重的传导阻滞或心律失常，因此不可用于具有心脏传导阻滞的患者。

（4）神经系统：双手的细小震颤较常见，可能诱发癫痫，剂量过大时可见共济失调。

（5）过量中毒：超量服用或误服可发生严重的毒性反应，危及生命，死亡率高。临床表现为昏迷、癫痫发作、心律失常三联征，还可有高热、低血压、肠麻痹、瞳孔扩大、呼吸抑制、心跳骤停。处理方法：及时洗胃、输液，积极处理心律失常、控制癫痫发作。也可试用毒扁豆碱缓解抗胆碱能作用，每 0.5～1 小时重复给药 1～2mg。

（6）其他：其他不良反应可见过敏性皮炎及肝损害，也可影响代谢，使体重增加，偶可见粒细胞减少及性欲减退等。尚未发现致畸作用，但孕妇慎用。

（二）单胺氧化酶抑制剂（MAOIs）

其作用机制主要是能够抑制中枢神经系统单胺类神经递质的氧化代谢，从而提高神经元突触间隙的神经递质浓度。代表药物：一类是不可逆性 MAOI，以苯乙肼为代表；一类是新一代可逆性 MAOI，以吗氯贝胺为代表。苯乙肼可用于抗抑郁治疗，但因其不良反应较多且饮食上注意事项较多，现已不作为抗抑郁的首选，仅在 TCAs 及 SSRIs 无效时使用。而以吗氯贝胺为代表的新一代可逆性 MAOI，对不典型抑郁特别有效，而不良反应只是轻度增加酪胺的升压作用，目前已得到广泛重视与使用。

 知识链接

苯乙肼＋哌替啶＝死亡？

电视剧《重案六组》中有这样一个案例：医生由于不知道患者在进行抑郁症治疗，在患者服用苯乙肼期间，为患者肌内注射了哌替啶，导致患者死亡，医生因过失杀人罪被捕。

苯乙肼＋哌替啶＝死亡？原因何在？

苯乙肼的不良反应有很多，包括直立性低血压、水肿、便秘、恶心等。超量时，可导致昏厥、多汗、速脉、呼吸表浅等，可肌注氯丙嗪对抗。同时，它还能增强巴比妥类及麻醉药等对中枢神经的抑制作用。苯乙肼和哌替啶合用导致患者死亡，原因在于加重对中枢神经系统的抑制作用，导致呼吸抑制而死亡。

在服用苯乙肼期间，饮食上需注意，不能同时大量食用富含酪胺的物质，如干酪、啤酒、肝、酸乳、牛肉汁、无花果罐头、鱼子酱、葡萄酒、野味、腌制鲱鱼、宽豆荚、香蕉、巧克力和大豆制品，以免酪胺蓄积，引起血压升高，甚至高血压危象。

（三）选择性5-羟色胺再摄取抑制剂（SSRIs）

其作用机制主要是选择性阻滞突触前膜 5-羟色胺的再摄取，抗抑郁作用与三环类药物相似，适用于各型抑郁症，并可用于器质性疾病伴抑郁状态、老年期抑郁、精神分裂症后抑郁以及强迫症、神经性厌食等。不良反应较少，如恶心、呕吐、失眠及焦虑、心神不宁等，罕见但可危及生命的特殊反应是中枢 5-HT 综合征，症状有腹痛、发热、心动过速、血压升高、谵妄等，严重者可致高热、休克直至死亡，需及时诊断鉴别，立即停药。目前已在临床应用的 SSRIs 有：氟西汀、帕罗西汀、舍曲林等。

三、心境稳定剂

心境稳定剂，又称抗躁狂药。主要治疗躁狂以及预防双相情感障碍的躁狂或抑郁复发的药物，包括锂剂和某些抗癫痫药如卡马西平等。碳酸锂是最常用的抗躁狂药物，本节重点介绍碳酸锂。

（一）药理作用及作用机制

锂盐在体内主要由肾脏排出，少量经唾液、汗液、乳汁和粪便排出。锂与钠在肾脏的近曲小管有竞争性重吸收作用，故排出速度和钠盐的摄入量呈正相关，即摄入的钠盐增多，在近曲小管钠的重吸收增多，锂的重吸收减少，锂排出增多。

目前关于锂盐的药理作用及作用机制尚不清楚，主要研究集中在电解质、中枢神经递质、环磷酸腺苷及内分泌方面。

1. 电解质 锂能置换细胞内钠离子，引起细胞的兴奋性降低。锂能取代钙、镁离子的某些生理功能，如影响钙离子调控的递质释放，参与环磷酸腺苷生成等。

2. 中枢神经递质 锂对儿茶酚胺、吲哚胺、乙酰胆碱及内啡肽等神经递质传递都有影响。

3. 抑制腺苷酸环化酶 锂对腺苷酸环化酶有抑制作用，可能抑制脑中肾上腺素的敏感性和腺苷酸环化酶的活性，产生抗躁狂作用。

4. 内分泌方面 锂可以阻断甲状腺素的释放和睾酮的合成。有人认为锂盐的抗攻击作用可能与阻断睾酮的合成和释放有关。

（二）临床应用

1. 用法及剂量 锂的治疗作用和毒副作用与血锂浓度有关，用锂治疗急性躁狂发作应按照血锂浓度来调整剂量，锂剂的剂量为 $0.75\sim1.0g/d$，分 2～3 次口服，具体剂量视治疗效应、不良反应及血锂浓度而定，一般认为治疗的血锂浓度应保持在 $0.8\sim1.2mmol/L$，锂盐的治疗剂量和中毒剂量极其接近，如果血锂浓度超过 $1.4mmol/L$，就容易引起锂中毒，所以应该把血锂测定作为临床常规监测手段。

2. 适应证和禁忌证

（1）适应证：锂盐目前是治疗躁狂症的首选药物，对躁狂和双相情感障碍的躁狂或抑郁发作还有预防作用。分裂性情感性精神病也可用锂盐治疗。对精神分裂症伴有情绪障碍和兴奋躁动者可以作为增效药物。

（2）禁忌证：急慢性肾炎、肾功能不全、严重心血管疾病、重症肌无力、妊娠前 3 个月以及缺钠或低盐饮食患者禁用。帕金森病、癫痫、糖尿病、甲状腺功能低下、神经性皮炎、老年性白内障患者慎用，孕妇慎用。

（三）不良反应和毒性反应

不良反应发生的频率、严重程度与患者的年龄、用药剂量、疗程有关。根据不良反应出现的时间可分为早期、后期不良反应和中毒反应。

1. 早期不良反应 表现为无力、疲乏、嗜睡、手指震颤、厌食、恶心、呕吐、稀便、腹泻、多尿、口渴等。

2. 后期不良反应 由于锂盐的持续摄入，可发生粗大震颤、多尿、烦渴、体重增加、黏液性水肿、浮肿、甲状腺肿等。亦可发生类似低钾血症的可逆性心电图改变。

3. 中毒反应 明显的中毒表现为粗大震颤、腱反射亢进、锥体束征等，血锂浓度如超过 $2mmol/L$，可出现意识模糊、共济失调、肌肉抽搐、癫痫发作、发热、肌张力增高，甚至昏迷。

锂剂中毒重在预防，在锂剂治疗过程中严密监测血锂浓度，适当补充钠盐。出现严重毒性反应应立即停用锂盐，给予大量生理盐水或高渗钠盐加速锂的排泄，或进行人工血液透析，一般无后遗症。

四、抗焦虑药

抗焦虑药的应用范围较广，种类较多。是一组用于减轻或消除焦虑、紧张、恐惧情绪，并有镇静催眠作用的药物，又称弱安定剂。目前，应用最广的抗焦虑药是苯二氮草类，如地西泮、阿普唑仑等，其他还有丁螺环酮、β肾上腺素受体阻滞剂，本节主要介绍苯二氮草类药物。

（一）药理作用及作用机制

苯二氮草类药物的药理作用主要为抗焦虑、镇静催眠、抗惊厥、抗癫痫和中枢肌肉松弛等。随着剂量增加还有催眠作用，但大剂量时会引起昏迷。此外，还有增强麻醉药和巴比妥类药物的抑制作用，大剂量时还可以引起呼吸抑制、血压降低、反射性心率加快、心输出量减少等。其抗焦虑、镇静催眠等作用机制，可能与激活边缘系统苯二氮草受体，加强抑制性神经递质 GABA 功能，以及降低 5-HT 活性和直接干扰脑干网状上行激活系统有关。

（二）临床应用

1. 适应证　苯二氮草类药物既是抗焦虑药也是镇静催眠药，临床主要用于治疗各型神经症、各种失眠以及各种躯体疾病伴随出现的焦虑、紧张、失眠、自主神经系统紊乱等症状，也可用于各类伴焦虑、紧张、恐惧、失眠的精神病以及激越性抑郁、轻性抑郁的辅助治疗。还可用于癫痫治疗和酒精急性戒断症状的替代治疗。

2. 禁忌证　凡有严重心血管疾病、肾脏疾病、药物过敏、药物依赖、妊娠前 3 个月、青光眼、重症肌无力、酒精及中枢抑制剂使用时应禁用。老年、儿童、分娩前及分娩中慎用。

（三）不良反应

在治疗剂量时，不良反应轻微，主要为嗜睡、乏力、头昏、眩晕、运动不协调等；剂量过大时可出现震颤、共济失调、视力模糊和意识障碍等。

苯二氮草类药物较易产生药物依赖，长期服药可产生耐药性，药物之间具有交叉耐药性和交叉依赖性，长期用药后突然停药可出现戒断反应。

五、精神药物治疗的护理

在药物治疗中，护理人员应按照护理程序有计划地为患者发药，既防止漏服、错服，又能解决患者个体的需要，使药物治疗达到最佳效果。

（一）护理评估

1. 患者的基本生理情况　了解患者的年龄、性别、体重、生命体征、视力、听力、睡眠状况、步态、姿势、关节活动范围、肢体的活动能力、日间活动情况、各种反射与运动协调能力、排泄情况及性与生殖功能。对于女患者还应注意是否处于月经期、妊娠期、哺乳期或更年期等特殊时期。

2. 患者的病理状况及用药史　了解患者的医疗诊断、主要的精神症状、致病原因和诱因、患病时间、发病次数、发病经过等；了解患者的治疗史、用药史、过敏史、家族史等。此外还应重点了解患者的肝肾功能及心血管功能有无不良，以及目前的用药目的与计划。

3. 患者的心理社会因素　了解患者的文化程度、职业、经济状况、应对应激的方式，有无自杀的意念与企图，对治疗的态度，对给药计划的认识程度及服药的依从性，对药物有无依赖以及患者的社会支持系统等。

根据评估找出与用药有关、可能出现的护理问题，列出护理诊断。

（二）护理诊断

1. 营养失调　与药物不良反应和精神症状有关。

2. 睡眠型态紊乱　与药物不良反应有关。

3. 便秘　与药物抑制肠蠕动和药物的镇静作用有关。

4. 尿潴留　与药物不良反应有关。

5. 急性肌张力障碍　与药物不良反应（斜颈、扭转、痉挛等）有关。

6. 迟发性运动障碍　与药物不良反应有关。

7. 有中毒的危险　与服药过量、血锂浓度偏高有关。

8. 受伤的危险　与药物不良反应（头晕、体位性低血压、全身无力）有关。

9. 皮肤过敏反应　与药物不良反应有关。

10. 不合作　与服药依从性（拒服、少服或过量服）有关。

11. 知识缺乏　与缺乏使用精神药物知识有关。

12. 自理能力缺陷　与药物对中枢神经的抑制和药物不良反应有关。

（三）护理计划

药物治疗的目的是控制患者的精神症状，预防其复发和最大限度地恢复患者的日常生活自理能力，使其早日返回社会，故应按评估过程中所获得的相应信息制订药物治疗的护理计划，并在实施过程中根据患者的病情变化不断做出评价与修改。同时还应针对患者的具体情况进行健康指导等。

（四）护理措施

1. 安全护理

（1）用药后，不要让患者活动，防止发生体位性低血压，避免摔伤。

（2）密切观察病情变化，出现异常情况，及时报告医生，采取相应措施。

（3）注意药物剂量，定期检查血药浓度，防止药物中毒。

（4）观察治疗效果，防止患者藏药，及时纠正藏药行为，避免意外事件发生。

2. 生活护理

（1）保持室内空气新鲜，防止感染的发生。

（2）保证营养的摄取，以适应机体新陈代谢的需要。

（3）增加患者的活动量，以刺激其食欲，鼓励患者多食用粗纤维食物，以增加肠蠕动，促使排便。

（4）鼓励患者多饮水，并注意观察有无排尿困难等情况。详细记录每日出入量。

（5）创造良好的睡眠环境，帮助患者养成良好的睡眠习惯。如果治疗需要，可给患者安排合适的小房间，以保证患者睡眠环境安静，达到治疗目的。

（6）与患者建立良好的护患关系，以便取得患者的配合，改善患者治疗的依从性。了解患者的病情变化和治疗时的心理状态，查找变化原因，采取相应的护理措施。

3. 给药注意事项　精神障碍患者多因精神症状和缺乏自知力，依从性差，不能主动配合治疗，因此给药时必须严格执行操作规程，防止发生意外事件。

（1）坚持"三查八对一注意"。三查：操作前、操作中、操作后都检查；八对：给药时要核对姓名、床号、药品名称、浓度、剂量、时间、用法和容貌。一注意：注意用药后的反应和药物副作用。经二人核对无误后才能给药。

（2）服药前准备好温度适宜的开水，看着患者把药服下。在发药之前须做好拒药患者的说服解释工作。对劝服无效的患者不可强行灌药，可采用注射给药或鼻饲给药。

（3）服药后在不伤害患者自尊心的前提下检查患者的口腔、舌下、颊部、手和水杯，防止藏药影响疗效和积累顿服自杀。

（4）注射用药，防止注射部位发生硬结，臀部肌内注射部位要有计划，做好记号，深部注射要缓慢。如有硬结发生，可湿敷或用红外线照射红肿部位，以减轻疼痛。静脉注射药物时缓慢推注，密切观察患者的反应，如有异常情况，立即停止注射，报告医生，采取相应的处理措施。

（5）观察患者服药后的反应。不但要观察患者的精神症状，躯体症状也不能忽略，如患者的生命体征、血药浓度等以保证生命安全。仔细观察与处理用药后的不良反应并及时报告医生。使用多种药物时应注意配伍禁忌。定期检查血象、肝肾功能、心电图等。

（五）健康指导

1. 向患者及其家属宣传和解释相关精神药物的作用、不良反应及相应的处理措施　要向患者和家属交代具体给药方法，按医嘱服药的重要性，并嘱其定期复查。

2. 指导患者预防和处理药物不良反应　如多饮水，多食高纤维食物；不要立即改变体位以防发生体位性低血压；主动诉说身体的各种不适；配合各项处理措施等。

3. 做好患者家属的指导和教育工作　让他们了解相关精神障碍的诊断、防治知识；让他们意识到药物治疗对预防复发的重要性；了解相关精神药物的给药方法、剂量及对服药的监督、检查的重要性；创造良好的家庭气氛，减少不良刺激；指导患者参加一定的家庭、社会活动，避免其社会功能的丧失。

 知识链接

依从性与不依从性

依从性也称顺从性、顺应性，是指患者按医生规定进行治疗、与医嘱一致的行为，习惯称患者合作；反之则称为非依从性。依从性可分为完全依从、部分依从（超过或不足剂量用药、增加或减少用药次数等）和完全不依从三类。

患者对于具体用药的依从性，即为该具体药物的依从性。

患者的不依从性主要表现为：主动拒绝服药如口头直接拒绝、吐药、服药后闭紧嘴巴或提出恐吓；被动拒绝用药是忘记服药，服药时磨蹭或将药物含于口中而不咽下；过度用药表现为经常要求给予药物，经常服用过量药物，不经询问即服下药物，不诉说药物的不良反应等。

（罗俊娥）

第二节 无抽搐电痉挛治疗与护理

传统的电痉挛治疗（ECT）又称电休克治疗，是指短暂适量的电流刺激大脑，造成中枢神经系统特别是大脑皮质的电活动同步化，引起患者意识丧失和全身性抽搐发作，以达到控制精神症状的一种治疗方法，其缺点在于患者治疗过程中会造成一定的恐惧感受和心理压力，同时也会造成骨折、头痛、恶心、呕吐等副作用。所以传统的电痉挛治疗现已很少使用，而在此基础上加以改良的无抽搐电痉挛治疗（MECT）在精神障碍治疗中的运用日益广泛。

无抽搐电痉挛治疗（modified electric convulsive treatment，MECT），是指在电痉挛治疗前，使用静脉麻醉剂和肌肉松弛剂对骨骼肌的神经-肌肉接头进行选择性地阻断，施加电流后肌肉不再抽搐，可减轻肌肉强直，也不会产生骨折、关节脱位，患者的恐惧感也因此明显减轻。

【适应证与禁忌证】

（一）适应证

1. 严重抑郁，有强烈自伤、自杀患者。

2. 极度兴奋躁动、冲动、伤人患者。

3. 拒食，或紧张性木僵患者。

4. 精神病药物治疗无效或对药物不能耐受者。

（二）禁忌证

1. 有颅内病变　如大脑占位性病变、颅内压增高、新发颅内出血的患者。

2. 有心血管系统疾患　心功能不全、出血、不稳定的动脉瘤畸形、嗜铬细胞瘤患者。

3. 视网膜脱落。

4. 各种导致麻醉危险的疾病（如严重的呼吸系统和肝肾疾病等）。

【护理】

（一）术前护理

1. 治疗前需向患者及家属讲解治疗的目的、过程、必要性等，解除患者紧张情绪，提高患者的合作性与依从性。

2. 全面评估患者情况，了解患者既往病史、过敏史、用药史。治疗前应监测患者生命体征及实验室检查结果是否正常，如有异常，暂停治疗一次。首次治疗前应测量体重。

3. 患者治疗前禁食禁水时间较长，至少6小时。临近治疗前先排空大便、小便，取出活动义齿、发夹、眼镜及其他金属配饰，解开领口及腰带。

4. 保持治疗室环境安静，整洁，做好治疗必需物品准备，同时准备好必要的急救药物及器材。

（二）术中护理

1. 掌握正确的操作方法　在麻醉师的参与下，治疗前肌注阿托品0.5mg。按年龄、体重给予1%硫喷妥钠1.0～2.5mg/kg静脉注射，观察肌肉松弛情况。当腱反射或睫毛反射消失或减弱，面部、全身出现肌纤维震颤，呼吸变浅，全身肌肉放松，呼之不应，推之不动，自主呼吸停止时，放入牙垫，通电 2～3 秒。观察口角、眼周、四肢的轻微抽动，持续 30～40 秒，为一次有效的治疗；抽搐发作时需特别观察氧饱和度，必要时予面罩给氧，确保氧饱和度在 95％以上。痉挛发作后，取下牙垫，使患者头尽量后仰，保持呼吸道通畅。待患者自主呼吸恢复平稳后，将患者转运至恢复室继续观察。

2. 注意事项　在治疗过程中可能出现麻醉意外、延迟性窒息、严重心律失常等意外，所以治疗过程中需要麻醉医生在场，一旦发现异常，及时处理。同时密切监测患者生命体征，一旦生命体征提示患者处于危险状态，立即停止通电，予急救处理。

（三）术后护理

1. 患者在恢复室保持卧床休息，监测生命体征，待患者意识完全清醒后方可离开恢复室。起床时注意患者安全，防坠床及跌倒。

2. 观察治疗后的不良反应，有头痛、呕吐、背部及四肢疼痛等及时告知医生处理。若无不良反应，经医生同意后可离开治疗室。

3. 患者意识完全清醒后可少量进食进水，切忌大量、急切进食，防噎食等严重意外。可先进少量流食，待下顿进餐时再进普食。

4. 健康指导。告知患者及家属，患者治疗后可能会出现长时间的意识障碍，患者切勿开车及操作有危险机械，否则会因判断力和反应能力下降而发生意外，治疗全程需要家属或护士的陪同及细心照顾，避免走失、摔伤、交通事故等意外发生；整个治疗过程戒烟戒酒，吸烟会使呼吸道分泌物增多，增加治疗过程中窒息和吸入性肺炎的危险，酒精与麻醉药同时使用可能会导致严重的麻醉意外。

【常见不良反应及处理措施】

（一）机械性呼吸道梗阻

1. 舌后坠　采用仰面抬颏法打开气道，必要时安置口咽通气管，保持气道通畅。

2. 口腔内分泌物造成误吸甚至窒息　及时清除口腔内分泌物，患者头偏向一侧；床旁备吸引器和气管切开包，必要时配合医生行气管切开术。

（二）恶心、呕吐

轻者无需特殊处理，严重者密切观察患者有无颅内压增高的体征，是否有脑血管意外表现。

（三）记忆障碍

主要表现在近记忆障碍，部分可逆。一般无需特殊处理，轻者 2 周左右自行恢复，重者一般在 1 个月左右恢复。

（四）头晕、头痛

可能与患者治疗前紧张，治疗过程中脑内血管收缩，肌肉、神经牵拉或挤压有关，一般治疗后经充分休息 2～3 天，症状可自然好转。

处理措施：①了解头痛的部位、性质、程度、规律，治疗前缓解患者紧张情绪；②保持环境安静、舒适、光线柔和；③指导减轻头痛的方法，如缓慢呼吸、引导式想象、冷热敷以及指压止痛法等；④遵医嘱予止痛药物，观察药物的疗效及不良反应；⑤予心理疏导，鼓励患者树立信心，配合治疗。

（罗俊娥）

第三节 重复经颅磁刺激治疗与护理

经颅磁刺激（transcranial magnetic stimulation，TMS）是由 Barke 在 1985 年创立的一种在人头颅特定部位给予磁刺激的新技术，是一种用于了解、调节和干预大脑功能的方法。目前 TMS 共有 3 种主要的刺激模式：单脉冲 TMS（sTMS）、双脉冲 TMS（pTMS）以及重复性 TMS（rTMS）。

重复经颅磁刺激（repetitive transcranial magnetic stimulation，rTMS）是利用时变磁场重复作用于大脑皮质特定区域，产生感应电流改变皮质神经细胞的动作电位，从而影响脑内代谢和神经电活动的生物刺激技术。它主要通过不同的频率来达到治疗目的，高频（一般为 5～20Hz）主要是兴奋的作用，低频（≤1Hz）则是抑制的作用。

重复经颅磁刺激治疗的优点在于：①无创性，治疗师通过操作戴在患者头上的金属线圈进行治疗；②定位准确；③无痛性，当治疗师在受试者头皮附近操作 TMS 线圈时，强力且快速变化的磁场会安全地穿过皮肤及头骨，但不会产生任何疼痛。基于这些优点，此项治疗技术在临床精神病、神经疾病及康复领域获得越来越多的认可。常用于治疗抑郁症、精神分裂症、焦虑症、躁狂症、强迫症、创伤后应激障碍、秽语综合征、肌张力不全症、长期疼痛、帕金森病等，慎用于治疗癫痫。

【临床应用】

1. 抑郁症 重复经颅磁刺激治疗首次用于治疗抑郁症是由 George 等人在 1995 年实施。治疗机制：重复经颅磁刺激能更多地兴奋大脑皮质水平走向的连接神经元，并可导致大脑皮质局部代谢水平增高，亦可改善其左侧额叶的局部低血流灌注现象。应用 rTMS 治疗抑郁症既可通过重复高频刺激也可用重复低频刺激，两者均有效。大量国内外相关文献报道重复经颅磁刺激治疗抑郁症有效率在 90％以上。

治疗方法：方法各异，无定式。目前对于刺激部位的选择主要是依赖于经验和理论知识。皮质、脑干、小脑和脊髓都可以作为 TMS 的刺激靶点，但对于皮质的刺激效果更为明显，因此一般选择实施刺激的部位在左背侧前额叶、右背侧前额叶、左前额叶。刺激频率范围 0.3～20Hz，运动阈值为 80％～110％，最大不超过 120％。一般每分钟的刺激次数为 40 次，其间休息的时间最短是 20 秒，每天治疗 20 分钟，每周 5 天，持续 2 周共 10个工作日。另外，有研究表明 rTMS 治疗抑郁症效果与药物氟西汀相似，且具有协同作用，常联合运用于治疗抑郁症。

 知识链接

运 动 阈 值

运动阈值（motor threshold，MT），是刺激运动皮质在相应靶肌记录肌肉运动复合电位时（运动诱发电位），能记录到大于 $20\mu V$ MEP 输出时最小头部刺激强度。主要用于评价皮质束的兴奋性，脊髓损伤或脑卒中导致皮质脊髓束受损后运动阈值将明显升高，低阈值表示皮质脊髓束的高兴奋性。在 TMS 中，运动阈值是指将线圈置于运动皮质处，逐渐增加刺激强度，直至对侧手指出现运动的刺激强度。

2. 精神分裂症　rTMS治疗精神分裂症的研究相对于抑郁症而言较少，且结果也不一致，疗效不肯定。一般用于治疗精神分裂症顽固性幻听以及改善阴性症状。

（1）治疗顽固性幻听：幻听的产生与听觉皮质（左颞上回）激活、听觉皮质过度兴奋有关。精神分裂症患者存在的常见症状，约四分之一的患者经抗精神病药治疗幻听效果不明显或无效。采用低频刺激（1Hz），刺激靶点为左、右颞顶皮质及左侧前额叶皮质，治疗后，患者听觉皮质活性下降，幻听大幅减轻。

（2）改善阴性症状：精神分裂症阴性症状的产生，如情感平淡、兴致缺失、意志减退、言语减少和注意力不集中等与背外侧前额叶皮质（DLPFC）、边缘系统、基底核等区域的多巴胺功能下降有关。高频rTMS可以通过激活多巴胺的神经传导，增加皮质兴奋性及该皮质区多巴胺水平。治疗方法：一般认为采用高频刺激10Hz，运动阈值为110％时效果理想，刺激部位选择在双背侧前额叶。采用该方法治疗精神分裂的阴性症状效果比抗精神病药效果好，rTMS联合药物治疗为临床上改善精神分裂症的阴性症状提供了一种新的、有效的方法。

3. 其他　国内外较多的研究表明，rTMS对强迫症、创伤后应激障碍以及惊恐发作是有效的。当rTMS作用于强迫症患者的右眶额叶皮质时，可减轻强迫冲动约8小时；rTMS分别作用于惊恐发作和广泛性焦虑患者的右前额叶区域，可使焦虑明显增加，持续时间在8小时以下；rTMS治疗创伤后精神障碍（PTSD）患者，部位为左前额叶皮质，可诱发为期7天的惊恐发作，然后是2周的情绪平静期。

【不良反应及护理】

（一）不良反应与禁忌证

重复经颅磁刺激治疗常见的不良反应有头痛、头部不适、纯音听力障碍、耳鸣等，高频rTMS可诱发癫痫。安装有心脏起搏器、心导管、耳蜗植入器或听力辅助设备的患者禁用。另外，因TMS有诱发癫痫的可能，故癫痫患者或有癫痫家族史者须慎用。

（二）护理

1. 掌握正确的rTMS操作程序　rTMS操作简单不需要全身麻醉，而且安全性高，不良反应少，故在门诊中即可进行。具体操作如下：连接线圈和高频磁刺激器，打开激发器，在测试选择项目下选择其中运动诱发的磁刺激项目；打开开关，确定刺激强度；rTMS接收者取坐姿或半卧位，背对仪器，将线圈放在特定的颅骨部位；选定刺激频率、刺激次数，按下"激发"按钮；调整刺激强度，直至在激发器的屏幕上看到合适的反应；治疗结束后关机，取下线圈。

治疗过程中的护理：①要确保线圈和高频磁刺激器相连接之后才能打开治疗仪；②接受rTMS时不能携带以下物品：心脏起搏器、金属物品、金属植入物、耳蜗植入物、听力辅助装置、手表、计算器、信用卡、计算机软盘或磁带等电磁设备，有义齿者，也需要取下；③高频刺激rTMS（>10Hz）可能诱发癫痫发作，特别对有癫痫家族史者要慎重，治疗前确认患者脑电图是否正常，治疗中必须配备所有抢救设施；④温度高时可致皮肤烧伤；⑤受试者和操作者应戴耳罩以保护听力；⑥可采用按摩的方法缓解头痛症状，或遵医嘱治疗前应用镇痛剂进行预防。

2. 做好患者rTMS治疗指导　以科学、易懂的语言向患者及家属讲解rTMS的治疗目的、效果、必要性、治疗方法、注意事项、不良反应等相关知识，提高患者对 rTMS 的认知程度。

3. 心理护理及支持治疗　在正确而全面评估患者精神状态、心理状况、焦虑及抑郁程度的基础上，对其进行心理健康辅导。尊重患者，引导其诉说内心感受，认真倾听；还可以安排病友同住，引导患者之间相互交流感受，相互支持和鼓励，让病情稳定的患者现身说法。这样可以缓解患者紧张、焦虑情绪，纠正患者不良行为方式和生活习惯，增强其信心及治疗依从性，以良好的心态配合治疗。

（罗俊娥）

第四节　心理治疗及其在护理中的应用

心理治疗（psychotherapy）是治疗者运用心理学的理论与方法，治疗患者的心理、情绪、认知与行为问题的过程。心理治疗的目的在于解决患者所面对的心理困难、减少焦虑、忧郁、恐慌等精神症状，改善患者的非适应行为，包括对人对事的看法和人际关系，并促进人格成熟，能以较有效且适当的方式来处理心理问题及适应生活。

一、心理护理的原则

心理护理是指护理程序中，由护理人员通过各种方式和途径（包括应用心理学理论和技术），积极影响患者的心理活动，从而达到护理目标的方法。心理护理的原则包括以下几点：

1. 建立良好的治疗联盟　护患关系的和谐程度对心理护理至关重要。在整个干预过程中，护理人员需要对患者保持尊重、关心、共情和支持的态度，取得患者的信任，建立良好的治疗联盟，这样才能发现患者心理问题的细节，有助于护理人员为患者提供有针对性的建议和分析。

2. 发掘患者的内在动力　心理护理的过程是促进患者成长的过程，需要患者发挥他们的主观能动性，护理人员需要及时发掘患者的内在动力。

3. 保密　保证患者的各种信息不被泄露，在教学/学术活动中同样需要注意保护患者的隐私。

4. 保持中立　护理人员不替患者作出任何选择与决定。

二、临床护理常用的心理治疗技术

（一）临床护理常用的心理治疗技术

1. 精神分析心理治疗　精神分析心理治疗是指以弗洛伊德精神分析理论为基础，探讨患者的深层心理，了解患者潜意识的动机、欲望和精神动态。针对患者内在精神的结构，功能与存在问题，协助其对自身心理的深入了解，认识对挫折、冲突或应激的反应方式，体会病理症状的心理意义，通过对感情与动机的分析，经治疗者指导与解释，使患者领悟有关心理问题和采用的心理防卫机制及其真正的来源，从而改善适应困难的心理机制，消除内心的异常情结。

新弗洛伊德学派不过分强调性本能和性矛盾冲突在精神活动中的重要性，而重视社会、文化、人际关系等在人格形成过程的重要性。新弗洛伊德学派认为适应是指机体与环境之间的相互作用，包括自觉调整，环境的强制性改造，以及两者的相互作用。通过连续观察，发现婴儿从最初几个月起一直到将来，内驱力和个人需要的满足对自我发展有决定作用，但也肯定母亲的重要作用。因此，提出需要通过长期治疗，用患者与治疗者之间互动的移情关系，调整心理结构，消除内心的异常情结。

2. 认知治疗　认知治疗是以改变患者对某些事物的认识为主要目标的一类治疗方法。认知理论认为人们的情感、行为及其反应，均与认知有关。认知是心理行为的决定因素，心理障碍产生的原因是各种内部和外部不良刺激所致，而面对同一事件，有的人出现心理障碍，而有的人却没有，原因之一是人们对事件的认知和评价不同所致。因此，通过纠正错误的认知，便可连带改善情感与行为。例如，通过提高对自身价值的认识，使情感与行为表现更自信。认知疗法就是通过改变人的认知和由认知形成的观念，纠正患者的心理障碍和适应不良。

3. 行为治疗　以学习理论（如学习的条件反射理论，应激理论）为根据，通过对学习的适当奖惩，调控患者行为，达到消除不良行为，建立良好行为的目的。行为治疗是以实验心理学、神经生理学、控制论及学习心理学的成果为基础，帮助患者消除和建立某种行为方式，达到治疗目的。主要方法有：系统脱敏、刺激对抗、负性练习、厌恶治疗、自信训练和操作性条件化。

4. 生物反馈治疗　又称生物回授疗法，或称自主神经学习法，是在行为疗法基础上发展起来的一种新型心理治疗技术。生物反馈疗法利用现代生理科学仪器，通过人体内生理或病理信息的自身反馈，使患者经过特殊训练后，进行有意识的"意念"控制和心理训练，通过内脏学习达到随意调节自身躯体功能，从而消除病理过程、恢复身心健康。实验证明，心理（情绪）反应和生理（内脏）活动之间存在着一定的关联，心理社会因素通过意识影响情绪反应，使不受意识支配的内脏活动发生异常改变，导致疾病的发生。生物反馈疗法将正常属于无意识的生理活动置于意识控制之下，通过生物反馈训练建立新的行为模式，实现有意识地控制内脏活动和腺体的分泌。

5. 森田治疗　是一种非交流性的心理治疗，始于20世纪20年代，由日本森田正马对当时许多如隔离疗法、作业疗法、说理疗法及生活疗法等予以取舍，择优组合而创建，后又反复修正发展而成。它主要用于治疗神经症，作为综合治疗中的一种方法，20世纪80年代末国内开始引进，现部分地区临床正在探索尝试之中。

6. 人际关系心理治疗　重点在于处理人际关系，包括针对集体、家庭、婚姻等治疗方式。治疗强调根据现实情况，进行实际操作，以改善群体、家庭、夫妻间关系。

7. 支持性心理治疗　也称为支持疗法、表面治疗，是指那些以向来访者提供心理支持为主要手段的心理治疗。治疗师只对来访者当前、表面、自己能意识到的问题给予指导、鼓励和安慰，以消除来访者的心理问题或情绪困扰，而不探究其潜在的心理因素或动机。支持性心理治疗是任何一种心理治疗方法的基础和共用成分。运用这些技术可给患者精神支持，加强心理防御功能。

（二）家庭治疗

由于家庭是社会的一个功能单位，它与每个家庭成员的关系最为密切。家庭中每个成员的个性、价值观以及对社会的适应模式等，皆在家庭的熏陶下形成。家庭成员之间密切交往，互相产生正性的和负性的影响。但是，由于家庭功能不良，诸如家庭领导功能不良、家庭界限不清、家庭内部互相折磨、家庭关系扭曲、单亲家庭、重组家庭、寄养家庭、家庭松散、互不关心、中老年人的困难以及家庭交流模式不同等，都能使所有家庭成员在不同程度上卷入家庭纠纷，在病态的家庭关系中占有一角，从而产生各种病态情感和行为障碍。

1. 家庭治疗的原则

（1）针对整个家庭成员，进行集体治疗，纠正共有的心理问题；

（2）"确诊的患者"所存在的问题只不过是症状而已，其家庭本身才是真正的患者；

（3）家庭治疗的任务在于使每个家庭成员了解家庭病态情感结构，改善和整合家庭功能。

2. 家庭治疗的组织与实施

（1）参加的对象：凡是与家庭功能紊乱有关的成员都可以参加，甚至可以包括一些有关的社会成员，如朋友、医师、监护人等。要克服参加人员的顾虑和阻力，如怕家丑外扬、互相抱怨、家庭被社会歧视等。

（2）接触交谈技巧：首先要营造和谐的气氛，使每个成员都能自由、心平气和地发表意见，注意各成员之间的关系，如谁和谁坐得最近，各人选择座位的方式，每个人发言的频度，其他成员的反应和表情。而护理人员则担任指导、启发、协调角色。要让家庭成员之间在思想和情感上直接交流，鼓励相互尊重，避免争吵、抱怨，各人多作自我批评，讲"家和万事兴"的道理。

（3）分析问题：对家庭的结构和性质先有一个分析和类化，引导出家庭存在的问题。例如，家庭可分为：不和谐家庭、破碎家庭（有人死亡或离异）、杂合家庭（一方或双方带有儿女，再婚组合家庭）、不幸家庭（有慢性患者、残疾人，或受政治迫害的家庭）。接下来则要找出存在的问题，目前的烦恼和困境产生的根源有哪些。

（4）协商讨论问题：以集体心理咨询和集体心理治疗的形式进行。护理人员和家庭成员一起共同分析、讨论，找出问题的症结，研究如何摆脱困难，解决家庭成员之间的关系。强调每个成员都应承担义务和责任，都应互通信息，相互了解和理解并能相互尊重和容忍，不能只强调自己的家庭角色，而一味指责他人。

（李正姐）

第五节　工娱治疗及护理

工娱治疗是通过工作和娱乐促进患者疾病康复、防止精神衰退、提高适应环境能力的治疗方法，是恢复期或慢性期精神障碍患者一种重要的辅助治疗。

（一）工娱治疗的作用

1. 活跃情绪，缓解症状　患者置身于各种工作或娱乐活动中，可转移对疾病的过分关注，减轻病态体验，缓解焦虑、抑郁等不良情绪。

2. 促进患者社会功能的恢复　患者通过参加各种活动，改善认知功能，锻炼意志和毅力，并可结合相应的物质和精神鼓励以促进其学习和工作能力的恢复。

3. 延缓精神活动衰退　通过参加工娱活动可改变患者懒散的生活习惯，密切与周围环境的接触及交往能力，使精神活动与生活协调统一，延缓精神活动衰退。

4. 有利于病房管理　工娱活动使患者在一个相对较为舒适愉悦的环境中过着较为有规律、有意义的生活，增进患者之间的友谊，改善医患关系，维持病房的正常秩序，有利于医疗护理工作的顺利开展。

（二）工娱治疗的活动内容

1. 音乐、舞蹈治疗。

2. 阅读书刊画报，欣赏电视电影。

3. 体育活动。

4. 工疗内容　如简单的作业训练、工艺制作活动及职业性劳动训练。

5. 其他　如集体劳动、竞技性娱乐如拔河比赛、参观展览、服装表演等。

（三）工娱治疗的护理

1. 工娱治疗应建立健全工作人员职责、各项医疗护理常规、器械及用品保管、安全保障等制度。

2. 在工娱治疗过程中，一般应选择安静、合作的患者参加，并根据病情安排活动。

3. 治疗过程中护士应密切观察患者的精神状态变化，认真管理好各种物品、器材和危险物品，认真清点数目，防止自伤和伤人事件发生。

4. 集体娱疗活动时应随时注意患者的动向，中途离开应予陪伴。住院患者参加工娱治疗应做好交接班，认真清点人数以防患者走失。

5. 组织郊外活动时应经主治医师开医嘱，禁止有自杀、出走等倾向的患者参加，严格按外出活动护理常规实施，做到定人定岗。

（罗俊娥）

第六节　中医药和针灸治疗的护理

（一）中医药治疗的观察和护理

中医治疗是以中草药制成丸、散、膏、丹、汤剂等治疗精神疾病。中药药源丰富，副作用少。常见的方法有清热泻火法、调气破瘀法、滋阴壮阳法及补虚扶正法等。近年来，临床多用中西医结合治疗精神病。具体中医药治疗的观察与护理方法如下：

1. 服药　确保患者将药物服下，防止患者吐药或收藏药丸扔掉，造成浪费，影响治疗。发药时要坚持三查八对制度，防止发错药、服错药。汤剂药物有一定气味，患者一般不愿意服用，应耐心讲解，做好说服解释工作，必要时用白糖与药合服。

2. 温度、剂量和时间　汤剂药的温度以适口为宜，不得过冷或过热。温药时，水温不宜过高，防止药瓶破损、浪费药物；药瓶标签要保持完好，防止脱落而出现差错。冲服剂应按要求进行冲服。重要药物服用的剂量和时间应严格遵照医嘱执行。

3. 了解药性，观察反应　护理人员要了解病情及所用药物的成分、性质、作用及副作用，以便在临床中进行观察。尤其要注意药物的副作用，如患者有无恶心、呕吐、腹痛、腹泻等反应，并注意大小便的次数和形状等，了解患者的进食情况，保证足够的摄入量。进食不足时，设法补液，保证水与电解质平衡，并随时注意体温、脉搏、呼吸和血压的变化，发现问题及时报告医生，以免发生意外。

4. 药物保存　丸药应置于干燥、阴凉处保存。汤药以每日煎服为宜。煎好的中药应放入冰箱保存，以防变质，最好现煎现用。发药时，要检查药物质量，若发现药液发霉或有特殊气味时，提示药物变质，应停止服用。

5. 服中药治疗的患者，必要时应详细书写护理记录。记录内容包括患者服药后的精神状态变化，进食、睡眠情况及药物反应等，以供医生参考。

（二）针刺治疗的观察与护理

针刺治疗，是中医学传统的治疗方法，深受广大人民群众的欢迎。目前，针刺治疗在精神病临床已广泛应用。主要治疗神经官能症、睡眠障碍、兴奋状态及其他精神症状，如幻觉等。针刺治疗一般是比较安全的，如若操作不当，也有一定危险，尤其电针治疗，要特别引起注意。

1. 做好解释说服工作　针刺治疗前应详细了解病情、诊断、治疗目的、患者对治疗的态度等。并向患者讲明针刺治疗的优点，解除患者的思想顾虑，避免精神紧张而出现晕针，对治疗不合作的患者，要事先做好说服解释，尽量取得患者的合作，以免治疗过程中发生折针、断针的危险，对说服无效者，在治疗时应予以保护，以防意外。

2. 认真操作　针刺治疗要严格按医嘱执行。治疗过程中操作要认真、细致。合理安置体位，取穴要正确，进针速度要快，以减少疼痛，针刺手法可根据病情而定，进针方向与深度要正确。除暗示治疗需要外，治疗过程中尽量不与患者讲话，保持环境安静。

3. 观察反应　治疗过程中，护理人员不得离开患者。要随时注意观察患者的治疗反应，若出现面色苍白、出汗、脉搏增快、心慌、头晕等情况，应停止针刺治疗，使患者平卧，饮温开水或针刺人中、足三里，并及时报告医生。

4. 记录、整理　电针治疗结束后，首先关闭治疗机，取下输电线，按顺序起针。并注意清点针数，以防遗失。清洁医针并修理弯针。认真填写治疗单，并作详细记录。

5. 注意事项

（1）做好治疗前的准备：要检查用物及器械是否齐备、安全、适用。如医针有无生锈、弯曲，针柄有无松动，治疗机有无损坏。治疗室温度要适宜，以防着凉。

（2）严格消毒，预防感染：操作要洗手，严格消毒针刺穴位皮肤。医针用毕要高压灭菌消毒或用70%酒精浸泡半小时后方可使用。

（3）严格控制电量、时间及强度　针刺治疗的强度要根据病情、症状及治疗需要而定。治疗开始时患者会比较敏感，应给予弱刺激，待患者慢慢适应后逐步加强刺激。对年老、身体虚弱的患者也应给予弱刺激。严格控制针刺的深度、强度、电量与时间。电流方向不可直接通过心脏，以免发生危险。胸前区禁用电针，胸前区及背部腧穴不宜针刺，以免引起气胸。

（罗俊娥）

第七节 精神障碍的社区护理与家庭护理

一、精神障碍的社区护理

社区（community）是指以一定地理区域为基础、有组织的社会实体。城市社区，通常指街道、居委；农村社区，一般为乡、镇、村。社区护理提供的是连续、动态、全科性质的服务，它的主要职责是将人群视为一个整体，使用健康教育、健康促进、健康维护和连续性照顾等方式，对社区内个体、家庭和群体进行护理，使全民达到健康。社区精神卫生护理是应用社会精神病学、其他行为科学及护理专业的理论和技术，对社区内人口的精神疾病进行预防、治疗、康复和护理，并进行社会适应的指导和管理，以提高整个社区的精神卫生水平。它是为个人、家庭和社区提供的一种服务，包括对精神疾病的预防、恢复和精神健康的促进。

 知识链接

社区精神卫生护理的对象

随着社区精神卫生事业的发展，社区精神卫生从强调精神疾病的预防、治疗，到积极塑造健全人格，进而把重点转移到社区全体成员和不同社会群体的精神卫生方面。社区精神卫生护理工作的对象有如下几类：

1. 对精神疾病患者的服务 治疗、康复、照顾、协调等。
2. 对高危人群（精神疾病发生概率明显高于其他人群者）的服务 监测、预防、干预、指导等。
3. 对重点保健人群（社区内需要得到系统照护的人群，如老人、儿童、妇女等）的服务 监测、指导、咨询、预防等。
4. 对亚健康和健康人群的服务 宣教、咨询、协调、促进等。

二、国内外社区精神卫生服务与护理的发展趋势

中国社区精神卫生工作起步于1958年全国第一次精神病防治会议。20世纪70年代建立了由卫生、民政和公安部门联合组成的精神病防治小组，开始建立精神病三级防治网。1986年召开了全国第二次精神卫生工作会议，全国各地社区精神卫生服务全面展开。2001年全国第三次精神卫生工作会议的召开加速了精神卫生工作的发展。2003年3月，卫生部组织考察了英国和德国的社区精神卫生服务模式。2004年4月，中国疾病预防控制中心和北京大学组织考察了澳大利亚墨尔本的社区精神卫生服务模式，并决定借鉴。同年12月，精神卫生项目获得中央财政专项经费686万元的培训经费（因此称为686项目），该项目的目的旨在探讨建立适合我国的医院和社区一体化的重性精神疾病连续监管治疗模式，建立重性精神疾病社区防治、康复管理工作机制和网络。2005年，全国共建示范区60个，覆盖人口约4300万，建立了示范区精神疾病信息管理系统，分级培训精神科医生、社区医生、个案管理人员等3万多人次。到2008年，各示范区均建立了重性精神疾病监管治疗网络，各地的重性精神疾病综合防治队伍基本建成。2012年颁布的《中华人民共和国精神卫生法》进一步明确了医护人员的职责，规范了社区精神卫生服务的内容。北

京、上海等城市，在建立健全精神卫生三级防治网的基础上展开了心理保健知识教育，开设了心理咨询服务，对社区慢性精神患者及康复期患者提供治疗、管理、预防复发和康复的全方位服务。

在美国、英国等西方发达国家，他们建立了门诊患者的服务如亚急性期的护理干预和个别护理、精神科家庭照护、跨社区服务、住宅区服务等项目。社区精神科护士还帮助患者和家属成立了各种自助团体，如戒酒者匿名会、进食障碍者互助会、精神障碍患者家属互助会等。

三、精神障碍的社区防治

随着医疗卫生事业的发展和人类对精神健康需求的转变，社区精神卫生护理服务的对象和范围在不断扩大。近年来各地社区有关家庭干预、家庭健康教育、家庭病床等以家庭为单元的社区服务工作也在进一步充实和丰富社区精神卫生服务工作的内容。我国精神卫生服务工作经过近50年的探索已形成了"社会化-综合性-开放式"的工作模式，主要内容是立足社区的"三级预防"战略。不同层次的预防，护理工作的范围和对象不同。

（一）一级预防中精神卫生护理服务的范围和对象

一级预防（病因预防），即通过消除或减少病因或致病因素来防止或减少精神障碍的发生。在此阶段中，护理服务的对象是社区中精神健康和心理健康者，服务的目标是预防精神疾病、心理问题的发生和发展。此期工作的特点是重视精神卫生保健知识的普及和宣传。具体内容包括：

1. 健康指导　面向广大公民，宣传精神卫生促进与保健知识，包括各年龄阶段的精神卫生指导、健康人格的培养、应对应激技巧的培养等。

2. 心理咨询　接受各种健康咨询，如婚姻咨询、家庭咨询、优生优育咨询、高危儿童咨询、青春期少年心理咨询、父母咨询等。

3. 促进精神健康的工作　如普通人群的精神卫生保健、特殊应激事件后的心理干预、社会及环境精神卫生。

4. 特殊预防工作　开展疾病监测；减少心理因素引起的各种疾病；提高个体及家庭成员的适应能力；保护高危人群；创造良好的工作和劳动条件；注意营养及科学的生活方式等。

（二）二级预防中精神卫生护理服务的范围和对象

二级预防，即早发现、早诊断和早治疗，争取良好预后，防止复发。在此阶段中，护理服务的对象是精神障碍发生前期及发病早期的人群，服务的目标是早期发现、早期诊断、及时给予有效的治疗与护理，避免精神障碍进一步发展。此期工作的特点是照护问题家庭、社会心理因素引起精神障碍的高危人群及处于精神症状急性期的患者。对已有精神疾病的人群应定期随访，及时给予护理上的指导和干预，减少疾病的复发。具体内容包括：

1. 早期发现精神障碍患者　定期对社区居民进行调查，确认造成精神障碍的危险因素；定期对社区居民进行精神健康的筛查；指导社区居民进行自我精神健康的评估与报告；早期发现精神疾病边缘状态者及精神障碍患者。

2. 及时帮助和护理精神障碍患者及其家庭成员 督促患者及时就诊、对疑似患者和确认患者及时联系会诊和转诊、及时提供必要的干预、定期进行家庭访视、指导患者坚持治疗和合理用药等。教会家庭成员如何观察患者的病情变化，为他们提供必要的应对措施以防止暴力行为及意外事件的发生、提供预防精神障碍发生的知识等。

3. 为问题家庭宣传精神卫生的知识 与家庭成员一起分析问题的原因，寻找解决问题的途径，共同制订情绪宣泄的方法。

（三）三级预防中精神卫生护理服务的范围和对象

三级预防，是患病后期的危机干预，是防止疾病恶化、防止残疾出现的长期照护，是对精神障碍患者的连续性护理活动。此阶段的护理服务对象是精神障碍发生后期、慢性期和康复期的精神障碍患者，服务的目标是帮助患者最大限度地恢复社会功能，指导患者正确对待所患疾病，协助患者减轻痛苦，提高患者的生活质量。此期工作的特点是重视家庭访视，营造一个医院、社区、家庭之间具有统一性、连续性的医疗服务网，消除或避免一切不利因素，使患者得到家庭和社会的支持与关怀，早日回归社会。具体内容包括：

1. 防止病残 最大限度恢复患者的心理和社会功能，预防疾病复发，尽可能减少功能残疾和并发症。

2. 康复护理 做好康复护理工作，包括功能性或调整性的心理康复、各种康复场所患者的护理与训练、健康指导与咨询等，使患者早日回归社会。

3. 日常生活指导 指导和协助家属调整患者的生活环境、制订生活计划，及时解答患者和家属碰到的问题等。

4. 督促巩固和维持治疗 定期进行家庭访视，帮助患者探讨坚持治疗的重要性，指导和督促患者的药物治疗和其他非药物治疗的执行，给予心理支持。

5. 做好管理工作 制订出比较完善的社区护理管理内容和制度，对各康复机构，如康复之家、患者公寓、各种职业与技能训练场所做好管理，包括制订各种制度、布置环境、安装设施等，使患者在家中和社区中得到很好的服务。

四、精神障碍患者的家庭护理

家庭护理是借助家庭内沟通与互动方式的改变，在患者的居所内对存在健康问题的患者实施护理的实践，以患者和他们的照顾者为家庭护理实践的焦点，帮助患者更好地适应其生存空间。

（一）对患者的健康指导

1. 知识宣教 结合患者的具体情况，对患者进行疾病相关知识的宣教，消除患者对精神障碍的恐惧和焦虑。

2. 心理护理 加强心理疏导，鼓励患者表达心理感受，帮助患者分析产生压力的原因，教会患者一些应对应激的技巧，与患者一起寻找解决问题的办法；指导和鼓励患者多参加社会活动，帮助患者克服各种困难，重建社交能力。

（二）对家属的健康指导

1. 指导家属正确对待精神障碍患者 向家属宣传精神障碍的相关知识，使家属正确认识精神疾病，鼓励家属接受患者，减轻因害怕遭受社会歧视所产生的心理压力；组织家属联谊会分享照护经验和感受。

2. 指导家属对患者进行病情监测，注意安全 观察病情是家庭监护的重要内容，应注意观察患者在睡眠、情绪、自知力、社会功能、精神症状和躯体症状等方面的变化，当患者出现某些异常症状时，应提高警惕，判断疾病是否复发并及时就医。家中的危险物品要收藏好，贵重物品要妥善保管好，并让家属了解意外事件的急救和处理技术。

3. 指导家属做好患者用药的护理 向家属讲解有关药物的知识，如药物的用法、作用与副作用，维持用药的重要性等；指导家属对药品进行妥善保管，防止药品失效；指导家属监督患者按时服药，并做好服药记录，防止患者把药物扔掉或藏药，还应防止患者积攒药物自杀；指导家属密切观察药物疗效及不良反应，如发现患者有明显药物不良反应时应及时与社区护士联系采取适当措施。

4. 指导家属做好患者的心理护理 心理护理是预防疾病复发的重要环节，应将支持性心理护理的方法教给家属，使患者随时能得到家属的心理支持与帮助，尽早从矛盾意向中解脱出来。

（三）针对患者的康复训练

见本书第三章精神科护理技能。

（杨　娟）

复习思考题

1. 简述抗精神病药物的不良反应。
2. 简述药物治疗过程的护理措施。
3. 简述无抽搐电痉挛治疗的护理要点。
4. 临床护理常用的心理治疗技术包括哪些内容。
5. 简述家庭治疗的原则。
6. 简述心理护理的原则。
7. 简述精神疾病三级预防分别对应的护理工作内容。
8. 对精神障碍患者进行家庭护理时，应从哪些方面对患者家属进行指导？

【目的】　熟练掌握精神分裂症患者的常见护理诊断及诊断依据；学会通过收集和分析整理资料发现异常资料，并能与护理诊断的诊断依据进行比较，得出正确的护理诊断。

【准备】

1. 患者　典型精神分裂症患者或典型病例。

2. 学生　按护士标准穿戴整齐。态度真诚，调整好语音和语速，在沟通前，应该掌握患者的基本情况，以便掌控谈话内容，进行有效的交流。

3. 场所　选择医院、教室等。

4. 时间　1学时。

【方法与过程】

1. 带教老师讲解精神分裂症的常用护理诊断。

2. 选择当地医院，抽取2~3个典型患者（或典型病例）。

3. 每组若干名学生，每组选1名组长，每组对1名患者或1个典型病例进行护理评估，观察并识别异常精神活动的典型症状，同时记录。

4. 各组汇报评估结果，组织学生讨论，提出护理诊断并给出诊断依据。

【小结】

1. 带教老师将各组的护理评估、护理诊断汇总、小结。

2. 布置作业

病例1：男，28岁，精神分裂症偏执型。

在家时，一直感觉同父异母的妹妹爱慕自己，并对此坚信不疑，所以天天敲妹妹的门，吓得妹妹不敢出来（钟情妄想）。

病例2：女，40岁，精神分裂症偏执型。

患者入院后常对护士说："饭菜里有浓烈刺鼻的药物气味。"坚信是坏人故意放的。表现有捏鼻动作并拒食（幻嗅、被害妄想）。

（1）为以上2个病例做出相应的护理诊断。

（2）各组写出患者（病例）的典型精神症状。

（3）写出本次实践课后的体会。

附录二　焦虑自评量表（SAS）

　　焦虑是一种比较普遍的精神体验，长期存在焦虑反应的人易发展为焦虑症。本量表包含 20 个项目，分为 4 级评分，请您仔细阅读以下内容，根据最近 1 星期的情况如实回答。

　　填表说明：所有题目均共用答案，请在 A、B、C 、D 下画"√"，每题限选一个答案。

　　姓名_____　　　　性别：□男　□女

自评题目：

答案：A 没有或很少时间；B 小部分时间；C 相当多时间；D 绝大部分或全部时间。

1. 我觉得比平时容易紧张或着急	A	B	C	D
2. 我无缘无故地感到害怕	A	B	C	D
3. 我容易心里烦乱或感到惊恐	A	B	C	D
4. 我觉得我可能将要发疯	A	B	C	D
*5. 我觉得一切都很好	A	B	C	D
6. 我手脚发抖打颤	A	B	C	D
7. 我因为头疼、颈痛和背痛而苦恼	A	B	C	D
8. 我觉得容易衰弱和疲乏	A	B	C	D
*9. 我觉得心平气和，并且容易安静坐着	A	B	C	D
10. 我觉得心跳得很快	A	B	C	D
11. 我因为一阵阵头晕而苦恼	A	B	C	D
12. 我有晕倒发作，或觉得要晕倒似的	A	B	C	D
*13. 我吸气呼气都感到很容易	A	B	C	D
14. 我的手脚麻木和刺痛	A	B	C	D
15. 我因为胃痛和消化不良而苦恼	A	B	C	D
16. 我常常要小便	A	B	C	D
*17. 我的手脚常常是干燥温暖的	A	B	C	D
18. 我脸红发热	A	B	C	D
*19. 我容易入睡并且一夜睡得很好	A	B	C	D
20. 我做噩梦	A	B	C	D

　　评分标准：正向计分题 A、B、C、D 按 1、2、3、4 分计；反向计分题（标注 * 的题目题号：5、9、13、17、19）按 4、3、2、1 计分。总分乘以 1.25 取整数，即得标准分。低于 50 分者为正常；50～60 分者为轻度焦虑；61～70 分者为中度焦虑，70 分以上者为重度焦虑。

附录三 抑郁自评量表（SDS）

本量表包含 20 个项目，分为 4 级评分，为保证调查结果的准确性，务请您仔细阅读以下内容，根据最近 1 星期的情况如实回答。

填表说明：所有题目均共用答案，请在 A、B、C、D 下画"√"，每题限选一个答案。

姓名_____ 性别：□男 □女

自评题目：

答案：A 没有或很少时间；B 小部分时间；C 相当多时间；D 绝大部分或全部时间。

1. 我觉得闷闷不乐，情绪低沉	A	B	C	D
*2. 我觉得一天之中早晨最好	A	B	C	D
3. 我一阵阵哭出来或想哭	A	B	C	D
4. 我晚上睡眠不好	A	B	C	D
*5. 我吃得跟平常一样多	A	B	C	D
*6. 我与异性密切接触时和以往一样感到愉快	A	B	C	D
7. 我发觉我的体重在下降	A	B	C	D
8. 我有便秘的苦恼	A	B	C	D
9. 我心跳比平时快	A	B	C	D
10. 我无缘无故地感到疲乏	A	B	C	D
*11. 我的头脑跟平常一样清楚	A	B	C	D
*12. 我觉得经常做的事情并没困难	A	B	C	D
13. 我觉得不安而平静不下来	A	B	C	D
*14. 我对将来抱有希望	A	B	C	D
15. 我比平常容易生气激动	A	B	C	D
*16. 我觉得作出决定是容易的	A	B	C	D
*17. 我觉得自己是个有用的人，有人需要我	A	B	C	D
*18. 我的生活过得很有意思	A	B	C	D
19. 我认为如果我死了别人会生活得更好些	A	B	C	D
*20. 平常感兴趣的事我仍然照样感兴趣	A	B	C	D

评分标准：正向计分题 A、B、C、D 按 1、2、3、4 分计；反向计分题（标注 * 的题目，题号：2、5、6、11、12、14、16、17、18、20）按 4、3、2、1 计分。总分乘以 1.25 取整数，即得标准分。低于 50 分者为正常；50～60 分者为轻度焦虑；61～70 分者为中度焦虑，70 分以上者为重度焦虑。

附录四 中华人民共和国精神卫生法

（2012 年 10 月 26 日第十一届全国人民代表大会常务委员会第二十九次会议通过）

第一章 总 则

第一条 为了发展精神卫生事业，规范精神卫生服务，维护精神障碍患者的合法权益，制定本法。

第二条 在中华人民共和国境内开展维护和增进公民心理健康、预防和治疗精神障碍、促进精神障碍患者康复的活动，适用本法。

第三条 精神卫生工作实行预防为主的方针，坚持预防、治疗和康复相结合的原则。

第四条 精神障碍患者的人格尊严、人身和财产安全不受侵犯。精神障碍患者的教育、劳动、医疗以及从国家和社会获得物质帮助等方面的合法权益受法律保护。有关单位和个人应当对精神障碍患者的姓名、肖像、住址、工作单位、病历资料以及其他可能推断出其身份的信息予以保密；但是，依法履行职责需要公开的除外。

第五条 全社会应当尊重、理解、关爱精神障碍患者。

任何组织或者个人不得歧视、侮辱、虐待精神障碍患者，不得非法限制精神障碍患者的人身自由。新闻报道和文学艺术作品等不得含有歧视、侮辱精神障碍患者的内容。

第六条 精神卫生工作实行政府组织领导、部门各负其责、家庭和单位尽力尽责、全社会共同参与的综合管理机制。

第七条 县级以上人民政府领导精神卫生工作，将其纳入国民经济和社会发展规划，建设和完善精神障碍的预防、治疗和康复服务体系，建立健全精神卫生工作协调机制和工作责任制，对有关部门承担的精神卫生工作进行考核、监督。乡镇人民政府和街道办事处根据本地区的实际情况，组织开展预防精神障碍发生、促进精神障碍患者康复等工作。

第八条 国务院卫生行政部门主管全国的精神卫生工作。县级以上地方人民政府卫生行政部门主管本行政区域的精神卫生工作。县级以上人民政府司法行政、民政、公安、教育、人力资源社会保障等部门在各自职责范围内负责有关的精神卫生工作。

第九条 精神障碍患者的监护人应当履行监护职责，维护精神障碍患者的合法权益。禁止对精神障碍患者实施家庭暴力，禁止遗弃精神障碍患者。

第十条 中国残疾人联合会及其地方组织依照法律、法规或者接受政府委托，动员社会力量，开展精神卫生工作。村民委员会、居民委员会依照本法的规定开展精神卫生工作，并对所在地人民政府开展的精神卫生工作予以协助。国家鼓励和支持工会、共产主义青年团、妇女联合会、红十字会、科学技术协会等团体依法开展精神卫生工作。

第十一条 国家鼓励和支持开展精神卫生专门人才的培养，维护精神卫生工作人员的合法权益，加强精神卫生专业队伍建设。国家鼓励和支持开展精神卫生科学技术研究，发展现代医学、我国传统医学、心理学，提高精神障碍预防、诊断、治疗、康复的科学技术水平。国家鼓励和支持开展精神卫生领域的国际交流与合作。

第十二条　各级人民政府和县级以上人民政府有关部门应当采取措施，鼓励和支持组织、个人提供精神卫生志愿服务，捐助精神卫生事业，兴建精神卫生公益设施。对在精神卫生工作中作出突出贡献的组织、个人，按照国家有关规定给予表彰、奖励。

第二章　心理健康促进和精神障碍预防

第十三条　各级人民政府和县级以上人民政府有关部门应当采取措施，加强心理健康促进和精神障碍预防工作，提高公众心理健康水平。

第十四条　各级人民政府和县级以上人民政府有关部门制定的突发事件应急预案，应当包括心理援助的内容。发生突发事件，履行统一领导职责或者组织处置突发事件的人民政府应当根据突发事件的具体情况，按照应急预案的规定，组织开展心理援助工作。

第十五条　用人单位应当创造有益于职工身心健康的工作环境，关注职工的心理健康；对处于职业发展特定时期或者在特殊岗位工作的职工，应当有针对性地开展心理健康教育。

第十六条　各级各类学校应当对学生进行精神卫生知识教育；配备或者聘请心理健康教育教师、辅导人员，并可以设立心理健康辅导室，对学生进行心理健康教育。学前教育机构应当对幼儿开展符合其特点的心理健康教育。发生自然灾害、意外伤害、公共安全事件等可能影响学生心理健康的事件，学校应当及时组织专业人员对学生进行心理援助。教师应当学习和了解相关的精神卫生知识，关注学生心理健康状况，正确引导、激励学生。地方各级人民政府教育行政部门和学校应当重视教师心理健康。学校和教师应当与学生父母或者其他监护人、近亲属沟通学生心理健康情况。

第十七条　医务人员开展疾病诊疗服务，应当按照诊断标准和治疗规范的要求，对就诊者进行心理健康指导；发现就诊者可能患有精神障碍的，应当建议其到符合本法规定的医疗机构就诊。

第十八条　监狱、看守所、拘留所、强制隔离戒毒所等场所，应当对服刑人员，被依法拘留、逮捕、强制隔离戒毒的人员等，开展精神卫生知识宣传，关注其心理健康状况，必要时提供心理咨询和心理辅导。

第十九条　县级以上地方人民政府人力资源社会保障、教育、卫生、司法行政、公安等部门应当在各自职责范围内分别对本法第十五条至第十八条规定的单位履行精神障碍预防义务的情况进行督促和指导。

第二十条　村民委员会、居民委员会应当协助所在地人民政府及其有关部门开展社区心理健康指导、精神卫生知识宣传教育活动，创建有益于居民身心健康的社区环境。乡镇卫生院或者社区卫生服务机构应当为村民委员会、居民委员会开展社区心理健康指导、精神卫生知识宣传教育活动提供技术指导。

第二十一条　家庭成员之间应当相互关爱，创造良好、和睦的家庭环境，提高精神障碍预防意识；发现家庭成员可能患有精神障碍的，应当帮助其及时就诊，照顾其生活，做好看护管理。

第二十二条　国家鼓励和支持新闻媒体、社会组织开展精神卫生的公益性宣传，普及精神卫生知识，引导公众关注心理健康，预防精神障碍的发生。

第二十三条　心理咨询人员应当提高业务素质，遵守执业规范，为社会公众提供专业化的心理咨询服务。心理咨询人员不得从事心理治疗或者精神障碍的诊断、治疗。心理咨询人员发现接受咨询的人员可能患有精神障碍的，应当建议其到符合本法规定的医疗机构就诊。心理咨询人员应当尊重接受咨询人员的隐私，并为其保守秘密。

第二十四条 国务院卫生行政部门建立精神卫生监测网络，实行严重精神障碍发病报告制度，组织开展精神障碍发生状况、发展趋势等的监测和专题调查工作。精神卫生监测和严重精神障碍发病报告管理办法，由国务院卫生行政部门制定。国务院卫生行政部门应当会同有关部门、组织，建立精神卫生工作信息共享机制，实现信息互联互通、交流共享。

第三章 精神障碍的诊断和治疗

第二十五条 开展精神障碍诊断、治疗活动，应当具备下列条件，并依照医疗机构的管理规定办理有关手续：

（一）有与从事的精神障碍诊断、治疗相适应的精神科执业医师、护士；

（二）有满足开展精神障碍诊断、治疗需要的设施和设备；

（三）有完善的精神障碍诊断、治疗管理制度和质量监控制度。

从事精神障碍诊断、治疗的专科医疗机构还应当配备从事心理治疗的人员。

第二十六条 精神障碍的诊断、治疗，应当遵循维护患者合法权益、尊重患者人格尊严的原则，保障患者在现有条件下获得良好的精神卫生服务。精神障碍分类、诊断标准和治疗规范，由国务院卫生行政部门组织制定。

第二十七条 精神障碍的诊断应当以精神健康状况为依据。除法律另有规定外，不得违背本人意志进行确定其是否患有精神障碍的医学检查。

第二十八条 除个人自行到医疗机构进行精神障碍诊断外，疑似精神障碍患者的近亲属可以将其送往医疗机构进行精神障碍诊断。对查找不到近亲属的流浪乞讨疑似精神障碍患者，由当地民政等有关部门按照职责分工，帮助送往医疗机构进行精神障碍诊断。疑似精神障碍患者发生伤害自身、危害他人安全的行为，或者有伤害自身、危害他人安全危险的，其近亲属、所在单位、当地公安机关应当立即采取措施予以制止，并将其送往医疗机构进行精神障碍诊断。医疗机构接到送诊的疑似精神障碍患者，不得拒绝为其作出诊断。

第二十九条 精神障碍的诊断应当由精神科执业医师作出。医疗机构接到依照本法第二十八条第二款规定送诊的疑似精神障碍患者，应当将其留院，立即指派精神科执业医师进行诊断，并及时出具诊断结论。

第三十条 精神障碍的住院治疗实行自愿原则。诊断结论、病情评估表明，就诊者为严重精神障碍患者并有下列情形之一的，应当对其实施住院治疗：

（一）已经发生伤害自身的行为，或者有伤害自身危险的；

（二）已经发生危害他人安全的行为，或者有危害他人安全危险的。

第三十一条 精神障碍患者有本法第三十条第二款第一项情形的，经其监护人同意，医疗机构应当对患者实施住院治疗；监护人不同意的，医疗机构不得对患者实施住院治疗。监护人应当对在家居住的患者做好看护管理。

第三十二条 精神障碍患者有本法第三十条第二款第二项情形，患者或者其监护人对需要住院治疗的诊断结论有异议，不同意对患者实施住院治疗的，可以要求再次诊断和鉴定。

依照前款规定要求再次诊断的，应当自收到诊断结论之日起三日内向原医疗机构或者其他具有合法资质的医疗机构提出。承担再次诊断的医疗机构应当在接到再次诊断要求后指派两名初次诊断医师以外的精神科执业医师进行再次诊断，并及时出具再次诊断结论。承担再次诊断的执业医师应当到收治患者的医疗机构面见、询问患者，该医疗机构应当予以配合。

对再次诊断结论有异议的，可以自主委托依法取得执业资质的鉴定机构进行精神障碍医学鉴定；医疗机构应当公示经公告的鉴定机构名单和联系方式。接受委托的鉴定机构应当指定本机构具有该鉴定事项执业资格的两名以上鉴定人共同进行鉴定，并及时出具鉴定报告。

第三十三条 鉴定人应当到收治精神障碍患者的医疗机构面见、询问患者，该医疗机构应当予以配合。鉴定人本人或者其近亲属与鉴定事项有利害关系，可能影响其独立、客观、公正进行鉴定的，应当回避。

第三十四条 鉴定机构、鉴定人应当遵守有关法律、法规、规章的规定，尊重科学，恪守职业道德，按照精神障碍鉴定的实施程序、技术方法和操作规范，依法独立进行鉴定，出具客观、公正的鉴定报告。鉴定人应当对鉴定过程进行实时记录并签名。记录的内容应当真实、客观、准确、完整，记录的文本或者声像载体应当妥善保存。

第三十五条 再次诊断结论或者鉴定报告表明，不能确定就诊者为严重精神障碍患者，或者患者不需要住院治疗的，医疗机构不得对其实施住院治疗。

再次诊断结论或者鉴定报告表明，精神障碍患者有本法第三十条第二款第二项情形的，其监护人应当同意对患者实施住院治疗。监护人阻碍实施住院治疗或者患者擅自脱离住院治疗的，可以由公安机关协助医疗机构采取措施对患者实施住院治疗。

在相关机构出具再次诊断结论、鉴定报告前，收治精神障碍患者的医疗机构应当按照诊疗规范的要求对患者实施住院治疗。

第三十六条 诊断结论表明需要住院治疗的精神障碍患者，本人没有能力办理住院手续的，由其监护人办理住院手续；患者属于查找不到监护人的流浪乞讨人员的，由送诊的有关部门办理住院手续。

精神障碍患者有本法第三十条第二款第二项情形，其监护人不办理住院手续的，由患者所在单位、村民委员会或者居民委员会办理住院手续，并由医疗机构在患者病历中予以记录。

第三十七条 医疗机构及其医务人员应当将精神障碍患者在诊断、治疗过程中享有的权利，告知患者或者其监护人。

第三十八条 医疗机构应当配备适宜的设施、设备，保护就诊和住院治疗的精神障碍患者的人身安全，防止其受到伤害，并为住院患者创造尽可能接近正常生活的环境和条件。

第三十九条 医疗机构及其医务人员应当遵循精神障碍诊断标准和治疗规范，制定治疗方案，并向精神障碍患者或者其监护人告知治疗方案和治疗方法、目的以及可能产生的后果。

第四十条 精神障碍患者在医疗机构内发生或者将要发生伤害自身、危害他人安全、扰乱医疗秩序的行为，医疗机构及其医务人员在没有其他可替代措施的情况下，可以实施约束、隔离等保护性医疗措施。实施保护性医疗措施应当遵循诊断标准和治疗规范，并在实施后告知患者的监护人。禁止利用约束、隔离等保护性医疗措施惩罚精神障碍患者。

第四十一条 对精神障碍患者使用药物，应当以诊断和治疗为目的，使用安全、有效的药物，不得为诊断或者治疗以外的目的使用药物。医疗机构不得强迫精神障碍患者从事生产劳动。

第四十二条 禁止对依照本法第三十条第二款规定实施住院治疗的精神障碍患者实施以治疗精神障碍为目的的外科手术。

第四十三条 医疗机构对精神障碍患者实施下列治疗措施，应当向患者或者其监护人告知医疗风险、替代医疗方案等情况，并取得患者的书面同意；无法取得患者意见的，应当取得其监护人的书面同意，并经本医疗机构伦理委员会批准：

（一）导致人体器官丧失功能的外科手术；

（二）与精神障碍治疗有关的实验性临床医疗。

实施前款第一项治疗措施，因情况紧急查找不到监护人的，应当取得本医疗机构负责人和伦理委员会批准。禁止对精神障碍患者实施与治疗其精神障碍无关的实验性临床医疗。

第四十四条 自愿住院治疗的精神障碍患者可以随时要求出院，医疗机构应当同意。对有本法第三十条第二款第一项情形的精神障碍患者实施住院治疗的，监护人可以随时要求患者出院，医疗机构应当同意。医疗机构认为前两款规定的精神障碍患者不宜出院的，应当告知不宜出院的理由；患者或者其监护人仍要求出院的，执业医师应当在病历资料中详细记录告知的过程，同时提出出院后的医学建议，患者或者其监护人应当签字确认。对有本法第三十条第二款第二项情形的精神障碍患者实施住院治疗，医疗机构认为患者可以出院的，应当立即告知患者及其监护人。医疗机构应当根据精神障碍患者病情，及时组织精神科执业医师对依照本法第三十条第二款规定实施住院治疗的患者进行检查评估。评估结果表明患者不需要继续住院治疗的，医疗机构应当立即通知患者及其监护人。

第四十五条 精神障碍患者出院，本人没有能力办理出院手续的，监护人应当为其办理出院手续。

第四十六条 医疗机构及其医务人员应当尊重住院精神障碍患者的通讯和会见探访者等权利。除在急性发病期或者为了避免妨碍治疗可以暂时性限制外，不得限制患者的通讯和会见探访者等权利。

第四十七条 医疗机构及其医务人员应当在病历资料中如实记录精神障碍患者的病情、治疗措施、用药情况、实施约束、隔离措施等内容，并如实告知患者或者其监护人。患者及其监护人可以查阅、复制病历资料；但是，患者查阅、复制病历资料可能对其治疗产生不利影响的除外。病历资料保存期限不得少于三十年。

第四十八条 医疗机构不得因就诊者是精神障碍患者，推诿或者拒绝为其治疗属于本医疗机构诊疗范围的其他疾病。

第四十九条 精神障碍患者的监护人应当妥善看护未住院治疗的患者，按照医嘱督促其按时服药、接受随访或者治疗。村民委员会、居民委员会、患者所在单位等应当依患者或者其监护人的请求，对监护人看护患者提供必要的帮助。

第五十条 县级以上地方人民政府卫生行政部门应当定期就下列事项对本行政区域内从事精神障碍诊断、治疗的医疗机构进行检查：

（一）相关人员、设施、设备是否符合本法要求；

（二）诊疗行为是否符合本法以及诊断标准、治疗规范的规定；

（三）对精神障碍患者实施住院治疗的程序是否符合本法规定；

（四）是否依法维护精神障碍患者的合法权益。县级以上地方人民政府卫生行政部门进行前款规定的检查，应当听取精神障碍患者及其监护人的意见；发现存在违反本法行为的，应当立即制止或者责令改正，并依法作出处理。

第五十一条　心理治疗活动应当在医疗机构内开展。专门从事心理治疗的人员不得从事精神障碍的诊断，不得为精神障碍患者开具处方或者提供外科治疗。心理治疗的技术规范由国务院卫生行政部门制定。

第五十二条　监狱、强制隔离戒毒所等场所应当采取措施，保证患有精神障碍的服刑人员、强制隔离戒毒人员等获得治疗。

第五十三条　精神障碍患者违反治安管理处罚法或者触犯刑法的，依照有关法律的规定处理。

第四章　精神障碍的康复

第五十四条　社区康复机构应当为需要康复的精神障碍患者提供场所和条件，对患者进行生活自理能力和社会适应能力等方面的康复训练。

第五十五条　医疗机构应当为在家居住的严重精神障碍患者提供精神科基本药物维持治疗，并为社区康复机构提供有关精神障碍康复的技术指导和支持。社区卫生服务机构、乡镇卫生院、村卫生室应当建立严重精神障碍患者的健康档案，对在家居住的严重精神障碍患者进行定期随访，指导患者服药和开展康复训练，并对患者的监护人进行精神卫生知识和看护知识的培训。县级人民政府卫生行政部门应当为社区卫生服务机构、乡镇卫生院、村卫生室开展上述工作给予指导和培训。

第五十六条　村民委员会、居民委员会应当为生活困难的精神障碍患者家庭提供帮助，并向所在地乡镇人民政府或者街道办事处以及县级人民政府有关部门反映患者及其家庭的情况和要求，帮助其解决实际困难，为患者融入社会创造条件。

第五十七条　残疾人组织或者残疾人康复机构应当根据精神障碍患者康复的需要，组织患者参加康复活动。

第五十八条　用人单位应当根据精神障碍患者的实际情况，安排患者从事力所能及的工作，保障患者享有同等待遇，安排患者参加必要的职业技能培训，提高患者的就业能力，为患者创造适宜的工作环境，对患者在工作中取得的成绩予以鼓励。

第五十九条　精神障碍患者的监护人应当协助患者进行生活自理能力和社会适应能力等方面的康复训练。精神障碍患者的监护人在看护患者过程中需要技术指导的，社区卫生服务机构或者乡镇卫生院、村卫生室、社区康复机构应当提供。

第五章　保障措施

第六十条　县级以上人民政府卫生行政部门会同有关部门依据国民经济和社会发展规划的要求，制定精神卫生工作规划并组织实施。精神卫生监测和专题调查结果应当作为制定精神卫生工作规划的依据。

第六十一条　省、自治区、直辖市人民政府根据本行政区域的实际情况，统筹规划，整合资源，建设和完善精神卫生服务体系，加强精神障碍预防、治疗和康复服务能力建设。县级人民政府根据本行政区域的实际情况，统筹规划，建立精神障碍患者社区康复机构。县级以上地方人民政府应当采取措施，鼓励和支持社会力量举办从事精神障碍诊断、治疗的医疗机构和精神障碍患者康复机构。

第六十二条　各级人民政府应当根据精神卫生工作需要，加大财政投入力度，保障精神卫生工作所需经费，将精神卫生工作经费列入本级财政预算。

第六十三条　国家加强基层精神卫生服务体系建设，扶持贫困地区、边远地区的精神卫生工作，保障城市社区、农村基层精神卫生工作所需经费。

第六十四条　医学院校应当加强精神医学的教学和研究，按照精神卫生工作的实际需要培养精神医学专门人才，为精神卫生工作提供人才保障。

第六十五条　综合性医疗机构应当按照国务院卫生行政部门的规定开设精神科门诊或者心理治疗门诊，提高精神障碍预防、诊断、治疗能力。

第六十六条　医疗机构应当组织医务人员学习精神卫生知识和相关法律、法规、政策。从事精神障碍诊断、治疗、康复的机构应当定期组织医务人员、工作人员进行在岗培训，更新精神卫生知识。县级以上人民政府卫生行政部门应当组织医务人员进行精神卫生知识培训，提高其识别精神障碍的能力。

第六十七条　师范院校应当为学生开设精神卫生课程；医学院校应当为非精神医学专业的学生开设精神卫生课程。县级以上人民政府教育行政部门对教师进行上岗前和在岗培训，应当有精神卫生的内容，并定期组织心理健康教育教师、辅导人员进行专业培训。

第六十八条　县级以上人民政府卫生行政部门应当组织医疗机构为严重精神障碍患者免费提供基本公共卫生服务。

精神障碍患者的医疗费用按照国家有关社会保险的规定由基本医疗保险基金支付。医疗保险经办机构应当按照国家有关规定将精神障碍患者纳入城镇职工基本医疗保险、城镇居民基本医疗保险或者新型农村合作医疗的保障范围。县级人民政府应当按照国家有关规定对家庭经济困难的严重精神障碍患者参加基本医疗保险给予资助。人力资源社会保障、卫生、民政、财政等部门应当加强协调，简化程序，实现属于基本医疗保险基金支付的医疗费用由医疗机构与医疗保险经办机构直接结算。

精神障碍患者通过基本医疗保险支付医疗费用后仍有困难，或者不能通过基本医疗保险支付医疗费用的，民政部门应当优先给予医疗救助。

第六十九条　对符合城乡最低生活保障条件的严重精神障碍患者，民政部门应当会同有关部门及时将其纳入最低生活保障。

对属于农村五保供养对象的严重精神障碍患者，以及城市中无劳动能力、无生活来源且无法定赡养、抚养、扶养义务人，或者其法定赡养、抚养、扶养义务人无赡养、抚养、扶养能力的严重精神障碍患者，民政部门应当按照国家有关规定予以供养、救助。

前两款规定以外的严重精神障碍患者确有困难的，民政部门可以采取临时救助等措施，帮助其解决生活困难。

第七十条　县级以上地方人民政府及其有关部门应当采取有效措施，保证患有精神障碍的适龄儿童、少年接受义务教育，扶持有劳动能力的精神障碍患者从事力所能及的劳动，并为已经康复的人员提供就业服务。国家对安排精神障碍患者就业的用人单位依法给予税收优惠，并在生产、经营、技术、资金、物资、场地等方面给予扶持。

第七十一条　精神卫生工作人员的人格尊严、人身安全不受侵犯，精神卫生工作人员依法履行职责受法律保护。全社会应当尊重精神卫生工作人员。

县级以上人民政府及其有关部门、医疗机构、康复机构应当采取措施，加强对精神卫生工作人员的职业保护，提高精神卫生工作人员的待遇水平，并按照规定给予适当的津贴。精神卫生工作人员因工致伤、致残、死亡的，其工伤待遇以及抚恤按照国家有关规定执行。

第六章　法 律 责 任

第七十二条　县级以上人民政府卫生行政部门和其他有关部门未依照本法规定履行精神卫生工作职责，或者滥用职权、玩忽职守、徇私舞弊的，由本级人民政府或者上一级人民政府有关部门责令改正，通报批评，对直接负责的主管人员和其他直接责任人员依法给予警告、记过或者记大过的处分；造成严重后果的，给予降级、撤职或者开除的处分。

第七十三条　不符合本法规定条件的医疗机构擅自从事精神障碍诊断、治疗的，由县级以上人民政府卫生行政部门责令停止相关诊疗活动，给予警告，并处五千元以上一万元以下罚款，有违法所得的，没收违法所得；对直接负责的主管人员和其他直接责任人员依法给予或者责令给予降低岗位等级或者撤职、开除的处分；对有关医务人员，吊销其执业证书。

第七十四条　医疗机构及其工作人员有下列行为之一的，由县级以上人民政府卫生行政部门责令改正，给予警告；情节严重的，对直接负责的主管人员和其他直接责任人员依法给予或者责令给予降低岗位等级或者撤职、开除的处分，并可以责令有关医务人员暂停一个月以上六个月以下执业活动：

（一）拒绝对送诊的疑似精神障碍患者作出诊断的；

（二）对依照本法第三十条第二款规定实施住院治疗的患者未及时进行检查评估或者未根据评估结果作出处理的。

第七十五条　医疗机构及其工作人员有下列行为之一的，由县级以上人民政府卫生行政部门责令改正，对直接负责的主管人员和其他直接责任人员依法给予或者责令给予降低岗位等级或者撤职的处分；对有关医务人员，暂停六个月以上一年以下执业活动；情节严重的，给予或者责令给予开除的处分，并吊销有关医务人员的执业证书：

（一）违反本法规定实施约束、隔离等保护性医疗措施的；

（二）违反本法规定，强迫精神障碍患者劳动的；

（三）违反本法规定对精神障碍患者实施外科手术或者实验性临床医疗的；

（四）违反本法规定，侵害精神障碍患者的通讯和会见探访者等权利的；

（五）违反精神障碍诊断标准，将非精神障碍患者诊断为精神障碍患者的。

第七十六条　有下列情形之一的，由县级以上人民政府卫生行政部门、工商行政管理部门依据各自职责责令改正，给予警告，并处五千元以上一万元以下罚款，有违法所得的，没收违法所得；造成严重后果的，责令暂停六个月以上一年以下执业活动，直至吊销执业证书或者营业执照：

（一）心理咨询人员从事心理治疗或者精神障碍的诊断、治疗的；

（二）从事心理治疗的人员在医疗机构以外开展心理治疗活动的；

（三）专门从事心理治疗的人员从事精神障碍的诊断的；

（四）专门从事心理治疗的人员为精神障碍患者开具处方或者提供外科治疗的。

心理咨询人员、专门从事心理治疗的人员在心理咨询、心理治疗活动中造成他人人身、财产或者其他损害的，依法承担民事责任。

第七十七条　有关单位和个人违反本法第四条第三款规定，给精神障碍患者造成损害的，依法承担赔偿责任；对单位直接负责的主管人员和其他直接责任人员，还应当依法给予处分。

第七十八条　违反本法规定，有下列情形之一，给精神障碍患者或者其他公民造成人身、财产或者其他损害的，依法承担赔偿责任：

（一）将非精神障碍患者故意作为精神障碍患者送入医疗机构治疗的；

（二）精神障碍患者的监护人遗弃患者，或者有不履行监护职责的其他情形的；

（三）歧视、侮辱、虐待精神障碍患者，侵害患者的人格尊严、人身安全的；

（四）非法限制精神障碍患者人身自由的；

（五）其他侵害精神障碍患者合法权益的情形。

第七十九条　医疗机构出具的诊断结论表明精神障碍患者应当住院治疗而其监护人拒绝，致使患者造成他人人身、财产损害的，或者患者有其他造成他人人身、财产损害情形的，其监护人依法承担民事责任。

第八十条　在精神障碍的诊断、治疗、鉴定过程中，寻衅滋事，阻挠有关工作人员依照本法的规定履行职责，扰乱医疗机构、鉴定机构工作秩序的，依法给予治安管理处罚。

违反本法规定，有其他构成违反治安管理行为的，依法给予治安管理处罚。

第八十一条　违反本法规定，构成犯罪的，依法追究刑事责任。

第八十二条　精神障碍患者或者其监护人、近亲属认为行政机关、医疗机构或者其他有关单位和个人违反本法规定侵害患者合法权益的，可以依法提起诉讼。

第七章　附　则

第八十三条　本法所称精神障碍，是指由各种原因引起的感知、情感和思维等精神活动的紊乱或者异常，导致患者明显的心理痛苦或者社会适应等功能损害。

本法所称严重精神障碍，是指疾病症状严重，导致患者社会适应等功能严重损害、对自身健康状况或者客观现实不能完整认识，或者不能处理自身事务的精神障碍。

本法所称精神障碍患者的监护人，是指依照民法通则的有关规定可以担任监护人的人。

第八十四条　军队的精神卫生工作，由国务院和中央军事委员会依据本法制定管理办法。

第八十五条　本法自 2013 年 5 月 1 日起施行。

《精神科护理》教学大纲（试行）

（供护理类专业使用）

一、课程性质和任务

精神科护理是高职高专学校护理专业的专业技能课，是应用护理学和精神病学的专业知识与技能的课程，从生物、心理、社会三方面研究和帮助精神患者恢复健康，研究和帮助健康人群保持健康和预防疾病的护理学和精神病学共同的专业分支。

本课程的主要任务是使学生通过学习后，能够树立关爱护理对象、重视精神卫生服务的意识，养成科学、严谨的工作态度，具备精神卫生服务的能力，进而与其他临床护理课程培养的专业能力共同整合为整体护理能力，提高整体素质。

二、课程教学目标

依据专科层次护理专业为农村基层、城镇社区培养德才兼备的高级技术应用型专门人才的培养目标，本课程的教学目标是：通过课堂教学和实践教学，使学生掌握临床实践必需的精神科护理理论和护理操作技术，并能应用这些知识与技能为护理对象解决护理问题。具体的知识教学目标、能力培养目标、素质教育目标如下：

【知识教学目标】

1. 掌握精神科护理的基本概念，掌握常见精神障碍患者的护理内容。

2. 熟悉精神障碍的症状特点和发病原因。

3. 了解精神科护理发展史、工作内容与要求。

【能力培养目标】

1. 熟练掌握辨识精神障碍的症状，提供基本的护理服务。

2. 能进行正确的精神健康宣教。

3. 具备自学本课程的基本能力。

【素质教育目标】

1. 通过实训，培养学生理论联系实际、严谨细致、实事求是、认真负责、一丝不苟的科学态度和工作作风。

2. 能够科学、正确地认识异常精神活动。

3. 关爱精神障碍者。

三、课程教学内容及要求

第一章 绪 论

【知识教学目标】

1. 掌握精神科护理的概念、工作内容与要求。

2. 了解精神科护理的发展概况。

3. 了解精神医学相关的伦理学与法律问题。

【能力培养目标】

1. 具备介绍精神科护理的概念、工作内容和要求的能力。

2. 能介绍现代精神科护理的发展概况。

3. 会讲解精神医学相关的伦理学与法律问题。

【教学内容】

1. 重点介绍精神科护理的概念、工作内容和要求的能力。

2. 简述精神科护理的发展概况。

3. 讲述精神医学相关的伦理学与法律问题。

第二章　精神疾病的基本知识

【知识教学目标】

1. 掌握认知障碍、情感障碍、意志行为障碍、意识障碍。

2. 掌握常见的精神障碍综合征。

3. 熟悉精神疾病的分类。

4. 了解精神疾病的病因。

【能力培养目标】

1. 具有正确识别认知障碍、情感障碍、意志行为障碍、意识障碍的能力。

2. 具有讲清精神疾病的病因和精神疾病分类的能力。

【教学内容】

1. 讲述精神疾病的病因。

2. 阐明精神疾病的诊断分类。

3. 重点阐明常见的精神症状。

第三章　精神科护理技能

【知识教学目标】

1. 掌握治疗性护患关系的技巧。

2. 掌握精神科专科监护技能。

3. 掌握精神康复的基本内容。

4. 熟悉精神病的护理观察和记录。

5. 熟悉精神科患者的组织和管理。

【能力培养目标】

1. 具备建立治疗性护患关系、精神科专科监护技能和精神疾病的康复训练能力。

2. 能应用已掌握的精神科护理知识，向医生提出可行的处理方案。

【教学内容】

1. 讲述治疗性护患关系的建立、精神疾病的康复训练。

2. 重点阐明精神科专科监护技能、精神科护理观察和记录。

第四章　器质性精神障碍患者的护理

【知识教学目标】

1. 掌握脑器质性精神障碍患者的护理。

2. 掌握精神活性物质所致精神障碍患者的护理

3. 熟悉脑器质性精神障碍。

4. 熟悉躯体疾病所致精神障碍。

5. 熟悉精神活性物质所致精神障碍患者的临床特点。

【能力培养目标】

1. 能应用脑器质性精神障碍患者的护理技术。

2. 能应用精神活性物质所致精神障碍患者的护理技术。

3. 能够运用学到的有关知识，为精神科医生诊断器质性精神障碍提出合理的诊断意见。

【教学内容】

1. 讲述脑器质性精神障碍、躯体疾病所致精神障碍和精神活性物质所致精神障碍的临床特点。

2. 重点阐明脑器质性精神障碍患者的护理和精神活性物质所致精神障碍患者的护理。

第五章　精神分裂症患者的护理

【知识教学目标】

1. 掌握精神分裂症患者的护理。

2. 熟悉精神分裂症的临床特点。

3. 了解精神分裂症的病因和发病机制。

【能力培养目标】　熟练掌握精神分裂症患者的护理技术。

【教学内容】

1. 重点阐明精神分裂症患者的临床特点和护理。

2. 讲述精神分裂症的病因、发病机制。

第六章　心境障碍患者的护理

【知识教学目标】

1. 掌握心境障碍患者的护理。

2. 熟悉心境障碍的临床特点和治疗要点。

3. 了解心境障碍的病因和发病机制。

【能力培养目标】　熟练掌握心境障碍患者的护理技术。

【教学内容】

1. 重点阐明抑郁症患者的临床特点和护理。

2. 讲述心境障碍患者的病因和发病机制。

第七章　神经症患者的护理

【知识教学目标】

1. 掌握神经症患者的护理。

2. 掌握各种神经症的表现。

3. 掌握应激相关障碍的护理。

4. 了解各种神经症的治疗要点。

【能力培养目标】　掌握神经症患者的护理技术。

【教学内容】

1. 重点阐明焦虑症、强迫症、分离（转换）性障碍的临床表现和护理。

2. 讲述神经症的病因、分类和发病机制。

第八章　心理因素相关生理障碍患者的护理

【知识教学目标】

1. 掌握进食障碍、睡眠障碍患者的护理。

2. 熟悉心理因素相关生理障碍患者的表现和治疗要点。

【能力培养目标】　掌握进食障碍、睡眠障碍患者的护理技术。

【教学内容】

1. 讲述进食障碍的常见临床表现和护理。

2. 重点阐明睡眠障碍患者的临床表现和护理。

第九章　人格障碍与性心理障碍患者的护理

【知识教学目标】

1. 掌握人格障碍和性心理障碍的护理。

2. 掌握人格障碍和性心理障碍的表现和治疗要点。

3. 了解人格障碍和性心理障碍的病因和发病机制。

【能力培养目标】 熟练掌握人格障碍和性心理障碍的护理技术。

【教学内容】

1. 重点阐明人格障碍和性心理障碍的临床表现、治疗要点和护理。

2. 讲述人格障碍和性心理障碍的病因和发病机制。

第十章　儿童及少年期精神障碍患者的护理

【知识教学目标】

1. 掌握精神发育迟滞、儿童孤独症、注意缺陷与多动障碍、青少年品行障碍和儿童少年期情绪障碍的护理。

2. 掌握儿童及少年期精神障碍的表现和治疗要点。

3. 了解儿童及少年期精神障碍的病因和发病机制。

【能力培养目标】

掌握儿童及少年期精神障碍的护理技术。

【教学内容】

1. 重点阐明儿童及少年期精神障碍的临床表现和护理。

2. 讲述儿童及少年期精神障碍的病因和发病机制。

第十一章　精神科治疗的观察与护理

【知识教学目标】

1. 掌握精神障碍的药物治疗与护理、无抽搐电痉挛治疗与护理、中医药和针灸治疗的护理、工娱疗法的护理。

2. 熟悉抗精神病药物的应用、重复经颅磁刺激治疗、心理治疗和社区护理。

3. 了解抗精神药物药理作用。

【能力培养目标】 掌握精神障碍药物治疗的护理技术、无抽搐电痉挛的护理技术、中医药和针灸治疗的护理技术、工娱疗法的护理技术。

【教学内容】

1. 讲述抗精神病药物的应用、重复经颅磁刺激治疗和心理治疗。

2. 重点阐明精神障碍药物治疗的护理。

3. 重点阐明无抽搐电痉挛治疗的护理、中医药和针灸治疗的护理、工娱疗法的护理。

四、教学时数分配

教学内容	护理专业		
	总时数	其　中	
		理论时数	实践时数
第一章　绪论	2	2	0
第二章　精神疾病的基本知识	6	6	0
第三章　精神科护理技能	6	5	1
第四章　器质性精神障碍患者的护理	6	6	0
第五章　精神分裂症患者的护理	5	4	1

续表

教学内容	护理专业		
	总时数	其　中	
		理论时数	实践时数
第六章　心境障碍患者的护理	5	4	1
第七章　神经症患者的护理	5	4	1
第八章　心理因素相关生理障碍患者的护理	2	2	0
第九章　人格障碍与性心理障碍患者的护理	2	2	0
第十章　儿童及少年期精神障碍患者的护理	4	3	1
第十一章　精神科治疗的观察与护理	5	4	1
合计	48	42	6

五、大纲说明

1. 本教学大纲所确立的教学目标、教学任务和内容主要供高职高专层次的护理专业教学使用，也可供其他专业参考使用。教学时数安排可根据各校具体条件对内容进行适当调整与选择。

2. 本大纲对理论知识的教学要求分掌握、熟悉、了解三个层次：①掌握：能够"应用"。能分析知识的联系和区别，并能综合运用。②熟悉：懂得"为什么"。能够领会概念的含义，并能理解知识点的内容。③了解：知道"是什么"。能够记住学过的知识要点。

本课程重点突出以能力为本位的教学理念，设计了2个层次。熟练掌握：指学生能正确理解基本概念，独立、正确、规范地完成各项操作。学会：指学生能根据精神科护理知识进行正确操作。

3. 在教学过程中要注意本门课程与基础学科及其他各科间的联系和衔接。应用创新式教学法，充分发挥学生的学习积极性，培养其分析问题和解决问题的能力。

4. 注重改革考核手段与方法。应通过课堂提问、案例分析作业、平时测验、理论考试、操作考核综合评价学生成绩。

（井霖源）

主要参考书目

[1] 郝伟．精神病学 [M]．第 7 版．北京：人民卫生出版社，2013.

[2] 刘哲宁．精神科护理学 [M]．第 3 版．北京：人民卫生出版社，2012.

[3] 余雨枫．精神科护理学 [M]．北京：人民卫生出版社，2012.

[4] 井霖源．精神科护理 [M]．北京：人民卫生出版社，2010.

[5] 沈渔邨．精神病学 [M]．第 5 版．北京：人民卫生出版社，2009.

[6] 曹新妹．精神科护理学 [M]．北京：人民卫生出版社，2009.

[7] 侯再金，精神科护理学 [M]．北京：中国医药科技出版社，2012.

[8] 蔡焯基．精神病学 [M]．北京：北京大学出版社，2009.

[9] 师建国．实用临床精神病学 [M]．北京：科学出版社，2009.

[10] 曹新妹．实用精神科护理 [M]．上海：上海科学技术出版社，2007.

[11] 王荣俊．精神科护理学 [M]．合肥：安徽科学技术出版社，2010.

[12] 宋燕华．精神障碍护理学 [M]．长沙：湖南科学技术出版社，2004.

53检